Herausgeber:

H. D. Scheinert	H. Strehlau-Schwoll	Für die GEBERA GmbH:
C. Straub	K. Schmolling	H. Schmitz
T. Riegel	F. Tschubar	

Handbuch zur Abrechnung von Krankenhausleistungen

Ausgabe Juli 2001

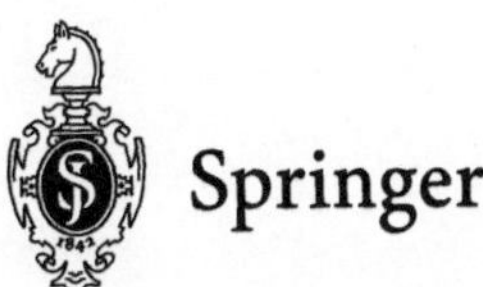

Geschäftliche Post
bitte ausschließlich an
Springer GmbH & Co. Auslieferungs-Gesellschaft
Kundenservice, z. Hd. von Frau Heike Ziegler
Haberstr. 7, 69126 Heidelberg
Fax: (0 62 21) 3 45-229
Freecall: (08 00) 863-4488

ISBN 978-3-540-42382-9 ISBN 978-3-662-25599-5 (eBook)
DOI 10.1007/978-3-662-25599-5

http://www.springer.de

Ursprünglich erschienen bei Springer-Verlag Berlin Heidelberg New York 2001

Herstellung: PRO EDIT GmbH, Heidelberg
Redaktion: Anne Borgböhmer, Girondellenstr. 3, 45134 Essen
Umschlaggestaltung: de'blik, Berlin

Gedruckt auf säurefreiem Papier SPIN 10846903 22/3130/Di

2 Abrechnung auf der Basis der German Diagnosis Related Groups (G-DRG)

2.1 Einführung eines pauschalierenden Entgeltsystems auf der Basis der AR-DRG

2.2 Vorbereitung der Krankenhäuser auf das DRG-basierte Entgeltsystem

2.3 Operative Umsetzung des DRG-Systems im Krankenhaus

13. Folgelieferung 07/01

13. Folgelieferung 07/01

Handbuch zur Abrechnung von Krankenhausleistungen

Anleitung zum Einsortieren

13. Folgelieferung Juli 2001

Sehr geehrte Damen und Herren,

mit der 13. Folgelieferung erhalten Sie die gemäß ICD-10 SGB V und OPS-301 Version 2.0 aktualisierten Zuordnungstabellen und Kommentierungen für alle Sonderentgelte (Teil III des Handbuchs). Zur Erleichterung des Einsortierens sind innerhalb der Sonderentgelt-Gruppen jeweils alle Sonderentgelte komplett auszutauschen.

Ihr Handbuch ist somit vollständig auf dem gemäß ICD-10 SGB V und OPS-301 Version 2.0 aktuellen Stand.

In Teil I Ihres Handbuchs wurde Kapitel 2.1 um den aktuellen Stand im Bereich der Weiterentwicklung des DRG-Systems ergänzt.

Damit Ihnen das Handbuch umgehend als Arbeitsunterlage für Ihre Krankenhausabrechnung zur Verfügung steht, bitten wir Sie, die Folgelieferung entsprechend dieser Anleitung möglichst sofort einzuordnen.

Bitte gehen Sie beim Einordnen der Folgelieferung wie folgt vor:

BAND 1 DES HANDBUCHS Bitte entnehmen Sie:	DIE 13. FOLGELIEFERUNG Bitte ordnen Sie ein:
Vor dem Registerblatt zu Teil I:	
Das **Impressum zur 12. FL**	Das **Impressum zur 13. FL**
Teil I – Grundlagen der Abrechnung von Krankenhausleistungen	
Im **Inhaltsverzeichnis zu Teil I: Seite III/IV**	Die **neue Seite III/IV im Inhaltsverzeichnis zu Teil I**
Im Register I-2: Kapitel 2.1, Seiten 7-12	**Im Register I-2: Kapitel 2.1, Seiten 7-14** **„Einführung eines pauschalierenden Entgeltsystems“**

Teil III - Abrechnung von Sonderentgelten

Hinter dem Inhaltsverzeichnis Teil III im Register Teil III: **Erläuterungen zu Teil III, Seiten 1-3**	Hinter dem Inhaltsverzeichnis zu Teil III im Register Teil III: **Erläuterungen zu Teil III, Seiten 1-3**
Sonderentgelt **01.01**, Seite **1/2**	Sonderentgelt **01.01**, Seite **1/2**
SE-Gruppe 2: alle Sonderentgelte (insgesamt 4 Blätter)	**SE-Gruppe 2: SE 02.01 – 02.04** (insgesamt 5 Blätter)
Sonderentgelt **03.01**, Seite **1/2**	Sonderentgelt **03.01**, Seiten **1-3**
Sonderentgelte **04.01** und **04.02** (insgesamt 2 Blätter)	Sonderentgelte **04.01** und **04.02** (insgesamt 2 Blätter)
Sonderentgelt **05.01**, Seite **1/2**	Sonderentgelt **05.01**, Seite **1/2**
Sonderentgelt **06.01**, Seite **1/2**	Sonderentgelt **06.01**, Seite **1/2**
Sonderentgelt **07.01**, Seite **1/2**	Sonderentgelt **07.01**, Seite **1/2**
SE-Gruppe 8: alle Sonderentgelte (insgesamt 20 Blätter)	**SE-Gruppe 8: SE 08.01 – 08.17** (insgesamt 22 Blätter)
	Die „Erläuterungen zur SE-Gruppe 9" werden nicht ausgetauscht!
SE-Gruppe 9: alle Sonderentgelte (insgesamt 34 Blätter)	**SE-Gruppe 9: SE 09.01 – 09.27** (insgesamt 45 Blätter)
SE-Gruppe 10: alle Sonderentgelte (insgesamt 18 Blätter)	**SE-Gruppe 10: SE 10.01 – 10.17** (insgesamt 21 Blätter)
Sonderentgelt **11.01**, Seite **1/2**	Sonderentgelt **11.01**, Seite **1/2**
Erläuterungen zur SE-Gruppe 12 sowie **alle Sonderentgelte der SE-Gruppe 12** (insgesamt 29 Blätter)	**Erläuterungen zur SE-Gruppe 12** sowie **die Sonderentgelte 12.01 – 12.22 und die neuen SE 12.231 – 12.242** (insgesamt 32 Blätter)

⇨

Teil III - Abrechnung von Sonderentgelten

SE-Gruppe 13: <u>alle</u> Sonderentgelte (insgesamt 9 Blätter)	**SE-Gruppe 13: SE 13.01 – 13.08** sowie **die neuen SE 13.091 und 13.092** (insgesamt 15 Blätter)
SE-Gruppe 14: <u>alle</u> Sonderentgelte (insgesamt 6 Blätter)	**SE-Gruppe 14: SE 14.01 – 14.06** (insgesamt 6 Blätter)
SE-Gruppe 15: <u>alle</u> Sonderentgelte (insgesamt 5 Blätter)	**SE-Gruppe 15: SE 15.01 – 15.05** (insgesamt 9 Blätter)
SE-Gruppe 16: <u>alle</u> Sonderentgelte (insgesamt 3 Blätter)	**SE-Gruppe 16: SE 16.01 – 16.03** (insgesamt 5 Blätter)
SE-Gruppe 17: <u>alle</u> Sonderentgelte (insgesamt 23 Blätter)	**SE-Gruppe 17: SE 17.01 – 17.19** (insgesamt 32 Blätter)
SE-Gruppe 18: <u>alle</u> Sonderentgelte (insgesamt 5 Blätter)	**SE-Gruppe 18: SE 18.01 – 18.04** (insgesamt 6 Blätter)
Sonderentgelte **20.01 und 20.02** (insgesamt 3 Blätter)	Sonderentgelte **20.01 und 20.02** (insgesamt 4 Blätter)
Sonderentgelte **21.01 und 21.02** (insgesamt 2 Blätter)	Sonderentgelte **21.01 und 21.02** (insgesamt 3 Blätter)

Erläuterungen zu Teil III, 13. Folgelieferung/Juli 2001:

Zum 01. Januar 2001 ist die Diagnosenverschlüsselung auf die Version 2.0 des Klassifikationssystems ICD-10-SGB V umgestellt worden. Weiterhin wurde der Operationenschlüssel nach § 301 SGB V (OPS-301) auf die Version 2.0 erweitert. Es war daher erforderlich, im tabellarischen Teil die Änderungen auszuweisen und, wo notwendig, die Kommentierungen anzupassen. Der vorliegende Band des „Handbuchs zur Abrechnung von Krankenhausleistungen" enthält in Teil III sowohl die neue Zuordnungen gemäß ICD-10-SGB V Version 2.0 als auch gemäß OPS-301 Version 2.0 sowie die darauf ausgerichtete Kommentierung für die betroffenen Sonderentgelte.

Ebenfalls zum 01. Januar 2001 ist die Abrechnungsbestimmung Nr. 7 im „Bundesweiten Sonderentgelt-Katalog für Krankenhäuser" gestrichen worden (s.u.).

Abrechnungs-Bestimmungen für Sonderentgelte:

1. Sonderentgelte werden für die im Entgeltkatalog bestimmten Leistungskomplexe berechnet.
2. Maßgeblich für die Zuordnung eines Patienten zu einem Sonderentgelt und damit für die Abrechenbarkeit des Entgelts ist der im Entgeltkatalog ausgewiesene Leistungskomplex. Dabei gilt folgende Rangfolge der Definitionen:
   a. der Operationenschlüssel nach dem OPS-301 (Spalte 4);
   b. der Diagnoseschlüssel nach ICD (Spalte 3), soweit ein solcher vorgegeben ist, um Sonderentgelte voneinander abzugrenzen, für die in Spalte 4 dieselbe operative Leistung ausgewiesen ist;
   c. die Textdefinition (Spalte 2); sie ist maßgeblich, soweit eine nähere Definition der Sonderentgelte mit den Schlüsseln nach Spalte 4 und 3 nicht dargestellt werden kann und somit nur aus der Textfassung hervorgeht.
3. Zusätzlich zu einer Fallpauschale oder zu einem Sonderentgelt für Operationen (Kapitel I) darf ein weiteres Sonderentgelt nur berechnet werden bei
   - einer Operation an einem anderen Operationstermin,
   - einer Operation an demselben Operationstermin, wenn der Eingriff in einem anderen Operationsgebiet über einen gesonderten Operationszugang vorgenommen wird,
   - einer Rezidiv-Operation (Wiederkehren der ursprünglichen Erkrankung; nicht bei Komplikationen) während desselben Krankenhausaufenthalts,
   - Leistungen, bei denen dies aus der Leistungsdefinition hervorgeht.

4. Ein Sonderentgelt für „Sonstige therapeutische Maßnahmen" (Kapitel II) oder für „Diagnostische Maßnahmen" (Kapitel III) darf zusätzlich zu einer Fallpauschale nur berechnet werden, wenn diese Leistung mit der Fallpauschale nicht vergütet wird.
5. Konsentierte Abrechnungskonstellationen bei Sonderentgelten der Kapitel II (Gruppe 20) und Kapitel III (Gruppe 21):
   - Das Sonderentgelt 20.01 kann mehrfach nur abgerechnet werden, wenn Dilatationen auf beiden Seiten erfolgen.
   - Das Sonderentgelt 20.02 kann nicht mehrfach abgerechnet werden.
   - Das Sonderentgelt 20.01 kann nicht mehrfach abgerechnet werden.
   - Das Sonderentgelt 21.02 kann nicht mehrfach abgerechnet werden.
   - Das Sonderentgelt 20.01 kann mit dem Sonderentgelt 20.02 grundsätzlich parallel abgerechnet werden, wenn sowohl koronare als auch extremitätenversorgende Dilatationen und getrennte Zugänge oder getrennte Eingriffe erforderlich sind.
   - Das Sonderentgelt 20.01 kann mit dem Sonderentgelt 21.01 grundsätzlich parallel abgerechnet werden, wenn mehrere getrennte Zugänge oder getrennte Eingriffe erforderlich sind.
   - Das Sonderentgelt 20.01 kann mit dem Sonderentgelt 21.02 grundsätzlich parallel abgerechnet werden, wenn mehrere getrennte Zugänge oder getrennte Eingriffe erforderlich sind.
   - Das Sonderentgelt 20.02 kann nicht mit dem Sonderentgelt 21.02 parallel abgerechnet werden.
   - Das Sonderentgelt 21.01 kann nicht mit dem Sonderentgelt 21.02 parallel abgerechnet werden.
6. Die Regelungen des Pflegesatzrechts und dieser Abrechnungsbestimmungen sind verbindlich für die Vorauskalkulation und die Abrechnung von Sonderentgelten. Die Abrechnung der Sonderentgelte folgt der auf dieser Grundlage durchgeführten Kalkulation im Rahmen der Leistungs- und Kalkulationsaufstellung (LKA) und Vereinbarung der Pflegesätze.
7. Sonderentgelte für die Transplantation von Leber und Niere sind nur bis zum 31. Dezember 2000 abrechenbar. (entfällt)
8. Die Zusatzkennzeichen der ICD-10 – SGB V für die Seitenlokalisation (R, L, B) beschreiben die betroffene/n und nicht die behandelte/n Seite/n. Das Kennzeichen B ist sowohl bei einseitigem Eingriff mit beidseitigem Befall als auch bei beidseitigem Eingriff zu nutzen. Die Übereinstimmung mit der ICD-10 – SGB V ist zu beachten. So dürfen R und L nicht mit Kodes kombiniert werden, die die ICD-10 – SGB V explizit für beidseitige Erkrankungen vorsieht. Die

abrechnungsrelevante Anzahl der Eingriffe je Entgelt ergibt sich aus den OPS-301-Kodes bzw. der Kombination der OPS-301-Kodes gemäß Spalte 4 der Entgeltkataloge und den Textdefinitionen. Solange es sich nicht ausdrücklich um Entgelte für beidseitige Eingriffe handelt, sind in diesem Fall unter der Voraussetzung, dass für die Hauptleistung keine Fallpauschale abrechenbar ist, zwei Sonderentgelte abzurechnen, sofern die Abrechnungsbestimmung Nr. 3 für Sonderentgelte dem nicht entgegensteht.

nis wird aber auch deutlich, dass die derzeitigen AR-DRG mit 661 Fallgruppen nur in der Vorbereitungszeit bis zum Jahr 2002 eine Rolle spielen werden und vermutlich nicht zum Echteinsatz kommen werden.

2.1.3 Adaption und Pflege

Unter den Vereinbarungspartnern bestand bereits sehr früh Einigkeit darüber, sich nicht in einen internationalen Pflegeprozess für das zu übernehmende Entgeltsystem einzubinden. Mit der Adaption des australischen Klassifikationsansatzes auf bundesdeutsche Verhältnisse erfolgt – so sieht es die Vereinbarung vor – auch gleichzeitig die Lösung vom australischen Pflegeprozess. Der hiesige Pflegeprozess soll auf der Basis empirischer bundesdeutscher Daten erfolgen und künftig durch eine jährliche Anpassung sichergestellt werden. Hierzu wird es erforderlich sein, einen eigenen Datenpool aus Abrechnungs- und Kalkulationsdaten aufzubauen.

2.1.3.1 Medizinische Dokumentation

13. Folgelieferung 07/01

Zur Gewinnung der Abrechnungsdaten ist es zunächst erforderlich, dass die amtlichen Kataloge für die Verschlüsselung von Diagnosen und Prozeduren im Vergleich zu den australischen Katalogen auf Vollständigkeit überprüft und ggf. erweitert werden müssen. Für die Erhebung der Abrechnungsdaten gelten die Regelungen des Datenaustauschverfahrens. Ergänzend müssen verbindliche Richtlinien zur Codierung von Diagnosen und Prozeduren bereitgestellt werden, die im Einklang mit dem neuen Fallgruppensystem stehen. Als Grundlage stehen hierfür australische Codierrichtlinien zur Verfügung, die ggf. anzupassen sind.

Die allgemeinen Kodierrichtlinien sind inzwischen von der Selbstverwaltung verabschiedet worden. Nach der Anhörung der Bundesärztekammer erfolgte die Veröffentlichung im April diesen Jahres. Bei den allgemeinen Kodierrichtlinien handelt es sich um die übergreifenden, also für alle Fachgebiete einheitlich geltenden Kodierrichtlinien. Die für die jeweiligen Fachgebiete speziellen Kodierrichtlinien werden voraussichtlich im August 2001 veröffentlicht.

Im Zusammenhang mit den allgemeinen Richtlinien wurde insbesondere die Frage der Hauptdiagnosen-Definition intensiv diskutiert. Während im derzeitigen Fallpauschalen- und Sonderentgeltsystem die Diagnose als Hauptdiagnose gilt, die den größten Ressourcenaufwand verursachte, ist im australischen System die Diagnose ausschlaggebend, die Anlass für die Krankenhausaufnahme war. Dabei spielt es keine Rolle, wann diese Diagnose festgestellt wurde. Stellt sich im Verlaufe der Krankenhausbehandlung heraus, dass eine andere als die bei der Aufnahmeuntersuchung festgestellte Diagnose die Krankenhausbehandlung notwendig machte, diese aber nur bei der Aufnahme noch nicht festgestellt wurde, so gilt diese Diagnose trotzdem als Hauptdiagnose. Sie muss also zum Zeitpunkt der

Aufnahme vorgelegen haben. Jede hinzukommende Erkrankung, die erst während der Behandlung entsteht, gilt als Begleiterkrankung, auch wenn sie einen mehrfach höheren Behandlungsaufwand erfordert. Die Hauptdiagnosendefinition ist Bestandteil der „allgemeinen Kodierrichtlinien".

Problematisch ist für die administrative Ebene, dass während der Übergangsphase mit zwei verschiedenen Hauptdiagnosendefinitionen gearbeitet werden muss - für das laufende Abrechnungsgeschäft mit der alten, für die Neukalkulation und Modellberechnungen mit den DRGs mit der neuen Definition.

Bei der Erhebung der Kalkulationsdaten sind zunächst größere Hürden zu nehmen. Kurzfristig geht man davon aus, dass nur wenige Krankenhäuser die Voraussetzungen erfüllen, auf der Grundlage einer adäquaten Kostenträgerrechnung die geforderten Daten bereitstellen zu können. Mittelfristig ist jedoch eine Totalerhebung aller Krankenhäuser anvisiert. Für die Erhebung der Kostenträgerdaten gibt es ebenfalls keine verbindlichen Standards. Daher ist vorgesehen, entsprechende Richtlinien vorzugeben. Um den arbeitsintensiven Vorgang der Erhebung der Kostendaten zu erleichtern, ist beabsichtigt, ein Kalkulationsschema erstellen zu lassen, das durch eine EDV-Lösung in der Anwendung unterstützt werden soll. Damit soll eine einheitliche und transparente Methodik zur Anwendung gelangen, patientenbezogene Kostendaten zu erheben. Unstrittig war auch, dass in den Krankenhäusern, die sich an dem Verfahren beteiligen, grundsätzlich eine Vollerhebung aller DRG-relevanten Fälle bezogen auf das Kalenderjahr durchgeführt werden soll. Somit besteht die Möglichkeit, die Datenerhebung leichter zu verifizieren.

Mit der Erhebung dieser Daten werden gleichzeitig die Voraussetzungen geschaffen, eigene Relativgewichte zu ermitteln. Dabei werden die verschiedenen Fallgruppen untereinander in ein Verhältnis gesetzt. Orientierungspunkt ist ein fiktiver Fall, der einem durchschnittlichen stationären Behandlungsaufwand entsprechen soll und die Bewertungsrelation 1,0 hat. Aufwendigere Fallgruppen haben einen Faktor größer eins, weniger aufwendige Fallgruppen entsprechend kleiner eins.

Sicherlich werden im Rahmen von Modellversuchen der Beteiligten bis zum Jahr 2003 die vorhandenen australischen Bewertungsrelationen eine wichtige Rolle spielen. Mit der eigenen Anpassung des Klassifikationsansatzes scheidet insbesondere nach dem Jahr der Übernahme auch die Anwendung australischer Bewertungsrelationen aus. Aber auch aus anderen Gründen haben sich die Beteiligten dafür ausgesprochen, Relativgewichte, die auf bundesdeutsche Verhältnisse abgestellt sind, einzuführen. Nur diese Vorgehensweise kommt auch dem Anspruch der DRG-Grundidee entgegen, aufwandshomogene Fallgruppen zu schaffen. Aus der These, dass man die DRG weniger als Produkt, sondern vielmehr als einen Prozess und eine Logik verstehen sollte, wird auch deutlich, dass

13. Folgelieferung 07/01

die Qualität eines DRG-Klassifikationssystems mit der der benötigten Daten positiv korreliert.

2.1.3.2 Kalkulation der Relativgewichte

Für die Kalkulation haben die Selbstverwaltungsparteien ein Kalkulationshandbuch entwickelt. Dieses wird derzeit auf seine praktische Einsatzfähigkeit hin überprüft. 26 Krankenhäuser beteiligen sich an einem Pre-Test, z. T. unterstützt von externen Beratungsunternehmen. Zur Organisation der Durchführung des Pre-Tests haben die Selbstverwaltungsparteien eine Projektgeschäftsstelle errichtet. Die im Rahmen des Pre-Tests gewonnenen Erkenntnisse sollen sukzessive in das Kalkulationshandbuch eingearbeitet werden; der endgültige Kalkulationsleitfaden soll dann im Herbst fertiggestellt sein und Grundlage für die erste Kalkulationsphase sein. Über die Termine für die Kalkulation und damit auch über die Einführung des Systems existieren derzeit zwischen Krankenhaus- und Krankenkassenseite unterschiedliche Auffassungen. Während die Kassenseite am 01.01.2003 festhält, plädiert die DKG inzwischen für eine Terminverschiebung auf den 01.01.2004.

13. Folgelieferung 07/01

2.1.3.3 Zu- und Abschläge

Das Verfahren zur Ermittlung der Relativgewichte wäre eigentlich konfliktfrei, wenn nicht ein Zusammenhang zu den Zu- und Abschlagsregelungen bestehen würde. Zum Zeitpunkt der Datenerhebung muss feststehen, welche Zu- und Abschlagsregelungen vorgesehen sind. Ansonsten würde die Datenerhebung zu einer Verzerrung führen. Zum Stichtag des 30. Juni 2000 bestand Konsens, die gesetzlich vorgesehenen Zu- und Abschlagsregelungen umzusetzen. Hierzu zählen ein Zuschlag für die Finanzierung der Ausbildungsstätten und der Ausbildungsvergütungen, ein Zuschlag für die Sicherstellung einer flächendeckenden Versorgung, der für Krankenhäuser mit ungünstiger Betriebsgröße und geographischer Lage greifen soll, sowie ein Abschlag für Krankenhäuser, die nicht an der Notfallversorgung teilnehmen. Darüber hinaus soll ein Zuschlag für Krankenhäuser mit selten genutzten Einrichtungen (z. B. für Schwerbrandverletzte oder Isolierstationen) vereinbart werden.

Weitere Tatbestände, für die Zu- oder Abschläge vorgesehen werden können, sollten bis zum 30.09.2000 vereinbart werden. Die Selbstverwaltung hatte sich also selbst für die Vereinbarung der Zu- und Abschläge eine „Nachfrist" genehmigt, denn eigentlich hätte auch diese Entscheidung zum bis 30.06.2000 fallen müssen. Das Bundesministerium für Gesundheit hatte signalisiert, dass dieses Vorgehen akzeptiert würde. Auf Arbeitsebene war dann ein Konsens gefunden worden, der auf Seiten der Kostenträger auch in den Gremien ratifiziert wurde;

allerdings hat die Deutsche Krankenhausgesellschaft in ihrem Vorstand die notwendige 2/3 Mehrheit verfehlt. Die Selbstverwaltung hat daraufhin vereinbart, noch nicht das Scheitern der Verhandlungen zu diesem Sachverhalt zu erklären und das Bundesministerium für Gesundheit zur „Ersatzvornahme“ aufzufordern. Bis zum 30.11.2000 sollte ein erneuter Versuch der Einigung unternommen werden.

Es ist verständlich, dass die Vertreter der Leistungserbringer geneigt sind, Tatbestände zu fordern, die die Individualität des einzelnen Krankenhauses herausstellen und somit zum Weg der Selbstkostendeckung zurückführen. Ebenso dürfte klar sein, dass das Interesse der Kostenträger an entsprechenden Regelungen äußerst gering ist. Hinzu kommt, dass über die Notwendigkeit derartiger Tatbestände grundsätzlich erst dann entschieden werden sollte, wenn diese auf der Basis empirischer Daten nachgewiesen wurde. Die Voraussetzungen hierfür liegen aber erst im Jahr nach der erstmaligen Kalkulation, d.h. im Jahr 2002 vor.

Allerdings haben Zuschläge auch für die Krankenhäuser negative Aspekte. Schließlich wird mit dem Zuschlag die Leistung in dem jeweiligen Krankenhaus für den Kostenträger teurer. Insbesondere bei elektiven Krankenhauseingriffen und der Möglichkeit der Inanspruchnahme verschiedener Krankenhäuser dürften in Zukunft Kostenträger im Rahmen ihres „Fallmanagements“ geneigt sein, auf die Inanspruchnahme günstigerer Anbieter (also Krankenhäuser ohne Zuschläge) durch die Patienten hinzuwirken. Hierbei könnten sich Zuschläge sehr schnell als wettbewerbsnachteilig herausstellen. Da solche Nachteile zum Beispiel bei der Vorhaltung von Ausbildungsstätten ungerechtfertigt wären, werden hier Pool-Lösungen diskutiert.

13. Folgelieferung 07/01

2.1.3.4 Abrechnungsgrundsätze

Für die Abrechnungsgrundsätze hatten sich die Vereinbarungspartner ebenfalls eine Nachfrist bis zum 30.09.2000 genehmigt. Die Entwicklung ist analog wie bei den Zu- und Abschlägen verlaufen.

Bzgl. der Abrechnungsgrundsätze handelt es sich um fallbezogene Tatbestände. Regelungen für Kurz- und Langlieger, externe Verlegungen in andere Krankenhäuser und Rehabiltationseinrichtungen sowie Wiederaufnahmen sind noch zu definieren.

Ergänzend sind Regelungen zu finden für

- Patienten, die mit Bluterpräparaten behandelt werden müssen,
- Patienten, die einer Dialysebehandlungen bedürfen und das Nierenversagen nicht der eigentliche Grund der Krankenhausaufnahme ist,
- die Organbeschaffung bei Lebendspenden und
- die Aufnahme von Begleitpersonen.

2.1.4 Diagnosen- und Prozedurenverschlüsselung

Die Wahl der Selbstverwaltung und die Entscheidung für das australische AR-DRG System bringt neben den unbestrittenen Vorteilen auch eine Reihe von zusätzlichen Problemen mit sich. Dies betrifft insbesondere die Diagnosen- und Prozedurenverschlüsselung. Beim heutigen System der Fallpauschalen und Sonderentgelte stehen die „Falldefiniton" in den Katalogen (Anlagen 1 und 2 zur Bundespflegesatzverordnung), danach die Prozedur und dann die Diagnose für die Eingruppierung. Die Diagnosenaufzählung ist nicht abschließend, z.B. wird mit dem Begriff der „vergleichbaren" Diagnose gearbeitet. Für die Diagnosenverschlüsselung gilt der ICD-10 SGB V, der sich bekanntlich nach der leidvollen und jahrelangen Diskussion über gläserne Patienten, Krokodilsbisse usw. vom internationalen Standard entfernt hat. Auch der OPS als Prozedurenschlüssel stellt eine deutsche Sonderlösung dar.

In Australien ist die ICD-Zuordnung weitgehend abschließend. Für die Diagnosenverschlüsselung gilt der ICD-10-AM Band 1 und für die Prozedurenverschlüsselung der ICD-10-AM Band 3. Da nicht vorgesehen ist, die australischen Diagnose- und Prozedurenschlüssel in Deutschland insgesamt zu übernehmen, mussten die deutschen Systeme modifiziert und die deutschen Schlüssel „DRG-fähig" gemacht werden. Da im Jahre 2001 bereits die Fälle in den Krankenhäusern zur Ermittlung der Relativgewichte kalkuliert werden sollen, muss die Verschlüsselung bereits im Jahre 2001 nach den neuen Kriterien erfolgen. Da aber nicht für die Kalkulation einerseits und für den laufenden Abrechnungsbetrieb des derzeit noch geltenden Systems andererseits unterschiedliche Codierungen akzeptiert werden können, bedeutete dies generell einen neuen ICD-10 SGB V und einen neuen OPS gemäß § 301 SGB V ab 01.01.2001. Nach der Umstellung auf den neuen ICD-10 SGB V zum 01.01.2000 also ein erneuter Wechsel. Erforderlich wurde damit auch eine Neuzuordnung zu den Fallpauschalen und Sonderentgelten der jetzt gültigen Anlagen 1 und 2 der BPflV.

13. Folgelieferung 07/01

2.1.5 Gesetzliche Rahmenbedingungen

Neben dem Adaptionsprozess der DRGs rücken nun auch die Rahmenbedingungen, unter denen die neuen Krankenhausentgelte zum 01.01.2003 eingeführt werden sollen, in den Mittelpunkt. Die Selbstverwaltungspartner hatten frühzeitig darauf hingewiesen, dass hier auch im politischen Bereich Handlungsdruck besteht; letztlich hängen auch einige von der Selbstverwaltung zu regelnde Tatbestände davon ab, wie der ordnungspolitische Rahmen definiert ist.

Es existiert inzwischen ein erster Gesetzentwurf. In einer ersten Anhörung im BMG haben sowohl die Krankenhausseite wie auch die Kostenträgerseite ihre

Position vorgetragen. Dabei zeigte sich, dass die Meinung innerhalb der beiden Seiten nicht in allen Fragen einheitlich ist. Auch die Diskussion bei den Rahmenbedingungen wird wesentlich vom Wettbewerbsgedanken getragen.
Folgende Themen stehen bei den Rahmenbedingungen im Mittelpunkt:

Mengenproblem und Beitragssatzstabilität

Gefahr für die Beitragssatzstabilität geht nach Auffassung der Kostenträger in erster Linie von der Mengenentwicklung aus. Insofern bestimmen vermeintliche „Mengenbegrenzungsinstrumente" die Diskussion. Es ist bedauernswert, dass ein DRG-System, das eigentlich alle Ansätze zum „intelligenten" Steuern anbietet, letztendlich doch wieder von Punktwertverfall- oder Budgetsystemen vereinnahmt wird. Über die Relativgewichte und/oder differenzierte Basisfallwerte könnte gezielt bei einzelnen Leistungen oder in bestimmten Bereichen/Regionen reagiert werden. Dies setzt allerdings ein funktionierendes, also schnell reagierendes und regelgebundenes Verfahren auf Bundesebene voraus. Da ein solches Verfahren aber nicht in Sicht ist, bleibt nur der Weg über eine Punktwert-/Basisfallwertanpassung und/oder die Leistungsstruktur- und -mengenvereinbarung mit dem einzelnen Krankenhaus, die in der Erlösvereinbarung mit Ausgleichsmechanismen endet. Da der letztgenannte Vorschlag das Krankenhaus treffen würde, das die vereinbarte Menge nicht einhält, favorisiert der VdAK/AEV dieses Modell.

13. Folgelieferung 07/01

Höchst-/Richtpreise

Grundsätzlich soll der Grundsatz gelten „gleiches Geld für gleiche Leistung". Von daher müssten auch die Basisfallwerte bundesweit einheitlich festgelegt werden. Eine Differenzierung zwischen alten und neuen Bundesländern wird zumindest in den ersten Jahren berechtigt sein. Es macht allerdings keinen Sinn, nunmehr für Ost und West einen überregionalen Basisfallwert zu bilden, bei dem dann Gelder aus Hochpreisregionen in Bereiche transferiert werden, die bisher mit niedrigeren Werten adäquat vergütet waren. Insofern sprechen sich die Ersatzkassen für eine regionale Differenzierung aus, wobei die Regionen nicht gleichbedeutend mit Ländergrenzen sein müssen.

Bei bundesweit einheitlichen Relativgewichten und regional festgelegten Basisfallwerten ergibt sich für das Krankenhaus ein fester Preis. Dieser soll grundsätzlich gemeinsam und einheitlich als Höchstpreis gelten. Es muss dann aber möglich sein, dass dieser Höchstpreis von Kostenträgern niedriger bzw. mit einem Abschlag mit einem oder mehreren Krankenhäusern vereinbart werden kann, z. B. unter Festlegung anderer Mengengerüste. Diese Kontingente müssen dann aus dem mit dem Krankenhaus festgelegten Budgetrahmen herausgerechnet werden.

Zeitplan

Am Einführungstermin 01.01.2003 wird von der Kassenseite derzeit festgehalten. Allerdings ist der Zeitplan mehr als ehrgeizig. Derzeit müssen weitere Schritte unternommen werden, bevor die vorherigen ordnungsgemäß abgeschlossen wurden. Nicht zuletzt deshalb wird eine zweijährige budgetneutrale Einführungsphase und eine sich daran anschließende zweijährige Konvergenzphase begrüßt. Da das Risiko und die Unwägbarkeiten mit der DRG-Einführung nicht nur bei den Krankenhäusern, sondern auch bei den Krankenkassen liegen, wurde auch eine zweijährige ausgabenneutrale Phase mit Konvergenzphase für die Krankenkassen gefordert. Die DKG plädiert inzwischen für den 01.01.2004 als Einführungstermin.

Öffnungsklauseln

Das neue System wurde vom Gesetzgeber mit der Zielsetzung implementiert, alle Bereiche des Krankenhauses (mit Ausnahme der Psychiatrie) zu erfassen. Insofern werden alle Bestrebungen abgelehnt, durch Öffnungsklauseln nun doch wieder diesen Ansatz zu verwässern. Auch die Zu- und Abschläge müssen nach Auffassung der Ersatzkassen auf den im Gesetz genannten Katalog beschränkt bleiben, da ansonsten wieder zu viele individuelle Komponenten ins Spiel kommen.

Das DRG-System und das angedachte Verfahren erlauben es, sowohl den Aspekten der Hochleistungsmedizin wie auch der Innovation gerecht zu werden. Hochleistungsmedizin wird sich in entsprechenden, auch hoch bewerteten Fallgruppen widerspiegeln, eines „Status-Zuschlags" für Kliniken bedarf es hierzu nicht. Der Innovation wird Rechnung getragen, indem der Fallgruppen-Katalog und die Relativgewichte jährlich überprüft und angepasst werden. Auch der neue Krankenhausausschuss nach § 137 c SGB V wird dies unterstützen.

13. Folgelieferung 07/01

2.1.6 Weiterer Handlungsbedarf

Es wird deutlich, dass mit der ersten Vereinbarung zur Einführung eines pauschalierenden Entgeltsystems zwar ein solider Grundstein gelegt wurde, aber weitere Vereinbarungen folgen, die vom Ansatz her inhaltlich konkreter sein müssen und denen wahrscheinlich schwierige Verhandlungen vorausgehen. Ebenso beginnt nunmehr die Sacharbeit, die eine Bindung erheblicher finanzieller bzw. personeller Ressourcen nach sich ziehen wird. Diese Arbeiten können nicht nur auf den Kreis der Beteiligten begrenzt werden, auch deshalb nicht, weil es sich um z. T. um Daueraufgaben eines kontinuierlichen Prozesses handelt. Insofern kann davon ausgegangen werden, dass die Einführung des neuen Entgeltsystem nicht nur die Vereinbarungspartner der Bundesebene, sondern auch für alle weiteren Beteiligten Beschäftigung auf längere Zeit verspricht. Insbesondere die Politik wird gefordert sein, Rahmenbedingungen festzulegen, die geeignet sind, das Entgeltsystem erfolgreich zu praktizieren. Die Verhinderung einer medizinisch nicht indizierten Mengenausweitung aufgrund falscher Anreizwirkung ist von besonderer Bedeutung. Die Forderung der Leistungserbringer, die neuen Entgelte als Festpreise auf der Grundlage einer betriebswirtschaftlichen Kalkulation zu bemessen und gleichzeitig die Budgetierung der Krankenhausausgaben abzuschaffen, dürfte zu fatalen Folgen führen. Die Erfahrungen mit der Einführung der Fallpauschalen und Sonderentgelte durch die Bundespflegesatzerordnung von 1995 haben gezeigt, dass die Politik zum Handeln gefordert sein wird. Die Folge seinerzeit war das Stabilisierungsgesetz 1996. Sachgerechter ist daher, eine leistungsbezogene Budgetorientierung zu fordern. Diese sollte dadurch geprägt sein, das künftig die Krankenhausträger und die Krankenkassen vor Ort die Leistungsstruktur und -menge auf der Basis der bundesdeutschen Fallgruppensystematik festlegen. Das zu vereinbarende Erlösbudget eines Krankenhauses ergibt sich auf dieser Grundlage aus der Bewertung mit den bundesweit bzw. regional differenzierten Entgelten. Bundesweit sollten prospektive Ausgleichsregelungen vorgesehen werden. Diese sollten greifen, wenn Abweichungen zum vereinbarten Erlösbudget aufgrund abweichender Fallzahlen oder einer geänderten Leistungsstruktur eingetreten sind.

13. Folgelieferung 07/01

Gruppe 1: Operationen am Nervensystem SE 01.01

Versorgung durch	Bewertungsrelation		
	Punkte Personal	Punkte Sachmittel	**Gesamtpunkte**
Hauptabteilung	950	270	1.220
Belegoperateur	720	270	990
Belegoperateur und Beleganästhesist	430	270	700

Operation: Dekompression peripherer Nerven bei Carpaltunnelsyndrom Ulnarisrinnensyndrom, ggf. mit Vorverlagerung

ICD-10 (V2.0):

G56.0 Karpaltunnel-Syndrom
G56.2 Läsion des N. ulnaris

OPS-301 (V2.0):

Neurolyse und Dekompression eines Nerven
5-056.3 Nerven Arm
Neurolyse und Dekompression eines Nerven
Nerven Hand
5-056.40 Offen chirurgisch
5-056.41 Endoskopisch
5-056.4x Sonstige
5-056.4y N. n. bez.
Neurolyse und Dekompression eines Nerven mit Transposition
5-057.3 Nerven Arm
5-057.4 Nerven Hand

13. Folgelieferung 07/01

Gruppe 1: Operationen am Nervensystem SE 01.01

Kommentierung:

Das SE 01.01 beschreibt die Dekompression (= Entlastung oder Verlagerung) von Nerven aus einer anatomischen Einengung. Die Leistungsdefinition ist beschränkt auf die **Entlastungsoperation** des **Nervus medianus im Handgelenksbereich** und **des Nervus ulnaris** (= „Ellennerv") **im Ellenbogenbereich.**

Da die OPS-Klassifikation die Dokumentation einer Dekompression peripherer Nerven nur unspezifisch nach der Lokalisation „Arm" bzw. „Hand" erlaubt, ist als **Besonderheit** dieses SE zur Identifikation bzw. Lokalisation des entsprechenden Nervs die **Verwendung des ICD-Schlüssels** erforderlich: **ICD G56.0** (Karpaltunnel-Syndrom = Einengung des Nervus medianus im Handgelenksbereich) bzw. **ICD G56.2** (Läsion = Schädigung des Nervus ulnaris).

Unglücklicherweise lässt auch die Kombination von OPS und ICD-Schlüssel keine eindeutige Abbildung der in der Textdefinition des SE beschriebenen Leistung zu: Dekompression [...] bei Ulnaris-**Rinnen**-Syndrom. Diese Textdefinition schränkt die Abrechnung einer operativen Dekompression am Nervus ulnaris als SE 01.01 auf Eingriffe in der Ulnaris-Rinne am Ellenbogen ein („Musikantenknochen"). Eine Dekompression des Nervus ulnaris in der Guyon'schen Loge (= Ulnaristunnel am Handgelenk) ist damit nicht als SE 01.01 abrechenbar.

Auf Grund der überarbeiteten Zuordnung von Operations-Schlüsseln nach OPS-301 Version 2.0 (s.o.) zum SE 01.01 ändern sich die Vorgaben für die Dokumentation. Durch die Differenzierung des Operations-Schlüssels 5-056.4 auf der 6. Stelle ist es nun möglich, die Art des Eingriffes (endoskopisch, offen-chirurgisch, sonstige) für die Operation an den Nerven der Hand exakter darzustellen.

Die Einbeziehung von Leistungen wie dieser in den SE-Katalog, die überwiegend ambulant operiert werden könnten, ist geeignet, die Verbreitung ambulanter Operationen zu behindern, da bei einer Abrechnung von SE und tagesgleichen Pflegesätzen zumeist höhere Erlöse erzielt werden können.

13. Folgelieferung 07/01

Gruppe 2: Operationen an den endokrinen Drüsen SE 02.01

Versorgung durch	Bewertungsrelation		
	Punkte Personal	Punkte Sachmittel	Gesamt-punkte
Hauptabteilung	1.280	500	1.780
Belegoperateur	890	500	1.390
Belegoperateur und Beleganästhesist	610	500	1.110

Operation: Einseitige, subtotale oder totale Schilddrüsenresektion

ICD-10 (V2.0):

OPS-301 (V2.0):

	Hemithyreoidektomie
5-061.0	Ohne Parathyreoidektomie, ohne Monitoring des N. recurrens
5-061.1	Ohne Parathyreoidektomie, mit Monitoring des N. recurrens
5-061.2	Mit Parathyreoidektomie, ohne Monitoring des N. recurrens
5-061.3	Mit Parathyreoidektomie, mit Monitoring des N. recurrens
	Andere partielle Schilddrüsenresektion
5-062.2	Subtotale Resektion, einseitig

Gruppe 2: Operationen an den endokrinen Drüsen — SE 02.01

Kommentierung:

Das SE 02.01 korrespondiert mit der FP 02.01.

Das SE 02.01 beschreibt die **einseitige, subtotale Resektion** (= weitgehende Entfernung; OPS 5-062.2) oder die totale Resektion (= Entfernung; „Hemithyreoidektomie"; OPS 5-061.0) der Schilddrüse. Dabei ist anzumerken, dass bei dem SE 02.01 als totaler, einseitiger Schilddrüsenentfernung (= Hemithyreoidektomie) die Entfernung der regionären Lymphknoten (= „neck dissection") nicht im Leistungsumfang enthalten ist. In diesen Fällen ist auf das SE 02.03 zu verweisen. Da die Ursache der Schilddrüsenerkrankung nicht definiert wird, fallen unter das SE 02.01 alle einseitigen subtotalen Schilddrüsenentfernungen. In der abgelösten Version des OPS-301 wurde explizit darauf hingewiesen, dass eine Entfernung der regionären Lymphknoten nicht im Leistungsumfang des Entgeltes enthalten ist (= Ohne neck dissection). Diese negative Leistungsbeschreibung ist nach der Überarbeitung in der Version 2.0 des OPS-301 entfallen.

Auf Grund der überarbeiteten Zuordnung von Operations-Schlüsseln nach OPS-301 Version 2.0 (s.o.) zum SE 02.01 ändern sich die Vorgaben für die Dokumentation. Es kann nun differenziert dokumentiert werden, ob eine Entfernung der Nebenschilddrüsen (= Parathyreoidektomie), bzw. ob ein Monitoring (= Überwachung) des „Stimmbandnervs" (= Nervus recurrens) im Rahmen des Eingriffs erfolgte oder nicht.

Die parallele Abrechnung des SE 02.01 mit der FP 02.01 (= einseitige Resektion der Schilddrüse) bei Eingriffen am linken und am rechten Schilddrüsenlappen im Rahmen des gleichen Behandlungsfalles ist ausgeschlossen, da für die beidseitige Resektion sowohl eine eigene FP (FP 02.02) als auch ein eigenes SE (SE 02.02) definiert wurden.

13. Folgelieferung 07/01

Gruppe 2: Operationen an den endokrinen Drüsen SE 02.02

Versorgung durch	Bewertungsrelation		
	Punkte Personal	Punkte Sachmittel	Gesamt-punkte
Hauptabteilung	1.560	410	1.970
Belegoperateur	1.010	410	1.420
Belegoperateur und Beleganästhesist	670	410	1.080

Operation: Beidseitige, subtotale oder totale Schilddrüsenresektion

ICD-10 (V2.0):

OPS-301 (V2.0):

	Andere partielle Schilddrüsenresektion
5-062.3	Subtotale Resektion, beidseitig
5-062.4	Subtotale Resektion, einseitig mit Exz. eines Knotens der Gegenseite
5-062.5	Subtotale Resektion, einseitig mit Hemithyreoidektomie der Gegenseite
	Thyreoidektomie
5-063.0	Ohne Parathyreoidektomie, ohne Monitoring des N. recurrens
5-063.1	Ohne Parathyreoidektomie, mit Monitoring des N. recurrens
5-063.2	Mit Parathyreoidektomie, ohne Monitoring des N. recurrens
5-063.3	Mit Parathyreoidektomie, mit Monitoring des N. recurrens

Gruppe 2: Operationen an den endokrinen Drüsen SE 02.02

Kommentierung:

Das SE 02.02 korrespondiert mit der FP 02.02.

Das SE 02.02 beschreibt eine Gruppe heterogener operativer Leistungen an der Schilddrüse. Voraussetzung für die Abrechnung ist eine **einseitige, zumindest subtotale Resektion** (= weitgehende Entfernung) der Schilddrüse **in Kombination mit einem Eingriff auf der Gegenseite.** Um eine Fehlsteuerung zu vermeiden, umfasst die Beschreibung der Eingriffe an der Gegenseite alle Operationen von der Entfernung eines isolierten Knotens bis zur Entfernung der gesamten gegenseitigen Schilddrüsenhälfte. Im Leistungsumfang enthalten ist auch die totale Schilddrüsenentfernung (= Thyreoidektomie; OPS 5-063.0). Dabei ist anzumerken, dass bei dem SE 02.02 als totaler Schilddrüsenentfernung die Entfernung der regionären Lymphknoten (= „neck dissection") nicht im Leistungsumfang enthalten ist. In diesen Fällen ist auf das SE 02.03 zu verweisen.

In der abgelösten Version des OPS-301 wurde explizit darauf hingewiesen, dass eine Entfernung der regionären Lymphknoten nicht im Leistungsumfang des Entgeltes enthalten ist (= Ohne neck dissection). Diese negative Leistungsbeschreibung ist nach der Überarbeitung in der Version 2.0 des OPS-301 entfallen.

Auf Grund der überarbeiteten Zuordnung von Operations-Schlüsseln nach OPS-301 Version 2.0 (s.o.) zum SE 02.02 ändern sich die Vorgaben für die Dokumentation. Es kann nun differenziert dokumentiert werden, ob eine Entfernung der Nebenschilddrüsen (= Parathyreoidektomie), bzw. ob ein Monitoring (= Überwachung) des „Stimmbandnervs" (= Nervus recurrens) im Rahmen des Eingriffs erfolgte oder nicht.

Der unterschiedliche operative Aufwand dieser heterogenen Gruppe ist in der Mischkalkulation des SE berücksichtigt. Für die Radikaloperation einer **bösartigen** Schilddrüsengeschwulst ist das SE 02.03 (Radikaloperation einer bösartigen Schilddrüsengeschwulst) vorgesehen.

Wenn im Rahmen einer totalen Laryngektomie (= Entfernung des Kehlkopfes) Schilddrüsengewebe entfernt wird, ist die Laryngektomie als führender Eingriff (Hauptleistung) zu betrachten. Der gesamte Eingriff ist folglich als SE 07.01 (totale Laryngektomie) in Verbindung mit tagesgleichen Pflegesätzen abzurechnen. Eine zusätzliche Abrechnung des Teileingriffes an der Schilddrüse über das SE 02.02 ist nicht möglich (siehe Teil I und Tuschen/Quaas zu § 14 BPflV).

Rezidiveingriffe an der Schilddrüse nach vorangegangener Strumaoperation sind als SE 02.03 (Radikaloperation einer bösartigen Schilddrüsengeschwulst) in Verbindung mit tagesgleichen Pflegesätzen abzurechnen.

13. Folgelieferung 07/01

Gruppe 2: Operationen an den endokrinen Drüsen

SE 02.03

Versorgung durch	Bewertungsrelation		
	Punkte Personal	Punkte Sachmittel	Gesamt-punkte
Hauptabteilung	1.555	620	2.175
Belegoperateur	1.020	620	1.640
Belegoperateur und Beleganästhesist	630	620	1.250

Operation: Radikaloperation einer bösartigen Schilddrüsengeschwulst, einschl. Ausräumung der regionären Lymphstromgebiete und ggf. der Nachbarorgane oder Rezidiveingriff nach vorangegangener Struma-Operation

ICD-10 (V2.0):

OPS-301 (V2.0):

Andere partielle Schilddrüsenresektion
5-062.6 Reexploration mit partieller Resektion
Thyreoidektomie
5-063.4 Reexploration mit Thyreoidektomie, ohne Monitoring des N. recurrens
5-063.5 Reexploration mit Thyreoidektomie, mit Monitoring des N. recurrens
(jeweils isoliert)

Hemithyreoidektomie
5-061.0 Ohne Parathyreoidektomie, ohne Monitoring des N. recurrens
5-061.1 Ohne Parathyreoidektomie, mit Monitoring des N. recurrens
5-061.2 Mit Parathyreoidektomie, ohne Monitoring des N. recurrens
5-061.3 Mit Parathyreoidektomie, mit Monitoring des N. recurrens
Thyreoidektomie
5-063.0 Ohne Parathyreoidektomie, ohne Monitoring des N. recurrens
5-063.1 Ohne Parathyreoidektomie, mit Monitoring des N. recurrens
5-063.2 Mit Parathyreoidektomie, ohne Monitoring des N. recurrens
5-063.3 Mit Parathyreoidektomie, mit Monitoring des N. recurrens

13. Folgelieferung 07/01

OPs an der Schilddrüse durch Sternotomie

5-064.2 Hemithyreoidektomie
5-064.3 Thyreoidektomie

jeweils kombiniert mit:

	Radikale zervikale Lymphadenektomie [Neck dissection]
	Selektiv (funktionell)
5-403.00	1 Region
5-403.01	2 Regionen
5-403.02	3 Regionen
5-403.03	4 Regionen
5-403.04	5 Regionen
5-403.05	6 Regionen
5-403.0y	N. n. bez.
	Radikal
5-403.10	4 Regionen
5-403.11	5 Regionen
5-403.12	6 Regionen
5-403.1y	N. n. bez.
	Radikal, modifiziert
5-403.20	4 Regionen
5-403.21	5 Regionen
5-403.22	6 Regionen
5-403.2y	N. n. bez.
	Radikal, erweitert
5-403.30	4 Regionen
5-403.31	5 Regionen
5-403.32	6 Regionen
5-403.3y	N. n. bez.
5-403.x	Sonstige
5-403.y	N. n. bez.

13. Folgelieferung 07/01

Gruppe 2: Operationen an den endokrinen Drüsen SE 02.03

Kommentierung:

Das SE 02.03 beschreibt die **Radikaloperation der Schilddrüse** bei Vorliegen einer bösartigen Geschwulst. Dabei kann es sich um die Entfernung nur einer Schilddrüsenseite handeln (OPS 5-061._) oder um die Entfernung der gesamten Schilddrüse (OPS 5-063._). Auch die Spaltung des Brustbeines (= Sternotomie) im Rahmen des Eingriffes ist in der SE-Definition eingeschlossen. Die zusätzliche **neck dissection** (= radikale Entfernung der Lymphknoten am Hals) bei Entfernung einer bösartigen Geschwulst der Schilddrüse ist im SE 02.03 enthalten. Dabei ist unerheblich, ob der Musculus sternocleidomastoideus (= Kopfnickermuskel) entfernt wird oder nicht.

Auf Grund der überarbeiteten Zuordnung von Operations-Schlüsseln nach OPS-301 Version 2.0 (s.o.) zum SE 02.03 ändern sich die Vorgaben für die Dokumentation. Wesentlich ist, dass nun bei Ersteingriffen jeweils 2 Operations-Schlüssel in Kombination dokumentiert werden müssen, der eine zur Beschreibung des Eingriffes an der Schilddrüse, der andere zur Beschreibung des Eingriffes am Lymph(knoten)system (= neck dissection). Die neu zugeordneten Schlüssel für die Eingriffe am Lymph(knoten)system erlauben eine überaus differenzierte Darstellung der operierten Regionen und der Vorgehensweise (selektiv, radikal). Weiterhin kann nun auch differenziert dokumentiert werden, ob eine Entfernung der Nebenschilddrüsen (= Parathyreoidektomie), bzw. ob ein Monitoring (= Überwachung) des „Stimmbandnervs" (= Nervus recurrens) im Rahmen des Eingriffs erfolgte oder nicht. Im Leistungsumfang ebenfalls enthalten sind Eingriffe, bei denen auf Grund des ausgedehnten Befunden eine Brustbeinspaltung (= Sternotomie) erforderlich ist.

13. Folgelieferung 07/01

Die Dokumentation von 2 Operations-Schlüsseln ist notwendig geworden, weil der entsprechende Schlüssel in der Vorversion des OPS beide Leistungen beinhaltete (= Mit neck dissection). Dagegen können Zweiteingriffe (= Reoperationen, Reexplorationen) weiterhin über einen Einzelcode dokumentiert werden (s.u.).

Das SE 02.03 ist auch abzurechnen bei **Zweiteingriffen** (= Rezidiveingriff, Reexploration) nach vorangegangener Schilddrüsenoperation. Es ist unerheblich, ob im Rahmen des Zweiteingriffes das gesamte verbliebene Schilddrüsengewebe (= Thyreoidektomie) oder nur Teile entfernt werden (= partielle Resektion).

Die Zusammenfassung von Operationen bei bösartigen Schilddrüsenerkrankungen und von Zweiteingriffen an der Schilddrüse ist darin begründet, dass der operative Aufwand bei Zweiteingriffen mit dem höheren Aufwand beim Vorliegen einer bösartigen Erkrankung vergleichbar ist.

Gruppe 2: Operationen an den endokrinen Drüsen **SE 02.04**

Versorgung durch	Bewertungsrelation		
	Punkte Personal	Punkte Sachmittel	Gesamt-punkte
Hauptabteilung	1.495	690	2.185
Belegoperateur	980	690	1.670
Belegoperateur und Beleganästhesist	550	690	1.240

Operation: Operative Entfernung einer Nebenniere als selbständige Leistung

ICD-10 (V2.0):

OPS-301 (V2.0):

Partielle Adrenalektomie

5-071.3 Adrenalektomie, einseitig

Gruppe 2: Operationen an den endokrinen Drüsen SE 02.04

Kommentierung:

Das SE 02.04 beschreibt die **einseitige Entfernung der Nebenniere.** Die Abrechnung ist nur möglich, sofern es sich um eine **eigenständige operative Leistung** handelt. Die Abrechnung ist also nicht zulässig, wenn die Nebenniere im Rahmen eines Eingriffes an der Niere entfernt wird.

Gruppe 3: Operationen an den Augen SE 03.01

Versorgung durch	Bewertungsrelation		
	Punkte Personal	Punkte Sachmittel	**Gesamtpunkte**
Hauptabteilung	465	720	1.185
Belegoperateur	220	720	940
Belegoperateur und Beleganästhesist	160	720	880

Operation: Extrakapsuläre Operation des Grauen Stars mit Linsenimplantation, ggf. einschl. Iridektomie

ICD-10 (V2.0):

13. Folgelieferung 07/01

OPS-301 (V2.0):

Extrakapsuläre Extraktion der Linse [ECCE]
Über sklero-kornealen Zugang

5-144.01 Mit Einführung einer kapselfixierten Hinterkammerlinse
5-144.02 Mit Einführung einer sulkusfixierten Hinterkammerlinse
5-144.03 Mit Einführung einer sklerafixierten Hinterkammerlinse
5-144.04 Mit Einführung einer Hinterkammerlinse, N. n. bez.
5-144.05 Mit Einführung einer kammerwinkelgestützten Vorderkammerlinse
5-144.06 Mit Einführung einer irisfixierten Vorderkammerlinse
5-144.07 Mit Einführung einer sonstigen Vorderkammerlinse
5-144.08 Mit Einführung einer Vorderkammerlinse, N. n. bez.
5-144.0x Sonstige
5-144.0y N. n. bez.

Über kornealen Zugang

5-144.11 Mit Einführung einer kapselfixierten Hinterkammerlinse
5-144.12 Mit Einführung einer sulkusfixierten Hinterkammerlinse
5-144.13 Mit Einführung einer sklerafixierten Hinterkammerlinse
5-144.14 Mit Einführung einer Hinterkammerlinse, N. n. bez.
5-144.15 Mit Einführung einer kammerwinkelgestützten Vorderkammerlinse
5-144.16 Mit Einführung einer irisfixierten Vorderkammerlinse
5-144.17 Mit Einführung einer sonstigen Vorderkammerlinse
5-144.18 Mit Einführung einer Vorderkammerlinse, N. n. bez.
5-144.1x Sonstige
5-144.1y N. n. bez.

Sonstige

5-144.x1 Mit Einführung einer kapselfixierten Hinterkammerlinse
5-144.x2 Mit Einführung einer sulkusfixierten Hinterkammerlinse
5-144.x3 Mit Einführung einer sklerafixierten Hinterkammerlinse
5-144.x4 Mit Einführung einer Hinterkammerlinse, N. n. bez.
5-144.x5 Mit Einführung einer kammerwinkelgestützten Vorderkammerlinse
5-144.x6 Mit Einführung einer irisfixierten Vorderkammerlinse
5-144.x7 Mit Einführung einer sonstigen Vorderkammerlinse
5-144.x8 Mit Einführung einer Vorderkammerlinse, N. n. bez.
5-144.xx Sonstige
5-144.xy N. n. bez.

13. Folgelieferung 07/01

Gruppe 3: Operationen an den Augen — SE 03.01

Kommentierung:

Das SE 03.01 korrespondiert mit der FP 03.01.

Das SE 03.01 beschreibt die operative Behandlung der unterschiedlichen Formen des **Grauen Stars** (= Trübung der Linse im Auge): Erfasst werden erworbene Linsentrübungen sowie eine Vielzahl seltener medikamentös-traumatisch oder sonstig bedingter Kataraktformen. Im Gegensatz zur korrespondierenden FP 03.01 ist **kein diagnosebezogenes Ausschlusskritierium** definiert, z. B. der Ausschluss der kongenitalen Katarakt (= angeborene Form des Grauen Stars).

Erfasst werden bei diesem SE operative Eingriffe im traditionellen **Saug-Spül-Verfahren** (OPS 5-144.0), mittels **Linsenkernexpression und Aspiration** (OPS 5-144.1) und im **Phakoemulsifikationsverfahren** (= Linsenzerstörung durch Ultraschall mit anschließender Absaugung des Linsenmaterials; OPS 5-144.2). Eine ggf. erforderliche Ausweitung des Eingriffes auf die Iris (= Regenbogenhaut) ist im Leistungsumfang des SE enthalten.

Auf Grund der überarbeiteten Zuordnung von Operations-Schlüsseln nach OPS-301 Version 2.0 (s. o.) zum SE 03.01 ändern sich die Vorgaben für die Dokumentation. Die Veränderungen bei den zugeordneten Operations-Schlüsseln erfolgten zur Einhaltung einer stringenteren Systematik, erlauben z. T. eine differenziertere Abbildung der Eingriffe, ändern aber nichts Wesentliches am Umfang des SE. Der fünfstellige OPS-Code beschreibt die Entfernung der Linse inklusive der dazu eingesetzten Technik. Für die Abrechnung des SE ist ein sechsstelliger OPS-Code erforderlich, mit dem zusätzlich die Art der verwendeten Kunstlinse (z. B. Vorderkammlinse), der Zugangsweg, die Lokalisation im Auge (Vorderkammer, Hinterkammer) und die Art der Fixation in perfekter Präzision dokumentiert wird.

Das SE 03.01 könnte z.B. parallel abgerechnet werden, wenn im Rahmen desselben Behandlungsfalles ein Eingriff am anderen Auge als FP (03.01) abgerechnet wird.

13. Folgelieferung 07/01

Gruppe 4: Operationen an den Ohren SE 04.01

Versorgung durch	Bewertungsrelation		
	Punkte Personal	Punkte Sachmittel	Gesamtpunkte
Hauptabteilung	880	350	1.230
Belegoperateur	700	350	1.050
Belegoperateur und Beleganästhesist	440	350	790

Operation: Tympanoplastik mit Verschluss eines Trommelfelldefektes in mikrochirurgischer Technik, einschl. Transplantatentnahme

ICD-10 (V2.0):

OPS-301 (V2.0):

Myringoplastik [Tympanoplastik Typ I]
5-194.0 Endomeatal oder endaural
5-194.1 Retroaurikulär
5-194.2 Aufrichtung des Trommelfells (bei frischer Verletzung)
5-194.x Sonstige
5-194.y N. n. bez.

13. Folgelieferung 07/01

Gruppe 4: Operationen an den Ohren SE 04.01

Kommentierung:

Bei dem in der Definition des SE 04.01 beschriebenen Eingriff handelt es sich um eine gehörverbessernde Operation am **Trommelfell** mit Verschluss eines **Trommelfelldefektes** in mikrochirurgischer Technik. Erfasst sind nur Operationen bei intakter Gehörknöchelchen-Kette (= Tympanoplastik Typ I; OPS 5-194.0,1,2,x,y). Der Aufwand für die Transplantatentnahme - für den Aufbau des Trommelfells - ist im SE enthalten.

13. Folgelieferung 07/01

Gruppe 4: Operationen an den Ohren SE 04.02

Versorgung durch	Bewertungsrelation		
	Punkte Personal	Punkte Sachmittel	Gesamt-punkte
Hauptabteilung	810	380	1.190
Belegoperateur	650	380	1.030
Belegoperateur und Beleganästhesist	400	380	780

Operation: Steigbügeloperation

ICD-10:

OPS-301:

5-190 Stapedotomie

Stapedektomie

5-191.0 Mit Interposition und Implantation einer Prothese
5-191.1 Mit Fensterung des Promontoriums und Implantation einer Prothese
5-191.x Sonstige
5-191.y N. n. bez.

13. Folgelieferung 07/01

Gruppe 4: Operationen an den Ohren SE 04.02

Kommentierung:

Das SE 04.02 wird abgerechnet bei mikrochirurgischen Operationen am **Steigbügel** (= Stapes, ein Gehörknöchelchen des Innenohres), die üblicherweise als Folge einer Otosklerose (= Verknöcherung im Mittelohr, die zu Schwerhörigkeit führt) notwendig wird. Einbezogen im Fallmix sind auch diejenigen Fälle, bei denen eine Steigbügelprothese implantiert wird.

Gruppe 5: Operationen an Nase und Nasennebenhöhlen SE 05.01

Versorgung durch	Bewertungsrelation		
	Punkte Personal	Punkte Sachmittel	Gesamtpunkte
Hauptabteilung	775	360	1.135
Belegoperateur	330	170	500
Belegoperateur und Beleganästhesist	200	170	370

Operation: Submuköse Korrektur am knöchernen Septum, einschl. Korrektur am knorpeligem Septum, ggf. mit Operation an den Schwellkörpern

ICD-10 (V2.0):

OPS-301 (V2.0):

Submuköse Resektion und plastische Rekonstruktion des Nasenseptums
5-214.0 Submuköse Resektion
5-214.1 Plastische Rekonstruktion ohne Resektion
5-214.2 Plastische Rekonstruktion mit Resektion

Gruppe 5: Operationen an Nase und Nasennebenhöhlen SE 05.01

Kommentierung:

Das SE 05.01 korrespondiert mit der FP 05.01.

Das SE 05.01 beschreibt Eingriffe an der **Nasenscheidewand.** Voraussetzung für die Abrechnung des SE ist eine operative Korrektur an **knöchernen und knorpeligen** Strukturen der Nasenscheidewand. Dieser für die Abgrenzung des SE geforderte Umfang der Operation ist über die OPS-Codierung nicht eindeutig abzubilden, da die Beschreibungen im OPS-301 nicht hinreichend genau nach Operationen an knöchernen und/oder knorpeligen Strukturen unterscheiden (OPS 5-214.0 bzw. 5-214.1). Die Entwicklung wird zeigen, ob hier Korrekturen des OPS-301 oder der SE-Definition notwendig sein werden.

Ob im Rahmen der Operation ein Eingriff an den Schwellkörpern erfolgt, ist für die Abrechnung unerheblich. Eine Dokumentation des Teileingriffes an den Schwellkörpern ist nicht vorgesehen. Die plastischen Rekonstruktionen des Nasenseptums mit oder ohne Resektion sind im Leistungsumfang des SE enthalten.

13. Folgelieferung 07/01

Gruppe 6: Operationen in der Mundhöhle SE 06.01

Versorgung durch	Bewertungsrelation		
	Punkte Personal	Punkte Sachmittel	Gesamt-punkte
Hauptabteilung	1.400	250	1.650
Belegoperateur	1.040	250	1.290
Belegoperateur und Beleganästhesist	660	250	910

Operation: Laterale konservative Parotidektomie

ICD-10 (V2.0):

OPS-301 (V2.0):

Resektion einer Speicheldrüse
Parotidektomie, partiell

5-262.00 Ohne intraoperatives Fazialismonitoring
5-262.01 Mit intraoperativem Fazialismonitoring
5-262.0y N. n. bez.

Gruppe 6: Operationen in der Mundhöhle **SE 06.01**

Kommentierung:

Das SE 06.01 beinhaltet die **partielle Entfernung der Ohrspeicheldrüse** (= Parotis), die bei gutartigen Tumoren oder Speichelsteinen durchgeführt wird. Auf Grund der überarbeiteten Zuordnung von Operations-Schlüsseln nach OPS-301 Version 2.0 (s.o.) zum SE 06.01 ändern sich die Vorgaben für die Dokumentation. Es ist nun möglich darzustellen, ob intraoperativ eine Freilegung des Nervus facialis erfolgte oder nicht. Die vollständige Entfernung der Ohrspeicheldrüse fällt nicht unter die Leistungsbeschreibung; sie ist daher über tagesgleiche Pflegesätze abzurechnen.

13. Folgelieferung 07/01

Gruppe 7: Operationen an Gaumen, Pharynx, Larynx und Trachea SE 07.01

Versorgung durch	Bewertungsrelation		
	Punkte Personal	Punkte Sachmittel	Gesamt-punkte
Hauptabteilung	3.170	650	3.820
Belegoperateur	2.120	650	2.770
Belegoperateur und Beleganästhesist	1.300	650	1.950

Operation: Totale Laryngektomie

ICD-10 (V2.0):

OPS-301 (V2.0):

	Laryngektomie
5-303.0	Einfache Laryngektomie

Gruppe 7: Operationen an Gaumen, Pharynx, Larynx und Trachea SE 07.01

Kommentierung:

Das SE 07.01 ist vorgesehen zur Abrechnung von „**einfachen Laryngektomien**" (= operative Entfernung des Kehlkopfes). Eingriffe, bei denen z. B. eine neck dissection (= radikale Entfernung der Lymphknoten am Hals) oder eine plastische Rekonstruktion durchgeführt werden, sind nicht erfasst. Die in der wörtlichen Beschreibung des SE geforderte „**totale**" Laryngektomie bezieht sich dagegen auf die Entfernung des **gesamten** Kehlkopfes.

Die zusätzliche Abrechnung eines SE 02.01 (einseitige subtotale Schilddrüsenresektion) bzw. SE 02.02 (beidseitige subtotale Schilddrüsenresektion) ist nicht möglich, da der Eingriff über den gleichen operativen Zugang erfolgt (vgl. Teil I und Tuschen/Quaas).

Gruppe 8: Operationen an Lunge und Bronchien

SE 08.01

Versorgung durch	Bewertungsrelation		
	Punkte Personal	Punkte Sachmittel	Gesamt-punkte
Hauptabteilung	1.755	2.100	3.855
Belegoperateur	1.190	2.100	3.290
Belegoperateur und Beleganästhesist	740	2.100	2.840

Operation: Einseitige Segmentresektion, Lobektomie, Bilobektomie, (Pleuro-) Pneumektomie, ggf. mit Entfernung einzelner Lymphknoten

ICD-10 (V2.0):

OPS-301 (V2.0):

Segmentresektion der Lunge
Einseitig, offen chirurgisch
5-323.01 Ohne Lymphadenektomie
5-323.02 Mit Entf. einzelner Lymphknoten
Einfache Lobektomie und Bilobektomie der Lunge
Lobektomie, einseitig ohne radikale Lymphadenektomie, offen chirurgisch
5-324.01 Ohne bronchoplastische oder angioplastische Erweiterung
5-324.02 Mit bronchoplastischer Erweiterung
5-324.03 Mit angioplastischer Erweiterung
5-324.04 Mit brochoplastischer und angioplastischer Erweiterung
5-324.05 Mit Bifurkationsresektion
5-324.0x Sonstige
5-324.0y N. n. bez.
Bilobektomie ohne radikale Lymphadenektomie, offen chirurgisch
5-324.21 Ohne bronchoplastische oder angioplastische Erweiterung
5-324.22 Mit bronchoplastischer Erweiterung
5-324.23 Mit angioplastischer Erweiterung
5-324.24 Mit brochoplastischer und angioplastischer Erweiterung
5-324.25 Mit Bifurkationsresektion
5-324.2x Sonstige
5-324.2y N. n. bez.
Einfache Pneum(on)ektomie
5-327.0 Pneum(on)ektomie ohne radikale Lymphadenektomie
5-327.4 Pneum(on)ektomie ohne radikale Lymphadenektomie

Gruppe 8: Operationen an Lunge und Bronchien **SE 08.01**

Kommentierung:

Das SE 08.01 beschreibt die Entfernung **einzelner Lungensegmente** eines oder zweier Lungenlappen (= Lobektomie bzw. Bilobektomie) sowie die Entfernung einer **ganzen Lunge** (= Pneumektomie), ggf. unter Einschluss des äußeren Rippenfells (= Pleuropneumektomie). Die Mitnahme einzelner **Lymphknoten** ist in der Leistungsdefinition eingeschlossen; sie wird ggf. auf der sechsten Stelle des OPS 5-323.0 **1,2** dokumentiert. Wird darüber hinaus eine radikale Entfernung der Lymphknoten im Operationsgebiet durchgeführt, so ist das Sonderentgelt 08.02 abzurechnen.

Auf Grund der überarbeiteten Zuordnung von Operations-Schlüsseln nach OPS-301 Version 2.0 (s.o.) zum SE 08.01 ändern sich die Vorgaben für die Dokumentation. Die Veränderungen bei den zugeordneten Operations-Schlüsseln erfolgten zur Einhaltung einer stringenteren Systematik und erlauben z. T. eine differenziertere Abbildung der Eingriffe. Wesentliche Änderung ist, dass nun sowohl plastische Eingriffe an den Bronchien und / oder den Gefäßen als auch die Entfernung der Luftröhrengabelung (= Bifurkation) vom SE 08.01 erfasst sind.

13. Folgelieferung 07/01

Gruppe 8: Operationen an Lunge und Bronchien SE 08.02

Versorgung durch	Bewertungsrelation		
	Punkte Personal	Punkte Sachmittel	**Gesamtpunkte**
Hauptabteilung	2.315	2.130	4.445
Belegoperateur	1.560	2.130	3.690
Belegoperateur und Beleganästhesist	1.020	2.130	3.150

Operation: Einseitige Segmentresektion, Lobektomie, Bilobektomie, (Pleuro-) Pneumektomie mit radikaler Lymphadenektomie

ICD-10 (V2.0):

OPS-301 (V2.0):

	Segmentresektion der Lunge
	Einseitig, offen chirurgisch
5-323.03	Mit radikaler Lymphadenektomie
	Einfache Lobektomie und Bilobektomie der Lunge
	Lobektomie, einseitig mit radikaler Lymphadenektomie, offen chirurgisch
5-324.11	Ohne bronchoplastische oder angioplastische Erweiterung
	Bilobektomie mit radikaler Lymphadenektomie, offen chirurgisch
5-324.31	Ohne bronchoplastische oder angioplastische Erweiterung
	Einfache Pneum(on)ektomie
5-327.1	Pneum(on)ektomie mit radikaler Lymphadenektomie
5-327.5	Pneum(on)ektomie mit radikaler Lymphadenektomie

Gruppe 8: Operationen an Lunge und Bronchien **SE 08.02**

Kommentierung:

Das SE 08.02 beschreibt die Entfernung **einzelner Lungensegmente** eines oder zweier Lungenlappen (= Lobektomie bzw. Bilobektomie) sowie die Entfernung einer **ganzen Lunge** (= Pneumektomie), ggf. unter Einschluss des äußeren Rippenfells (= Pleuropneumektomie). Im Gegensatz zum SE 08.01 beinhaltet die Leistungsdefinition des SE 08.02 die **radikale Entfernung der Lymphknoten** im Operationsgebiet.

Auf der sechsten Stelle des OPS-Codes wird beim OPS 5-323.03 die radikale Lymphknotenentfernung kodiert, während durch die beiden OPS 5-324.11,31 dokumentiert wird, dass keine bronchoplastische oder angioplastische Erweiterung durchgeführt wurde. Für diese Eingriffe sind andere Schlüssel vorgesehen, die nicht Bestandteil der SE-Definition sind.

Bei den Segmentresektionen und Lobektomien ist die Entfernung von Teilen des Rippenfells in der Beschreibung des OPS-Codes enthalten.

13. Folgelieferung 07/01

Gruppe 8: Operationen an Lunge und Bronchien SE 08.03

Versorgung durch	Bewertungsrelation		
	Punkte Personal	Punkte Sachmittel	Gesamt-punkte
Hauptabteilung	4.280	3.420	7.700
Belegoperateur	2.880	3.420	6.300
Belegoperateur und Beleganästhesist	1.970	3.420	5.390

Operation: Lungenresektion mit Bronchusplastik/ Anastomose und/oder Gefäßplastik/ Anastomose sowie radikaler Lymphadenektomie

ICD-10 (V2.0):

OPS-301 (V2.0):

Einfache Lobektomie und Bilobektomie der Lunge
Lobektomie, einseitig mit radikaler Lymphadenektomie, offen chirurgisch
5-324.12 Mit bronchoplastischer Erweiterung
5-324.13 Mit angioplastischer Erweiterung
5-324.14 Mit brochoplastischer und angioplastischer Erweiterung
5-324.15 Mit Bifurkationsresektion
Bilobektomie mit radikaler Lymphadenektomie, offen chirurgisch
5-324.32 Mit bronchoplastischer Erweiterung
5-324.33 Mit angioplastischer Erweiterung
5-324.34 Mit brochoplastischer und angioplastischer Erweiterung
5-324.35 Mit Bifurkationsresektion
Lobektomie, beidseitig mit radikaler Lymphadenektomie
5-324.52 Mit bronchoplastischer Erweiterung
5-324.53 Mit angioplastischer Erweiterung
5-324.54 Mit brochoplastischer und angioplastischer Erweiterung
5-324.55 Mit Bifurkationsresektion
(jeweils isoliert)

	Segmentresektion der Lunge
	Einseitig, offen chirurgisch
5-323.03	Mit radikaler Lymphadenektomie
	Beidseitig, offen chirurgisch
5-323.13	Mit radikaler Lymphadenektomie
	Einfache Pneum(on)ektomie
5-327.1	Pneum(on)ektomie mit radikaler Lymphadenektomie

jeweils kombiniert mit:

	Rekonstruktion an Lunge und Bronchien
5-334.4	Plastische Rekonstruktion eines Bronchus
	Andere plastische Rekonstruktion von Blutgefäßen
	Arterien thorakal
5-397.42	A. pulmonalis
	Tiefe Venen
5-397.92	V. pulmonalis

13. Folgelieferung 07/01

Gruppe 8: Operationen an Lunge und Bronchien SE 08.03

Kommentierung:

Das SE 08.03 umfasst eine größere Zahl **unterschiedlicher Eingriffe an der Lunge**, wobei sich diese nach bestimmten Merkmalen ordnen lassen: Erfasst werden – wie schon bei den vorausgegangenen SE 08.01 und 08.02 – die Entfernung von Lungensegmenten eines oder zweier Lungenlappen (= Lobektomie bzw. Bilobektomie) sowie die Entfernung der ganzen Lunge auf einer Seite (= Pneumektomie). Alle Eingriffe müssen einhergehen mit einer radikalen Entfernung der Lymphknoten (= radikale Lymphadenektomie). Die Segment- und Lappenresektionen können dabei sowohl einseitig als auch beidseitig durchgeführt werden.

Auf Grund der überarbeiteten Zuordnung von Operations-Schlüsseln nach OPS-301 Version 2.0 (s.o.) zum SE 08.03 ändern sich die Vorgaben für die Dokumentation. Bei der Überarbeitung des OPS-301 von der Version 1.1 zur Version 2.0 hat sich bei drei Schlüsseln eine Veränderung ergeben. In einem Fall wurde die inhaltliche Beschreibung um eine Stelle verschoben (OPS 5-334.3 alt), in zwei anderen Fällen wurde ein 5-stelliger OPS durch einen 6-stelligen OPS ersetzt (OPS 5-397.4 und 5-397.9 alt). Am Leistungsumfang des SE hat sich dadurch nichts Wesentliches geändert.

Die Eingriffe müssen jeweils eine **plastische Rekonstruktion** am Bronchialsystem und/oder am Gefäßsystem (= angioplastische Rekonstruktion) oder eine **Resektion der Luftröhrengabel** (= Bifurkationsresektion) umfassen.

Bei den Segmentresektionen und den Lobektomien ist die Entfernung von Teilen des Rippenfells in der Beschreibung der OPS-Codes enthalten.

Zur Abbildung dieser komplexen Leistungen sind zum Teil sechsstellige OPS-Codes und zum Teil Kombinationen von zwei OPS notwendig.

13. Folgelieferung 07/01

Gruppe 8: Operationen an Lunge und Bronchien SE 08.04

Versorgung durch	Bewertungsrelation		
	Punkte Personal	Punkte Sachmittel	Gesamtpunkte
Hauptabteilung	3.935	4.760	8.695
Belegoperateur	2.670	4.760	7.430
Belegoperateur und Beleganästhesist	1.820	4.760	6.580

Operation: *Erweiterte Lungenresektion mit intraperikardialer Gefäßversorgung und/oder Vorhofteilresektion und Perikard ersatzplastik sowie radikaler Lymphadenektomie*

ICD-10 (V2.0):

OPS-301 (V2.0):

Erweiterte Lobektomie und Bilobektomie der Lunge, einseitig
Lobektomie ohne broncho- oder angioplastische Erweiterung
5-325.01 Mit Gefäßresektion intraperikardial
5-325.02 Mit Perikardresektion
5-325.03 Mit Vorhofresektion
Erweiterte Lobektomie und Bilobektomie der Lunge, einseitig
5-325.11 Mit Gefäßresektion intraperikardial
5-325.12 Mit Perikardresektion
5-325.13 Mit Vorhofresektion
Lobektomie mit angioplastischer Erweiterung (Gefäßmanschette)
5-325.21 Mit Gefäßresektion intraperikardial
5-325.22 Mit Perikardresektion
5-325.23 Mit Vorhofresektion
Lobektomie mit bronchoplastischer und angioplastischer Erweiterung (Bronchus- und Gefäßmanschette)
5-325.31 Mit Gefäßresektion intraperikardial
5-325.32 Mit Perikardresektion
5-325.33 Mit Vorhofresektion
Lobektomie mit Bifurkationsresektion
5-325.41 Mit Gefäßresektion intraperikardial
5-325.42 Mit Perikardresektion
5-325.43 Mit Vorhofresektion
Bilobektomie ohne broncho- oder angioplastische Erweiterung
5-325.51 Mit Gefäßresektion intraperikardial
5-325.52 Mit Perikardresektion

5-325.53 Mit Vorhofresektion

Bilobektomie mit bronchoplastischer Erweiterung (Bronchusmanschette)

5-325.61 Mit Gefäßresektion intraperikardial
5-325.62 Mit Perikardresektion
5-325.63 Mit Vorhofresektion

Bilobektomie mit angioplastischer Erweiterung (Gefäßmanschette)

5-325.71 Mit Gefäßresektion intraperikardial
5-325.72 Mit Perikardresektion
5-325.73 Mit Vorhofresektion

Bilobektomie mit bronchoplastischer und angioplastischer Erweiterung (Bronchus- und Gefäßmanschette)

5-325.81 Mit Gefäßresektion intraperikardial
5-325.82 Mit Perikardresektion
5-325.83 Mit Vorhofresektion

Bilobektomie mit Bifurkationsresektion

5-325.91 Mit Gefäßresektion intraperikardial
5-325.92 Mit Perikardresektion
5-325.93 Mit Vorhofresektion

Sonstige

5-325.x1 Mit Gefäßresektion intraperikardial
5-325.x2 Mit Perikardresektion
5-325.x3 Mit Vorhofresektion

Erweiterte Lobektomie der Lunge, beidseitig

Lobektomie ohne broncho- oder angioplastische Erweiterung

5-326.01 Mit Gefäßresektion intraperikardial
5-326.02 Mit Perikardresektion
5-326.03 Mit Vorhofresektion

Lobektomie mit bronchoplastischer Erweiterung (Bronchusmanschette)

5-326.11 Mit Gefäßresektion intraperikardial
5-326.12 Mit Perikardresektion
5-326.13 Mit Vorhofresektion

Lobektomie mit angioplastischer Erweiterung (Gefäßmanschette)

5-326.21 Mit Gefäßresektion intraperikardial
5-326.22 Mit Perikardresektion
5-326.23 Mit Vorhofresektion

Lobektomie mit bronchoplastischer und angioplastischer Erweiterung (Bronchus- und Gefäßmanschette)

5-326.31 Mit Gefäßresektion intraperikardial
5-326.32 Mit Perikardresektion
5-326.33 Mit Vorhofresektion

Lobektomie mit Bifurkationsresektion

5-326.41 Mit Gefäßresektion intraperikardial
5-326.42 Mit Perikardresektion
5-326.43 Mit Vorhofresektion

Sonstige

5-326.x1 Mit Gefäßresektion intraperikardial
5-326.x2 Mit Perikardresektion
5-326.x3 Mit Vorhofresektion

13. Folgelieferung 07/01

(Fortsetzung zur OPS-Codierung von SE 08.04)

	Erweiterte Pneum(on)ektomie
	Pneum(on)ektomie
5-328.01	Mit Gefäßresektion intraperikardial
5-328.02	Mit Perikardresektion
5-328.03	Mit Vorhofresektion
	Pleuropneum(on)ektomie
5-328.31	Mit Gefäßresektion intraperikardial
5-328.32	Mit Perikardresektion
5-328.33	Mit Vorhofresektion
	(jeweils isoliert)
	Segmentresektion der Lunge
	Einseitig, offen chirurgisch
5-323.03	Mit radikaler Lymphadenektomie
	Beidseitig, offen chirurgisch
5-323.13	Mit radikaler Lymphadenektomie

jeweils kombiniert mit:

	Rekonstruktion des Perikardes und des Herzens
5-374.1	Plastische Rekonstruktion des Perikardes ohne Implantat
5-374.2	Plastische Rekonstruktion des Perikardes mit Implantat

8

Gruppe 8: Operationen an Lunge und Bronchien SE 08.04

Kommentierung:

Das SE 08.04 beschreibt **erweiterte Lungenresektionen.** „Erweitert" bedeutet in diesem Zusammenhang, dass **Teile angrenzender Organe,** z. B. des Herzbeutels (= Perikard) oder eines Herzvorhofes, entfernt werden oder dass ein Eingriff an den Gefäßen innerhalb des Herzbeutels (= intraperikardiale Gefäße) notwendig ist.

Wiederum - wie bei den vorangegangenen SE - ist die Entfernung von Lungensegmenten eines oder zweier Lungenlappen (= Lobektomie bzw. Bilobektomie) sowie die Entfernung einer ganzen Lunge auf einer Seite (= Pneumektomie), ggf. unter Einschluss des Rippenfells (= Pleuropneumektomie), erfasst. In jedem Fall ist eine **radikale Lymphknotenentfernung** (= radikale Lymphadenektomie) durchzuführen.

Bei den Segmentresektionen und den Lobektomien ist die Entfernung von Teilen des Rippenfells in der Beschreibung der OPS-Codierung enthalten.

Erfasst sind auch beidseitige Segmentresektionen und Lobektomien sowie die zusätzliche Entfernung der Luftröhrengabel (= Bifurkationsresektion).

Zur Abbildung dieser komplexen Leistungen sind zum Teil sechsstellige OPS-Codes und zum Teil Kombinationen von zwei OPS notwendig.

Auf Grund der überarbeiteten Zuordnung von Operations-Schlüsseln nach OPS-301 Version 2.0 (s.o.) zum SE 08.04 ändern sich die Vorgaben für die Dokumentation. Die Veränderungen bei den zugeordneten Operations-Schlüsseln erfolgten zur Einhaltung einer stringenteren Systematik, erlauben z.T. eine differenziertere Abbildung der Eingriffe, ändern aber nichts Wesentliches am Umfang des SE.

13. Folgelieferung 07/01

Gruppe 8: Operationen an Lunge und Bronchien **SE 08.05**

Versorgung durch	Bewertungsrelation		
	Punkte Personal	Punkte Sachmittel	Gesamt-punkte
Hauptabteilung	3.960	8.210	12.170
Belegoperateur	2.610	8.210	10.820
Belegoperateur und Beleganästhesist	1.730	8.210	9.940

Operation: Erweiterte Lungenresektion mit Thoraxwand-Teilresektion oder Zwerchfell-Teilresektion und plastischem Ersatz mit Fremdmaterial sowie radikaler Lymphadenektomie

ICD-10 (V2.0):

OPS-301 (V2.0):

Erweiterte Lobektomie und Bilobektomie der Lunge, einseitig
Lobektomie ohne broncho- oder angioplastische Erweiterung
5-325.04 Mit Brustwandresektion
Lobektomie mit bronchoplastischer Erweiterung (Bronchusmanschette)
5-325.14 Mit Brustwandresektion
Lobektomie mit angioplastischer Erweiterung (Gefäßmanschette)
5-325.24 Mit Brustwandresektion
Lobektomie mit bronchoplastischer und angioplastischer Erweiterung (Bronchus- und Gefäßmanschette)
5-325.34 Mit Brustwandresektion
Lobektomie mit Bifurkationsresektion
5-325.44 Mit Brustwandresektion
Bilobektomie ohne broncho- oder angioplastische Erweiterung
5-325.54 Mit Brustwandresektion
Bilobektomie mit bronchoplastischer Erweiterung (Bronchusmanschette)
5-325.64 Mit Brustwandresektion
Bilobektomie mit angioplastischer Erweiterung (Gefäßmanschette)
5-325.74 Mit Brustwandresektion
Bilobektomie mit bronchoplastischer und angioplastischer Erweiterung (Bronchus- und Gefäßmanschette)
5-325.84 Mit Brustwandresektion
Bilobektomie mit Bifurkationsresektion
5-325.94 Mit Brustwandresektion

	Sonstige
5-325.x4	Mit Brustwandresektion
5-325.y	N. n. bez.
	Erweiterte Lobektomie der Lunge, beidseitig
	Lobektomie ohne broncho- oder angioplastische Erweiterung
5-326.04	Mit Brustwandresektion
	Lobektomie mit bronchoplastischer Erweiterung (Bronchusmanschette)
5-326.14	Mit Brustwandresektion
	Lobektomie mit angioplastischer Erweiterung (Gefäßmanschette)
5-326.24	Mit Brustwandresektion
	Lobektomie mit bronchoplastischer und angioplastischer Erweiterung (Bronchus- und Gefäßmanschette)
5-326.34	Mit Brustwandresektion
	Lobektomie mit Bifurkationsresektion
5-326.44	Mit Brustwandresektion
	Sonstige
5-326.x4	Mit Brustwandresektion
5-326.y	N. n. bez.
	Erweiterte Pneum(on)ektomie
	Pneum(on)ektomie
5-328.04	Mit Brustwandresektion
	Pleuropneum(on)ektomie
5-328.34	Mit Brustwandresektion

jeweils kombiniert mit:

	Plastische Rekonstruktion der Brustwand
5-346.8	Brustwandteilresektion mit plastischer Deckung

	Atypische Lungenresektion
	Keilresektion, einseitig, offen chirurgisch
5-322.23	Mit radikaler Lymphadenektomie
	Keilresektion, beidseitig, offen chirurgisch
5-322.33	Mit radikaler Lymphadenektomie
	Segmentresektion der Lunge
	Einseitig, offen chirurgisch
5-323.03	Mit radikaler Lymphadenektomie
	Beidseitig, offen chirurgisch
5-323.13	Mit radikaler Lymphadenektomie

jeweils kombiniert mit:

	Plastische Rekonstruktion der Brustwand
5-346.8	Brustwandteilresektion mit plastischer Deckung
	OPs am Zwerchfell
5-347.4	Zwerchfellplastik, partiell
5-347.5	Zwerchfellplastik, komplett

	Erweiterte Lobektomie und Bilobektomie der Lunge, einseitig
	Lobektomie ohne broncho- oder angioplastische Erweiterung
5-325.05	Mit Zwerchfellresektion

13. Folgelieferung 07/01

(Fortsetzung zur OPS-Codierung von SE 08.05)

	Lobektomie mit bronchoplastischer Erweiterung (Bronchusmanschette)
5-325.15	Mit Zwerchfellresektion
	Lobektomie mit angioplastischer Erweiterung (Gefäßmanschette)
5-325.25	Mit Zwerchfellresektion
	Lobektomie mit bronchoplastischer und angioplastischer Erweiterung (Bronchus- und Gefäßmanschette)
5-325.35	Mit Zwerchfellresektion
	Lobektomie mit Bifurkationsresektion
5-325.45	Mit Zwerchfellresektion
	Bilobektomie ohne broncho- oder angioplastische Erweiterung
5-325.55	Mit Zwerchfellresektion
	Bilobektomie mit bronchoplastischer Erweiterung (Bronchusmanschette)
5-325.65	Mit Zwerchfellresektion
	Bilobektomie mit angioplastischer Erweiterung (Gefäßmanschette)
5-325.75	Mit Zwerchfellresektion
	Bilobektomie mit bronchoplastischer und angioplastischer Erweiterung (Bronchus- und Gefäßmanschette)
5-325.85	Mit Zwerchfellresektion
	Bilobektomie mit Bifurkationsresektion
5-325.95	Mit Zwerchfellresektion
	Sonstige
5-325.x5	Mit Zwerchfellresektion
	Erweiterte Lobektomie der Lunge, beidseitig
	Lobektomie ohne broncho- oder angioplastische Erweiterung
5-326.05	Mit Zwerchfellresektion
	Lobektomie mit bronchoplastischer Erweiterung (Bronchusmanschette)
5-326.15	Mit Zwerchfellresektion
	Lobektomie mit angioplastischer Erweiterung (Gefäßmanschette)
5-326.25	Mit Zwerchfellresektion
	Lobektomie mit bronchoplastischer und angioplastischer Erweiterung (Bronchus- und Gefäßmanschette)
5-326.35	Mit Zwerchfellresektion
	Lobektomie mit Bifurkationsresektion
5-326.45	Mit Zwerchfellresektion
	Sonstige
5-326.x5	Mit Zwerchfellresektion
	Erweiterte Pneum(on)ektomie
	Pneum(on)ektomie
5-328.05	Mit Zwerchfellresektion
	Pleuropneum(on)ektomie
5-328.35	Mit Zwerchfellresektion

jeweils kombiniert mit:

	OPs am Zwerchfell
5-347.4	Zwerchfellplastik, partiell
5-347.5	Zwerchfellplastik, komplett

8

Gruppe 8: Operationen an Lunge und Bronchien **SE 08.05**

Kommentierung:

Das SE 08.05 beschreibt **erweiterte Lungenresektionen.** „Erweitert" bedeutet in diesem Zusammenhang, dass **Teile der Brustwand oder des Zwerchfells** mit dem Lungengewebe entfernt werden müssen. Dabei werden die entstandenen Defekte der Brustwand mit **Fremdmaterial** gedeckt. Eine **radikale Lymphknotenentfernung** (= radikale Lymphadenektomie) ist grundsätzlich im Leistungsumfang enthalten.

Neben den in den vorangegangenen SE erfassten Eingriffen im Bereich der Lungensegmente der Lungenlappen (= Lobektomie bzw. Bilobektomie) sowie ganzer Lungenflügel (= Pneumektomie), ggf. unter Einschluss des Rippenfells (= Pleuropneumektomie), sind hier auch die die anatomischen Grenzen überschreitenden Keilresektionen an den Lungen erfasst.

Erfasst sind weiterhin beidseitige Keilresektionen, Segmentresektionen und Lappenresektionen sowie die zusätzliche Entfernung der Luftröhrengabel (= Bifurkationsresektion), bronchoplastische und/oder angioplastische Eingriffe (= rekonstruierende Eingriffe an Bronchien oder Blutgefäßen).

Zur Abbildung dieser komplexen Leistungen sind zum Teil sechsstellige OPS-Codes und zum Teil Kombinationen von zwei OPS notwendig.

Auf Grund der überarbeiteten Zuordnung von Operations-Schlüsseln nach OPS-301 Version 2.0 (s.o.) zum SE 08.05 ändern sich die Vorgaben für die Dokumentation. Die Veränderungen bei den zugeordneten Operations-Schlüsseln erfolgten zur Einhaltung einer stringenteren Systematik, erlauben z. T. eine differenziertere Abbildung der Eingriffe, ändern aber nichts Wesentliches am Umfang des SE. Bei der Überarbeitung des OPS-301 von der Version 1.1 zur Version 2.0 hat sich bei einigen Schlüsseln insofern eine Veränderung ergeben, als die inhaltliche Beschreibung um jeweils eine Stelle verschoben wurde. D. h., die inhaltliche Beschreibung eines vormaligen OPS „X" findet sich nun unter einem neuen Operations-Schlüssel wieder.

13. Folgelieferung 07/01

Gruppe 8: Operationen an Lunge und Bronchien SE 08.06

Versorgung durch	Bewertungsrelation		
	Punkte Personal	Punkte Sachmittel	Gesamt-punkte
Hauptabteilung	2.910	2.760	5.670
Belegoperateur	1.870	2.760	4.630
Belegoperateur und Beleganästhesist	1.280	2.760	4.040

Operation: Trachea- oder Bifurkationsresektion mit Reanastomosierung oder Prothesenimplantation

ICD-10 (V2.0):

OPS-301 (V2.0):

Exz., Resektion und Destruktion (von erkranktem Gewebe) der Trachea
Resektion
5-314.11 Mit End-zu-End-Anastomose
Rekonstruktion der Trachea
5-316.4 Resektion mit Implantation einer Prothese
Rekonstruktion der Trachea
Plastische Rekonstruktion (Tracheatransplantation)
5-316.50 Zervikal
5-316.51 Zervikal mit Tracheostomie
5-316.52 Intrathorakal
5-316.5x Sonstige
5-316.5y N. n. bez.
Beseitigung einer Trachealstenose
5-316.60 Mit End-zu-End-Anastomose
5-316.61 Mit Plastik (Stent)
5-316.6x Sonstige
5-316.6y N. n. bez.
5-316.8 End-zu-End-Anastomose (bei Ruptur)
Andere Exz. und Resektion eines Bronchus (ohne Resektion des Lungenparenchyms)
5-321.2 Bifurkationsresektion (mit Rekonstruktion)
5-321.3 Revision einer Bronchusstumpfinsuffizienz (mit partieller Resektion), ohne plastische Deckung

	Revision einer Bronchusstumpfinsuffizienz mit plastischer Deckung
5-321.40	Mit Omentum majus
5-321.41	Mit Muskeltransposition
5-321.42	Mit Perikard
5-321.43	Mit Zwerchfell
5-321.44	Mit V. azygos
5-321.45	Mit Pleura
5-321.4x	Sonstige
5-321.4y	N. n. bez.
	Rekonstruktion an Lunge und Bronchien
5-334.4	Plastische Rekonstruktion eines Bronchus
5-334.5	Verschluss einer Bronchusfistel, offen chirurgisch

Gruppe 8: Operationen an Lunge und Bronchien SE 08.06

Kommentierung:

Das SE 08.06 umfasst die **Entfernung** von Teilen der **Luftröhre** (= Trachea) bzw. der **Luftröhrengabel** (= Bifurkation) inklusive einer **Reanastomosierung** (= Wiederverbindung der Schnittränder) oder des Einsatzes einer (Luftröhren-) **Prothese.**

Eingeschlossen in die Definition des SE ist auch der OPS-Code 5-321.3 (Revision einer Bronchus-Stumpfinsuffizienz mit partieller Resektion). Dieser Eingriff ist ein **Zweiteingriff** nach einer vorangegangenen Operation am Bronchialsystem.

Auf Grund der überarbeiteten Zuordnung von Operations-Schlüsseln nach OPS-301 Version 2.0 (s.o.) zum SE 08.06 ändern sich die Vorgaben für die Dokumentation. Die Veränderungen bei den zugeordneten Operations-Schlüsseln erfolgten zur Einhaltung einer stringenteren Systematik und erlauben z. T. eine differenziertere Abbildung der Eingriffe. Änderungen betreffen z. B. die Revisionseingriffe; bei diesen kann durch die Erweiterung der zugeordneten OPS die Leistung präziser beschrieben werden. Es ist nun möglich, die für die Bronchus-Stumpf-Insuffizienz erforderlichen plastischen Deckungen explizit zu benennen (z.B. mit Omentum majus, = großes Netz, Muskeltranspositionen, Herzbeutel, Zwerchfell oder Rippenfell).

Sowohl diese Leistung als auch der Verschluss einer Bronchusfistel liegt etwas außerhalb der wörtlichen Leistungsdefinition dieses SE.

13. Folgelieferung 07/01

Gruppe 8: Operationen an Lunge und Bronchien **SE 08.07**

Versorgung durch	Bewertungsrelation		
	Punkte Personal	Punkte Sachmittel	Gesamt-punkte
Hauptabteilung	5.010	4.700	9.710
Belegoperateur	3.290	4.700	7.990
Belegoperateur und Beleganästhesist	2.330	4.700	7.030

8

Operation: Manschetten(pleuro-)pneumonektomie mit Reanastomosierung eines Lungenflügels sowie intraperikardialer Gefäßversorgung, Perikardersatzplastik und radikaler Lymphadenektomie

ICD-10 (V2.0):

OPS-301 (V2.0):

Erweiterte Pneum(on)ektomie
Pneum(on)ektomie als Manschettenpneumektomie
5-328.11 Mit Gefäßresektion intraperikardial
5-328.12 Mit Perikardresektion
5-328.13 Mit Vorhofresektion
Pleuropneum(on)ektomie als Manschettenpneumektomie
5-328.41 Mit Gefäßresektion intraperikardial
5-328.42 Mit Perikardresektion
5-328.43 Mit Vorhofresektion

Gruppe 8: Operationen an Lunge und Bronchien SE 08.07

Kommentierung:

Das SE 08.07 umfasst **Manschettenresektionen.** Bei der Manschetten-(pleuro-)pneumektomie handelt es sich um die Entfernung von Bronchusfisteln und Lungengewebe und die Reanastomosierung (= Wiederverbindung) der Bronchus- und Lungenteile, wobei ggf. die Entfernung von Teilen des Rippenfells ebenfalls erfasst ist.

Im Rahmen des Eingriffes muss entweder eine Blutgefäßoperation innerhalb des Herzbeutels (= intraperikardiale Gefäßresektion), eine Resektion von Teilen des Herzbeutels (= Perikard) oder aber die Resektion eines Herzvorhofes erfolgen. Diese die benachbarten Organe betreffenden Eingriffe werden auf der sechsten Stelle des OPS-Codes dokumentiert. In jedem Fall umfasst die Leistung eine radikale Entfernung von Lymphknoten (= radikale Lymphadenektomie).

13. Folgelieferung 07/01

Gruppe 8: Operationen an Lunge und Bronchien

SE 08.09

Versorgung durch	Bewertungsrelation		
	Punkte Personal	Punkte Sachmittel	**Gesamtpunkte**
Hauptabteilung	2.460	7.820	10.280
Belegoperateur	1.630	7.820	9.450
Belegoperateur und Beleganästhesist	1.120	7.820	8.940

8

Operation: Ausgedehnte Resektionen von Sternum, Thoraxwand oder Zwerchfell, einschließlich Metall- und/oder Kunststoffimplantaten

ICD-10 (V2.0):

OPS-301 (V2.0):

	Exz. und Destruktion von erkranktem Gewebe des Mediastinums
	Resektion
5-342.19	Mit Brustwandteilresektion
	Exz. und Destruktion von erkranktem Gewebe der Brustwand
5-343.2	Partielle Resektion am knöchernen Thorax, Rippe
5-343.3	Partielle Resektion am knöchernen Thorax, Sternum
5-343.4	Komplette Resektion am knöchernen Thorax, Rippe
5-343.5	Komplette Resektion einer Halsrippe
5-343.6	Komplette Resektion am knöchernen Thorax, Sternum
5-343.7	Brustwandteilresektion ohne plastische Deckung
	Plastische Rekonstruktion der Brustwand
	Resektion am knöchernen Thorax mit Rekonstruktion
5-346.60	Partielle Resektion, Rippe
5-346.61	Partielle Resektion, Sternum
5-346.62	Komplette Resektion, Rippe
5-346.63	Komplette Resektion, Sternum
5-346.6x	Sonstige
5-346.6y	N. n. bez.
5-346.8	Brustwandteilresektion mit plastischer Deckung
	Thorakoplastik
5-346.90	Partiell
5-346.91	Komplett
5-346.9y	N. n. bez.

	Korr. einer Brustkorbdeformität
5-346.a0	Trichterbrust
5-346.a1	Trichterbrust, mit subkutaner Prothese
5-346.a2	Hühnerbrust
5-346.ax	Sonstige
5-346.ay	N. n. bez.
	OPs am Zwerchfell
5-347.3	Exz. von erkranktem Gewebe
5-347.4	Zwerchfellplastik, partiell
5-347.5	Zwerchfellplastik, komplett

Gruppe 8: Operationen an Lunge und Bronchien SE 08.09

Kommentierung:

Mit dem SE 08.09 werden Eingriffe an der Brustwand und am Zwerchfell abgerechnet. Gefordert sind Resektionen (= Entfernung/Abtragung) zum Teil unter Einschluss einer plastischen Deckung oder plastischer Korrekturen bei Brustkorbdeformitäten (Hühnerbrust, Trichterbrust). Auch bei der Kombination einer Entfernung von erkranktem Gewebe des Mediastinums (= Weichteilgewebe hinter dem Brustbein) mit begleitender Brustwand-Teilresektion ist das SE 08.09 unter Dokumentation des OPS 5-342.19 abzurechnen.

Auf Grund der überarbeiteten Zuordnung von Operations-Schlüsseln nach OPS-301 Version 2.0 (s.o.) zum SE 08.09 ändern sich die Vorgaben für die Dokumentation. Die Veränderungen bei den zugeordneten Operations-Schlüsseln erfolgten zur Einhaltung einer stringenteren Systematik, erlauben z.T. eine differenziertere Abbildung der Eingriffe, ändern aber nichts Wesentliches am sehr weit gefassten Umfang dieses SE. Es ist nun auch möglich, bei einigen Eingriffen die Indikation für den Brustwandeingriff genauer zu beschreiben (Trichterbrust oder Hühnerbrust).

13. Folgelieferung 07/01

Gruppe 8: Operationen an Lunge und Bronchien — SE 08.10

Versorgung durch	Bewertungsrelation		
	Punkte Personal	Punkte Sachmittel	Gesamt-punkte
Hauptabteilung	2.770	3.980	6.750
Belegoperateur	1.830	3.980	5.810
Belegoperateur und Beleganästhesist	1.220	3.980	5.200

Operation: Einseitige Lungenmetastasenchirurgie, offen chirurgisch mit mehr als drei entfernten Metastasen sowie Lymphadenektomie

ICD-10 (V2.0):

C78.0 Sekundäre bösartige Neubildung der Lunge

OPS-301 (V2.0):

Atypische Lungenresektion
Enukleation, einseitig, offen chirurgisch
5-322.02 Mit Entf. einzelner Lymphknoten
5-322.03 Mit radikaler Lymphadenektomie
Keilresektion, einseitig, offen chirurgisch
5-322.22 Mit Entf. einzelner Lymphknoten
5-322.23 Mit radikaler Lymphadenektomie
Segmentresektion der Lunge
Einseitig, offen chirurgisch
5-323.02 Mit Entf. einzelner Lymphknoten
5-323.03 Mit radikaler Lymphadenektomie

Gruppe 8: Operationen an Lunge und Bronchien SE 08.10

Kommentierung:

Das SE 08.10 umfasst die Enukleation (= Herauslösung) einzelner **Metastasen aus der Lunge**, die Entfernung eines **metastasentragenden Lungenkeiles** oder die Entfernung eines **metastatisch befallenen Lungensegmentes.**

Bei diesen offen-chirurgischen Eingriffen ist sowohl die radikale Lymphadenektomie (= Lymphknotenentfernung) als auch die Entfernung einzelner Lymphknoten eingeschlossen. Dies wird über die sechste Stelle des geforderten OPS-Codes dokumentiert.

Das SE 08.10 gehört zu den wenigen SE, bei denen zur Leistungsbeschreibung ein **Diagnosenschlüssel** erforderlich ist. Der Grund ist, dass der Anlass einer Operation, nämlich das Vorhandensein von Metastasen (= Absiedelungen bösartiger Tumoren aus anderen Körperregionen), durch den OP-Schlüssel nicht dokumentiert wird. Trotz der Heranziehung des Diagnosenschlüssels (**ICD C78.0**) ist die Leistung mit den möglichen Kombinationen von ICD- und OP-Schlüsseln jedoch nicht eindeutig abzubilden. In der wörtlichen Leistungsbeschreibung dieses SE wird die Entfernung von **mindestens vier Metastasen** gefordert. Die Zahl entfernter Metastasen lässt sich aber nicht darstellen. Diese Unmöglichkeit, die Leistung über die geforderten ICD- und OP-Schlüssel hinreichend exakt abzubilden, ist problematisch, denn das SE 08.10 unterscheidet sich im Prinzip vom SE 08.01 lediglich dadurch, dass beim SE 08.10 die Entfernung von mindestens vier Metastasen gefordert ist. Die Bewertung des SE 08.10 ist mit 6.750 Punkten gegenüber 3.855 Punkten beim SE 08.01 erheblich höher.

13. Folgelieferung 07/01

Gruppe 8: Operationen an Lunge und Bronchien SE 08.11

Versorgung durch	Bewertungsrelation		
	Punkte Personal	Punkte Sachmittel	**Gesamtpunkte**
Hauptabteilung	3.270	4.840	8.110
Belegoperateur	2.170	4.840	7.010
Belegoperateur und Beleganästhesist	1.450	4.840	6.290

8

Operation: Simultane doppelseitige transsternale Metastasenchirurgie und Lymphadenektomie

ICD-10 (V2.0):

C78.0 Sekundäre bösartige Neubildung der Lunge

OPS-301 (V2.0):

Atypische Lungenresektion
Enukleation, beidseitig, offen chirurgisch
5-322.12 Mit Entf. einzelner Lymphknoten
5-322.13 Mit radikaler Lymphadenektomie
Keilresektion, beidseitig, offen chirurgisch
5-322.32 Mit Entf. einzelner Lymphknoten
5-322.33 Mit radikaler Lymphadenektomie
Segmentresektion der Lunge
Beidseitig, offen chirurgisch
5-323.12 Mit Entf. einzelner Lymphknoten
5-323.13 Mit radikaler Lymphadenektomie

Gruppe 8: Operationen an Lunge und Bronchien **SE 08.11**

Kommentierung:

Das SE 08.11 umfasst die Enukleation (= Herauslösung) einzelner **Metastasen** aus der Lunge, die Entfernung eines **metastasentragenden Lungenkeiles** oder die Entfernung eines **metastatisch befallenen Lungensegmentes.**

Das SE 08.11 gehört zu den wenigen SE, bei denen zur Leistungsbeschreibung ein **Diagnosenschlüssel** erforderlich ist. Wie bei dem SE 08.10 lautet der neu zugeordnete ICD-10-Schlüssel C78.0. Der Grund für die Zuordnung eines ICD-10-Schlüssels ist, dass der Anlass einer Operation, nämlich das Vorhandensein von Metastasen (= Absiedelungen bösartiger Tumoren aus anderen Körperregionen), durch den OP-Schlüssel nicht dokumentiert wird.

Das SE 08.11 unterscheidet sich vom SE 08.10 dadurch, dass die Anzahl der zu entfernenden Metastasen nicht festgelegt ist, der Eingriff an beiden Lungenflügeln in einer Sitzung erfolgen muss und dass der **Zugangsweg transsternal** (= durch Spaltung des Brustbeines) definiert ist. Eingeschlossen ist in jedem Fall entweder eine radikale Lymphadenektomie (= Lymphknotenentfernung) oder eine Entfernung einzelner Lymphknoten. Dies wird über die sechste Stelle des OPS-Codes dokumentiert.

13. Folgelieferung 07/01

Gruppe 8: Operationen an Lunge und Bronchien SE 08.12

Versorgung durch	Bewertungsrelation		
	Punkte Personal	Punkte Sachmittel	Gesamt-punkte
Hauptabteilung	3.040	2.330	5.370
Belegoperateur	2.050	2.330	4.380
Belegoperateur und Beleganästhesist	1.380	2.330	3.710

Operation: Dekortikation bei Schwiele oder Karzinose, bzw. Mesotheliom/Empyemektomie und Feindekortikation

ICD-10 (V2.0):

OPS-301 (V2.0):

Pleurektomie

5-344.0 Dekortikation der Lunge [Resektion der viszeralen Pleura], offen chirurgisch

5-344.3 Dekortikation der Lunge [Resektion der viszeralen Pleura], thorakoskopisch

Pleurodese [Verödung des Pleuraspaltes]

5-345.1 Mit Dekortikation, offen chirurgisch

5-345.4 Mit Dekortikation, thorakoskopisch

Gruppe 8: Operationen an Lunge und Bronchien SE 08.12

Kommentierung:

Mit dem SE 08.12 wird die Entfernung der viszeralen Pleura (**Decortikation** = Entfernung des die Lunge überziehenden Lungenfells), dokumentiert über den OPS-Code 5-344.0, ggf. auch kombiniert mit einer anschließenden **Verödung des Pleuraspaltes**, dokumentiert über den OPS-Code 5-345.1, abgerechnet.

Auf Grund der überarbeiteten Zuordnung von Operations-Schlüsseln nach OPS-301 Version 2.0 (s.o.) zum SE 08.12 ändern sich die Vorgaben für die Dokumentation. Die Veränderungen bei den zugeordneten Operations-Schlüsseln erlauben eine differenziertere Abbildung der Eingriffe, ändern aber nichts Wesentliches am Umfang des SE. Es ist nun möglich, über den Operations-Schlüssel abzubilden, ob der Eingriff offen-chirurgisch oder thorakoskopisch (= minimal invasiv) durchgeführt wurde.

Dieses SE ist insofern auffällig, weil in der Leistungsbeschreibung bestimmte Diagnosen genannt sind, die aber nicht über einen ICD-Schlüssel dokumentiert werden müssen. Genannt werden (Lungenfell-) Schwielen, Karzinosen (= krebsige Aussaat auf dem Lungenfell) und das Mesotheliom, eine spezifische Krebserkrankung des Lungen- und Rippenfells. Darüber hinaus ist die Empyemektomie benannt (= Entfernung eines Eiterherdes inklusive der umgebenden Schwarte).

13. Folgelieferung 07/01

Gruppe 8: Operationen an Lunge und Bronchien SE 08.13

Versorgung durch	Bewertungsrelation		
	Punkte Personal	Punkte Sachmittel	Gesamtpunkte
Hauptabteilung	2.320	2.130	4.450
Belegoperateur	1.520	2.130	3.650
Belegoperateur und Beleganästhesist	1.020	2.130	3.150

Operation: Pleurektomie/Entfernung eines Pleuratumors, auch minimalinvasiv

ICD-10 (V2.0):

OPS-301 (V2.0):

Pleurektomie

5-344.1 Pleurektomie, partiell, offen chirurgisch
5-344.2 Pleurektomie, total, offen chirurgisch
5-344.4 Pleurektomie, partiell, thorakoskopisch
5-344.5 Pleurektomie, total, thorakoskopisch
5-344.x Sonstige
5-344.y N. n. bez.

Gruppe 8: Operationen an Lunge und Bronchien **SE 08.13**

Kommentierung:

Mit dem SE 08.13 wird die teilweise oder vollständige Entfernung der **Pleura** (= Lungen- und/oder Rippenfell) oder eines **Pleuratumors** abgerechnet. Die alleinige Verödung des Pleuraspaltes fällt nicht unter dieses SE.

Auf Grund der überarbeiteten Zuordnung von Operations-Schlüsseln nach OPS-301 Version 2.0 (s.o.) zum SE 08.13 ändern sich die Vorgaben für die Dokumentation. Die Veränderungen bei den zugeordneten Operations-Schlüsseln erlauben eine differenziertere Abbildung der Eingriffe, ändern aber nichts Wesentliches am Umfang des SE. Es ist nun möglich, über den Operations-Schlüssel abzubilden, ob der Eingriff offen-chirurgisch oder thorakoskopisch (= minimal invasiv) durchgeführt wurde.

Gruppe 8: Operationen an Lunge und Bronchien SE 08.14

Versorgung durch	Bewertungsrelation		
	Punkte Personal	Punkte Sachmittel	Gesamtpunkte
Hauptabteilung	2.210	2.640	4.850
Belegoperateur	1.440	2.640	4.080
Belegoperateur und Beleganästhesist	950	2.640	3.590

8

Operation: Entfernung eines Mediastinaltumors, offen-chirurgisch

ICD-10 (V2.0):

OPS-301 (V2.0):

Exz. und Resektion des Thymus

5-077.1 Exz., durch Thorakotomie
5-077.2 Exz., durch Sternotomie
5-077.3 Exz., durch kollare Mediastinotomie
5-077.4 Resektion
5-077.x Sonstige

Exz. und Destruktion von erkranktem Gewebe des Mediastinums

Exz.

5-342.01 Offen chirurgisch

Resektion

5-342.11 Ohne Resektion an mediastinalen Organen

Gruppe 8: Operationen an Lunge und Bronchien SE 08.14

Kommentierung:

Das SE 08.14 beschreibt die offen-chirurgische Entfernung eines **Tumors** (= Geschwulst) **aus dem Mediastinum** (= Raum hinter dem Brustbein), wie z. B. die Entfernung eines Tumors der Thymusdrüse.

Während der OPS-Code 5-342.01 die offen-chirurgische Entfernung von Mediastinalgewebe explizit beschreibt, bleibt der Zugangsweg zum Mediastinum bei dem OPS-Code 5-342.11 offen. Es ist ein offensichtlicher Nachteil, dass die geforderte offen-chirurgische Operation, die wesentlich aufwendiger ist als eine endoskopische, nicht mit allen zugeordneten OPS-Codes eindeutig dokumentiert werden kann.

Eine mediastinoskopische Entfernung (= minimal-invasive Technik mit einem Endoskop zur Entfernung von Lymphknoten aus dem Brustraum) ist nicht als SE 08.14 abzurechnen.

Auf Grund der überarbeiteten Zuordnung von Operations-Schlüsseln nach OPS-301 Version 2.0 (s.o.) zum SE 08.14 ändern sich die Vorgaben für die Dokumentation. So ist es nun möglich, den Zugangsweg zum Operationsgebiet exakt darzustellen (Zugang über den Rippenbereich = Thorakotomie, durch Spaltung des Brustbeins = Sternotomie, oder über einen Zugang vom Hals her = kollare Mediastinotomie).

13. Folgelieferung 07/01

Gruppe 8: Operationen an Lunge und Bronchien SE 08.15

Versorgung durch	Bewertungsrelation		
	Punkte Personal	Punkte Sachmittel	Gesamt-punkte
Hauptabteilung	4.050	6.250	10.300
Belegoperateur	2.460	6.250	8.710
Belegoperateur und Beleganästhesist	1.600	6.250	7.850

8

Operation: Entfernung eines malignen Mediastinaltumors mit prothetischem Ersatz der großen Gefäße und Lungenteilresektion

ICD-10 (V2.0):

OPS-301 (V2.0):

Exz. und Destruktion von erkranktem Gewebe des Mediastinums
Resektion

5-342.15 Mit Lungenresektion und Gefäßersatz
5-342.18 Mit Lungen-, Perikardteilresektion und Gefäßersatz

13. Folgelieferung 07/01

Gruppe 8: Operationen an Lunge und Bronchien SE 08.15

Kommentierung:

Das SE 08.15 ist vorgesehen für die Entfernung eines **bösartigen Mediastinaltumors** (= Geschwulst im Raum hinter dem Brustbein), wobei grundsätzlich Teile der Lunge und ggf. des Herzbeutels (= Perikard) entfernt werden müssen. Bedingung ist weiterhin, dass Teile großer Blutgefäße durch Prothesen ersetzt werden.

13. Folgelieferung 07/01

Gruppe 8: Operationen an Lunge und Bronchien SE 08.16

Versorgung durch	Bewertungsrelation		
	Punkte Personal	Punkte Sachmittel	Gesamt-punkte
Hauptabteilung	2.140	6.480	8.620
Belegoperateur	1.480	6.480	7.960
Belegoperateur und Beleganästhesist	980	6.480	7.460

8

Operation: Lungenresektion minimal-invasiv

ICD-10 (V2.0):

OPS-301 (V2.0):

13. Folgelieferung 07/01

Atypische Lungenresektion
Keilresektion, einseitig, thorakoskopisch
5-322.61 Ohne Lymphadenektomie
5-322.62 Mit Entf. einzelner Lymphknoten
Segmentresektion der Lunge
Einseitig, thorakoskopisch
5-323.21 Ohne Lymphadenektomie
5-323.22 Mit Entf. einzelner Lymphknoten
Einfache Lobektomie und Bilobektomie der Lunge
Lobektomie, einseitig ohne radikale Lymphadenektomie, thorakoskopisch
5-324.61 Ohne bronchoplastische oder angioplastische Erweiterung
5-324.62 Mit bronchoplastischer Erweiterung
5-324.63 Mit angioplastischer Erweiterung
5-324.64 Mit brochoplastischer und angioplastischer Erweiterung
5-324.65 Mit Bifurkationsresektion
5-324.6x Sonstige
5-324.6y N. n. bez.
Lobektomie, einseitig mit radikaler Lymphadenektomie, thorakoskopisch
5-324.71 Ohne bronchoplastische oder angioplastische Erweiterung
5-324.72 Mit bronchoplastischer Erweiterung
5-324.73 Mit angioplastischer Erweiterung
5-324.74 Mit brochoplastischer und angioplastischer Erweiterung
5-324.75 Mit Bifurkationsresektion
5-324.7x Sonstige
5-324.7y N. n. bez.
(jeweils isoliert)

	Einfache Pneum(on)ektomie
5-327.0	Pneum(on)ektomie ohne radikale Lymphadenektomie
5-327.1	Pneum(on)ektomie mit radikaler Lymphadenektomie
5-327.4	Pneum(on)ektomie ohne radikale Lymphadenektomie
5-327.5	Pneum(on)ektomie mit radikaler Lymphadenektomie

jeweils kombiniert mit:

	Diagnostische Thorakoskopie und Mediastinoskopie
1-691.0	Thorakoskopie

Gruppe 8: Operationen an Lunge und Bronchien **SE 08.16**

Kommentierung:

Mit dem SE 08.16 wird die minimal-invasive (= endoskopisch bzw. thorakoskopisch) einseitige Entfernung von **Lungenkeilen, Lungensegmenten, Lungenlappen oder von gesamten Lungenflügeln**, ggf. unter Einschluss des Rippenfells, abgerechnet.

Die Radikalität der Lymphknotenentfernung ist kein Abrechnungskriterium für dieses SE.

Die Operationsmethode (minimal-invasiv) wird durch die Kombination eines organbezogenen OPS-Codes mit dem methodenbezogenen OPS-Code 1-691.0 (Thorakoskopie) dokumentiert.

Auf Grund der überarbeiteten Zuordnung von Operations-Schlüsseln nach OPS-301 Version 2.0 (s. o.) zum SE 08.16 ändern sich die Vorgaben für die Dokumentation. Bei der Überarbeitung des OPS-301 von der Version 1.1 zur Version 2.0 hat sich bei einigen Schlüsseln insofern eine Veränderung ergeben, als die inhaltliche Beschreibung sich nun unter einem neuen Code findet. D. h., die inhaltliche Beschreibung eines vormaligen OPS „X" findet sich nun unter einem neuen Operations-Schlüssel wieder. Das erfasste Leistungsspektrum hat sich dadurch nicht verändert.

Gruppe 8: Operationen an Lunge und Bronchien SE 08.17

Versorgung durch	Bewertungsrelation		
	Punkte Personal	Punkte Sachmittel	Gesamt-punkte
Hauptabteilung	1.120	2.220	3.340
Belegoperateur	770	2.220	2.990
Belegoperateur und Beleganästhesist	530	2.220	2.750

Operation: Tracheaendoprothese bronchoskopisch implantiert

ICD-10 (V2.0):

OPS-301 (V2.0):

13. Folgelieferung 07/01

Andere OPs an Larynx und Trachea
Dilatation der Trachea (endoskopisch)
5-319.12 Mit Einlegen einer Schiene (Stent)
Andere OPs an Lunge und Bronchien
Dilatation eines Bronchus (bronchoskopisch)
5-339.02 Mit Einlegen einer Schiene (Stent) nach Montgomery
5-339.03 Mit Einlegen einer Schiene (Stent), dynamisch

Gruppe 8: Operationen an Lunge und Bronchien SE 08.17

Kommentierung:

Das SE 08.17 umfasst Eingriffe, bei denen mittels eines Endoskopes künstliche Schienen (= **Stent**) in die **Luftröhre** oder die **Bronchien** eingebracht werden.

Auf Grund der überarbeiteten Zuordnung von Operations-Schlüsseln nach OPS-301 Version 2.0 (s. o.) zum SE 08.17 ändern sich die Vorgaben für die Dokumentation. So kann nun die Art der eingelegten Schiene (= Stent) differenziert dargestellt werden.

13. Folgelieferung 07/01

Gruppe 9: Operationen am Herzen **SE 09.01**

Versorgung durch	Bewertungsrelation		
	Punkte Personal	Punkte Sachmittel	**Gesamtpunkte**
Hauptabteilung	710	4.450	5.160
Belegoperateur	510	4.450	4.960
Belegoperateur und Beleganästhesist	330	4.450	4.780

Operation: Schrittmacher-Implantation, Einkammersystem – auch Reimplantation

ICD-10 (V2.0):

OPS-301 (V2.0):

	Implantation eines HSMs und Defibrillators
5-377.1	Schrittmacher, Einkammersystem (Vorhof oder Ventrikel)
	Entf., Wechsel und Korr. eines HSMs und Defibrillators
	Aggregat- und Sondenwechsel
5-378.61	Schrittmacher, Einkammersystem
	Systemumstellung
5-378.92	Zweikammersystem auf Einkammersystem
5-378.94	Dreikammersystem auf Einkammersystem

13. Folgelieferung 07/01

Gruppe 9: Operationen am Herzen SE 09.01

Kommentierung:

Das SE 09.01 erfasst die **Implantation von Herzschrittmachern**, die im **Einkammersystem** arbeiten, den **Wechsel** eines entsprechenden Schrittmachers und der Sonde sowie die **Umstellung** eines Zweikammersystems auf ein Einkammersystem. Bei einem **Einkammer**system wird **eine** Schrittmacherelektrode in der rechten Herzkammer positioniert; ein Zweikammersystem nutzt eine weitere, separate Vorhofelektrode.

Auf Grund der überarbeiteten Zuordnung von Operations-Schlüsseln nach OPS-301 Version 2.0 (s.o.) zum SE 09.01 ändern sich die Vorgaben für die Dokumentation. Die Veränderungen bei den zugeordneten Operations-Schlüsseln ändern aber nichts Wesentliches am Umfang des SE. Zusätzlich werden nun Umstellungen von einem 3-Kammersystem auf ein 1-Kammersystem von dem SE erfasst.

13. Folgelieferung 07/01

Gruppe 9: Operationen am Herzen SE 09.03

Versorgung durch	Bewertungsrelation		
	Punkte Personal	Punkte Sachmittel	Gesamtpunkte
Hauptabteilung	625	4.310	4.935
Belegoperateur	460	4.310	4.770
Belegoperateur und Beleganästhesist	290	4.310	4.600

Operation: Schrittmacher-Aggregatwechsel, Einkammersystem

ICD-10 (V2.0):

OPS-301 (V2.0):

Entf., Wechsel und Korr. eines HSMs und Defibrillators
Aggregatwechsel (ohne Änderung der Sonde)
5-378.51 Schrittmacher, Einkammersystem

Gruppe 9: Operationen am Herzen SE 09.03

Kommentierung:

Mit dem SE 09.03 wird der **Wechsel** eines Schrittmacheraggregates bei einem **Einkammer-Schrittmachersystem** abgerechnet. Ein Wechsel der Schrittmachersonde erfolgt bei diesem Eingriff - im Gegensatz zum SE 09.01 - nicht.

Auf Grund der überarbeiteten Zuordnung von Operations-Schlüsseln nach OPS-301 Version 2.0 (s.o.) zum SE 09.03 ändern sich die Vorgaben für die Dokumentation. Bei der Überarbeitung des OPS-301 von der Version 1.1 zur Version 2.0 hat sich bei dem zugeordneten OPS insofern eine Veränderung ergeben, als die inhaltliche Beschreibung verschoben wurde. D. h., die inhaltliche Beschreibung findet sich nun unter einem neuen Operations-Schlüssel wieder (5-378.51).

13. Folgelieferung 07/01

Gruppe 9: Operationen am Herzen **SE 09.04**

Versorgung durch	Bewertungsrelation		
	Punkte Personal	Punkte Sachmittel	Gesamt-punkte
Hauptabteilung	1.095	7.390	8.485
Belegoperateur	720	7.390	8.110
Belegoperateur und Beleganästhesist	420	7.390	7.810

Operation: Schrittmacher-Aggregatwechsel, Zweikammersystem

ICD-10 (V2.0):

OPS-301 (V2.0):

Entf., Wechsel und Korr. eines HSMs und Defibrillators
Aggregatwechsel (ohne Änderung der Sonde)
5-378.52 Schrittmacher, Zweikammersystem

Gruppe 9: Operationen am Herzen SE 09.04

Kommentierung:

Mit dem SE 09.04 wird der **Wechsel** eines Schrittmacheraggregates bei einem **Zweikammer-Schrittmachersystem** abgerechnet. Ein Wechsel der Schrittmachersonden erfolgt bei diesem Eingriff - im Gegensatz zum SE 09.02 - nicht.

Auf Grund der überarbeiteten Zuordnung von Operations-Schlüsseln nach OPS-301 Version 2.0 (s.o.) zum SE 09.04 ändern sich die Vorgaben für die Dokumentation. Bei der Überarbeitung des OPS-301 von der Version 1.1 zur Version 2.0 hat sich bei dem zugeordneten OPS insofern eine Veränderung ergeben, als die inhaltliche Beschreibung verschoben wurde. D. h., die inhaltliche Beschreibung findet sich nun unter einem neuen Operations-Schlüssel wieder (5-378.52).

13. Folgelieferung 07/01

Gruppe 9: Operationen am Herzen SE 09.05

Versorgung durch	Bewertungsrelation		
	Punkte Personal	Punkte Sachmittel	Gesamt-punkte
Hauptabteilung	1.980	53.060	55.040
Belegoperateur	1.520	53.060	54.580
Belegoperateur und Beleganästhesist	1.040	53.060	54.100

Operation: Versorgung mit einem implantablen Defibrillator, einschließlich Wechsel

ICD-10 (V2.0):

OPS-301 (V2.0):

Implantation eines HSMs und Defibrillators

5-377.5 Defibrillator mit Einkammer-Stimulation
5-377.6 Defibrillator mit Zweikammer-Stimulation
5-377.7 Defibrillator mit Dreikammer-Stimulation (biventrikuar)

Entf., Wechsel und Korr. eines HSMs und Defibrillators

Aggregatwechsel (ohne Änderung der Sonde)

5-378.54 Defibrillator mit Einkammer-Stimulation
5-378.55 Defibrillator mit Zweikammer-Stimulation
5-378.56 Defibrillator mit Dreikammer-Stimulation

Aggregat- und Sondenwechsel

5-378.64 Defibrillator mit Einkammer-Stimulation
5-378.65 Defibrillator mit Zweikammer-Stimulation
5-378.66 Defibrillator mit Dreikammer-Stimulation

13. Folgelieferung 07/01

Gruppe 9: Operationen am Herzen **SE 09.05**

Kommentierung:

Mit dem SE 09.05 wird die **Implantation** eines **Defibrillators** (= spezielles Gerät, das durch Stromstöße ein plötzliches, lebensgefährliches Kammerflimmern beendet) sowie der **Wechsel** des Aggregates, ggf. auch unter Einschluss eines Sondenwechsels, abgerechnet. Im Gegensatz zu den entsprechenden SE bei den Schrittmachersystemen ist unter diesem SE sowohl der Wechsel von Aggregat und Sonde als auch der alleinige Wechsel des Aggregates erfasst.

Auf Grund der überarbeiteten Zuordnung von Operations-Schlüsseln nach OPS-301 Version 2.0 (s. o.) zum SE 09.05 ändern sich die Vorgaben für die Dokumentation. Die Veränderungen bei den zugeordneten Operations-Schlüsseln erfolgten zur Einhaltung einer stringenteren Systematik, erlauben z. T. eine differenziertere Abbildung der Eingriffe, ändern aber nichts Wesentliches am Umfang des SE. Es ist nun möglich, differenziert abzubilden, ob das Gerät eine 1-, 2- oder 3-Kammer-Stimulation durchführt.

13. Folgelieferung 07/01

Gruppe 9: Operationen am Herzen SE 09.06

Versorgung durch	Bewertungsrelation		
	Punkte Personal	Punkte Sachmittel	Gesamtpunkte
Hauptabteilung	3.470	14.640	18.110
Belegoperateur	2.310	14.640	16.950
Belegoperateur und Beleganästhesist	1.610	14.640	16.250

Operation: Operation eines Aortenaneurysmas im Thorax mit einer klappentragenden Rohrprothese unter Verwendung der Herz-Lungen-Maschine

ICD-10 (V2.0):

I71.2 Aneurysma der Aorta thoracica, ohne Angabe einer Ruptur

OPS-301 (V2.0):

Andere OPs an Herzklappen
Aortenklappe
5-354.07 Implantation klappentragende Gefäßprothese

13. Folgelieferung 07/01

Gruppe 9: Operationen am Herzen SE 09.06

Kommentierung:

Das SE 09.06 ist vorgesehen für die operative Versorgung eines **nicht rupturierten** (= nicht geplatzten) **thorakalen Aortenaneurysmas** (= Aussackung der Hauptschlagader im Brustkorb), wobei im Rahmen des Eingriffes eine Gefäßprothese eingesetzt wird, in die eine Aortenklappe integriert ist.

Der bei diesem Eingriff erforderliche Einsatz einer Herz-Lungen-Maschine ist bezüglich der Dokumentation im zugeordneten OPS-Code (OPS 5-354.08; Aortenklappe, Implantation einer klappentragenden Gefäßprothese) enthalten.

Als **Besonderheit** wird bei diesem SE der Anlass der Operation über die zugrundeliegende **Diagnose, ICD I71.2** (= nicht rupturiertes Aortenaneurysma), dokumentiert. Der Grund ist der noch wesentlich höhere Aufwand bei Vorliegen eines rupturierten Aortenaneurysmas. Für die Eingriffe bei geplatzten Aneurysmen gibt es zur Zeit keine pauschalierten leistungsbezogenen Entgelte.

Eine ggf. erforderliche Thromb-End-Arteriektomie (TEA = Ausschälen eines verschlossenen Blutgefäßes) ist im Leistungsumfang enthalten, wird aber nicht gesondert verschlüsselt.

Auf Grund der überarbeiteten Zuordnung von Operations-Schlüsseln nach OPS-301 Version 2.0 (s. o.) zum SE 09.06 ändern sich die Vorgaben für die Dokumentation. Bei der Überarbeitung des OPS-301 von der Version 1.1 zur Version 2.0 hat sich bei dem zugeordneten OPS insofern eine Veränderung ergeben, als die inhaltliche Beschreibung verschoben wurde. D. h., die inhaltliche Beschreibung findet sich nun unter einem neuen Operations-Schlüssel wieder (5-354.07).

13. Folgelieferung 07/01

Gruppe 9: Operationen am Herzen **SE 09.07**

Versorgung durch	Bewertungsrelation		
	Punkte Personal	Punkte Sachmittel	Gesamtpunkte
Hauptabteilung	3.920	6.010	9.930
Belegoperateur	2.790	6.010	8.800
Belegoperateur und Beleganästhesist	1.780	6.010	7.790

***Operation:** Herzoperation (Koronarchirurgie) unter Einsatz der Herz-Lungen-Maschine mit Verwendung autologer arterieller Grafts, ggf. kombiniert mit TEA*

ICD-10 (V2.0):

OPS-301 (V2.0):

Anlegen eines aortokoronaren Bypass
Bypass einfach
5-361.03 Mit autogenen Arterien
Bypass zweifach
5-361.13 Mit autogenen Arterien
Bypass dreifach
5-361.23 Mit autogenen Arterien
Bypass vierfach
5-361.33 Mit autogenen Arterien
Bypass fünffach
5-361.43 Mit autogenen Arterien
Bypass sechsfach und mehr
5-361.53 Mit autogenen Arterien
Andere Revaskularisation des Herzens
5-363.4 Revaskularisation mit freiem A. mammaria interna-Transplantat (IMA-Transplantat)

13. Folgelieferung 07/01

Gruppe 9: Operationen am Herzen **SE 09.07**

Kommentierung:

Das SE 09.07 korrespondiert mit der FP 09.011.

Das SE 09.07 beschreibt eine **koronare Bypassoperation** mit Verwendung **autologer arterieller Grafts.** Für die Abrechnung des SE 09.07 ist die **Anzahl** der bei dem Eingriff angelegten Bypässe **unerheblich.** Die Zahl der angelegten Bypässe wird auf der 5. Stelle des OPS-Codes dokumentiert: 5-361.**0-5**_. Auf diese Weise wird der Fallmix, d. h. das Verhältnis von aufwendigeren zu einfacheren Eingriffen, transparent. Diese Daten können ggf. zu einem späteren Zeitpunkt Grundlage für eine Differenzierung dieses SE sein. Die bei diesem SE erforderliche **6. Stelle** des OPS dokumentiert, dass im Rahmen des Eingriffes die **innere Brustwandarterie** (Arteria mammaria interna) verwendet wurde: 5-361._2. Der Koordinierungsausschuss zur Weiterentwicklung von Fallpauschalen und Sonderentgelten hat bei diesem SE eine Änderung der Textdefinition und der zugeordneten OPS-Schlüssel vorgenommen: Statt der inneren Brustwandarterie wird in der Textdefinition nun ein autologes arterielles Graft benannt. Entsprechend wurde bei dem OPS 5-361. auf der 6. Stelle der Schlüssel **3** als Option ergänzt.

Wird die Arteria mammaria interna als freies Transplantat eingesetzt, so ist dies über den OPS 5-363.4 zu dokumentieren.

Eine ggf. erforderliche Thromb-End-Arteriektomie (TEA = Ausschälen eines verschlossenen Blutgefäßes) ist im Leistungsumfang enthalten. Sie kann – nachdem diesem SE im Rahmen der 5. Änderungsverordnung zur Bundespflegesatzverordnung der OPS 5-362.3 zugeordnet wurde – in Kombination mit dem aortokoronaren Bypass über den OPS 5-362.3 verschlüsselt werden. Allerdings ist der neu zugeordnete OPS hier fehl am Platze und müsste demnach wieder gestrichen werden, da der in der wörtlichen Beschreibung des SE geforderte, gegenüber einem Venenbypass aufwendigere Bypass unter Verwendung der inneren Brustwandarterie (= arteria mammaria interna) mit diesem Schlüssel nicht eindeutig abgebildet wird.

Auf Grund der überarbeiteten Zuordnung von Operations-Schlüsseln nach OPS-301 Version 2.0 (s. o.) zum SE 09.07 ändern sich die Vorgaben für die Dokumentation. Die zugeordneten Operations-Schlüssel nach der neuen Version 2.0 des Klassifikationsystems benennen bezüglich des eingesetzten Transplantats z. T. nur noch eine „autogene Arterie" statt der zuvor einschränkend genannten Arteria mammaria interna. Damit sind freie Arterientransplantate im Leistungsumfang enthalten. Weiterhin werden abweichend von der wörtlichen Beschreibung der Pauschale in einigen der zugeordneten Operations-Schlüssel

13. Folgelieferung 07/01

Venentransplantate benannt. Insofern erweitert sich das Spektrum der unter diesem SE erfassten Leistungen erheblich. Die zugeordneten Operations-Schlüssel ermöglichen nun die Abbildung annähernd jeder Kombination arterieller und venöser Gefäßtransplantate bei einfachen und mehrfachen Bypässen.

13. Folgelieferung 07/01

Gruppe 9: Operationen am Herzen **SE 09.08**

Versorgung durch	Bewertungsrelation		
	Punkte Personal	Punkte Sachmittel	Gesamt-punkte
Hauptabteilung	4.340	6.430	10.770
Belegoperateur	2.980	6.430	9.410
Belegoperateur und Beleganästhesist	1.840	6.430	8.270

Operation: Herzoperation (Koronarchirurgie) unter Einsatz der Herz-Lungen-Maschine unter Verwendung autologer arterieller Grafts kombiniert mit aortokoronarem Venen-Bypass oder sonstiger Arterie, ggf. kombiniert mit TEA

13. Folgelieferung 07/01

ICD-10 (V2.0):

OPS-301 (V2.0):

Anlegen eines aortokoronaren Bypass
Bypass einfach
5-361.04 Mit autogenen Venen und Arterien
Bypass zweifach
5-361.14 Mit autogenen Venen und Arterien
Bypass dreifach
5-361.24 Mit autogenen Venen und Arterien
Bypass vierfach
5-361.34 Mit autogenen Venen und Arterien
Bypass fünffach
5-361.44 Mit autogenen Venen und Arterien
Bypass sechsfach und mehr
5-361.54 Mit autogenen Venen und Arterien
(jeweils isoliert)

Anlegen eines aortokoronaren Bypass
Bypass einfach
5-361.01 Mit autogenen Venen
5-361.03 Mit autogenen Arterien
Bypass zweifach
5-361.11 Mit autogenen Venen
5-361.13 Mit autogenen Arterien

	Bypass dreifach
5-361.21	Mit autogenen Venen
5-361.23	Mit autogenen Arterien
	Bypass vierfach
5-361.31	Mit autogenen Venen
5-361.33	Mit autogenen Arterien
	Bypass fünffach
5-361.41	Mit autogenen Venen
5-361.43	Mit autogenen Arterien
	Bypass sechsfach und mehr
5-361.51	Mit autogenen Venen
5-361.53	Mit autogenen Arterien

jeweils kombiniert mit:

	Anlegen eines aortokoronaren Bypass
	Bypass einfach
5-361.03	Mit autogenen Arterien
	Bypass zweifach
5-361.13	Mit autogenen Arterien
	Bypass dreifach
5-361.23	Mit autogenen Arterien
	Bypass vierfach
5-361.33	Mit autogenen Arterien
	Bypass fünffach
5-361.43	Mit autogenen Arterien
	Bypass sechsfach und mehr
5-361.53	Mit autogenen Arterien
	Andere Revaskularisation des Herzens
5-363.4	Revaskularisation mit freiem A. mammaria interna-Transplantat (IMA-Transplantat)

Gruppe 9: Operationen am Herzen **SE 09.08**

Kommentierung:

Das SE 09.08 korrespondiert mit der FP 09.021.

Kommen bei einer **koronaren Bypassoperation** außer der inneren Brustwandarterie (arteria mammaria interna) auch **Venenbypässe** oder andere Operationsverfahren zur Anwendung, so ist der Eingriff über das SE 09.08 abzurechnen.

Die Anzahl der Bypässe (es müssen wenigstens **zwei** sein!) wird entsprechend dem Vorgehen beim SE 09.07 über die **5. Stelle des OPS-Codes** verschlüsselt: 5-361.**0-5**_. Die für die Dokumentation dieses SE erforderliche **6. Stelle** gibt Auskunft über das zur Gefäßüberbrückung verwendete Material (Arterie oder Vene): 5-361.0-5 **1,2,3,4.** Dabei können die unterschiedlichen Arten (Arterien-/ Venenbypass) über **einen** Kombinationsschlüssel (auf der 6. Stelle) abgebildet werden: 5-361.1-5 **4 (mit autogener* Vene und Arterie)**. Alternativ können 2 OPS-Codes angegeben werden: 5-361.0-5 **2 (mit A. mammaria interna)** und 5-361.0-5 **1 (mit autogener Vene) oder** 5-361.0-5 **3 (mit sonstiger autogener Arterie)** bzw. 5-363.4 **(Revaskularisation mit freiem A. mammaria interna (IMA)-Transplantat)** und 5-361.0-5 **1 (mit autogener Vene)** oder 5-361.0-5 **3 (mit sonstiger autogener Arterie)**. Der Koordinierungsausschuss zur Weiterentwicklung von Fallpauschalen und Sonderentgelten hat bei diesem SE eine Änderung der Textdefinition und der zugeordneten OPS-Schlüssel vorgenommen: Statt der inneren Brustwandarterie wird in der Textdefinition nun ein autologes arterielles Graft benannt. Entsprechend wurde bei dem OPS 5-361. auf der 6. Stelle der Schlüssel **3** als Option ergänzt.

Eine ggf. erforderliche Thromb-End-Arteriektomie (TEA = Ausschälen eines verschlossenen Blutgefäßes) ist im Leistungsumfang enthalten.

Auf Grund der überarbeiteten Zuordnung von Operations-Schlüsseln nach OPS-301 Version 2.0 (s. o.) zum SE 09.08 ändern sich die Vorgaben für die Dokumentation. Die zugeordneten Operations-Schlüssel nach der neuen Version 2.0 des Klassifikationsystems benennen bezüglich des eingesetzten Transplantats z. T. eine „autogene Arterie" statt der zuvor einschränkend genannten Arteria mammaria interna. Eine maßgebliche Änderung der Abrechnungsmöglichkeiten bzw. -erfordernisse ergeben sich dadurch nicht. Die zugeordneten Operations-Schlüssel ermöglichen die Abbildung annähernd jeder Kombination arterieller und venöser Gefäßtransplantate bei einfachen und mehrfachen Bypässen.

* autogen = aus dem eigenen Körper stammend

13. Folgelieferung 07/01

Gruppe 9: Operationen am Herzen **SE 09.09**

Versorgung durch	Bewertungsrelation		
	Punkte Personal	Punkte Sachmittel	**Gesamt-punkte**
Hauptabteilung	3.780	6.440	10.220
Belegoperateur	2.690	6.440	9.130
Belegoperateur und Beleganästhesist	1.660	6.440	8.100

Operation: Herzoperation (Koronarchirurgie) unter Einsatz der Herz-Lungen-Maschine als aortokoronarer Venen-Bypass ohne Verwendung autologer arterieller Grafts, ggf. kombiniert mit TEA

ICD-10 (V2.0):

OPS-301 (V2.0):

Anlegen eines aortokoronaren Bypass
Bypass einfach
5-361.01 Mit autogenen Venen
Bypass zweifach
5-361.11 Mit autogenen Venen
Bypass dreifach
5-361.21 Mit autogenen Venen
Bypass vierfach
5-361.31 Mit autogenen Venen
Bypass fünffach
5-361.41 Mit autogenen Venen
Bypass sechsfach und mehr
5-361.51 Mit autogenen Venen

13. Folgelieferung 07/01

Gruppe 9: Operationen am Herzen SE 09.09

Kommentierung:

Das SE 09.09 korrespondiert mit der FP 09.031.

Bei dem SE 09.09 kommt für den **Bypass** ausschließlich ein **Veneninterponat** (= „Venenzwischenstück") in Frage. Dieses Interponat wird auf der **6. Stelle** des OPS 5-361.0-5 _ mit der **Ziffer 1** dokumentiert (mit autogener Vene, OPS 5-361. 0-5 **1**). Auf der 5. Stelle wird die Anzahl der bei dem Eingriff angelegten Bypässe dokumentiert. Eine ggf. erforderliche Thromb-End-Arteriektomie (TEA = Ausschälen eines verschlossenen Blutgefäßes) bedarf keiner gesonderten Dokumentation.

Auf Grund der überarbeiteten Zuordnung von Operations-Schlüsseln nach OPS-301 Version 2.0 (s. o.) zum SE 09.09 ändern sich die Vorgaben für die Dokumentation, wobei bei diesem SE zwei vormals zugeordnete Schlüssel entfallen sind.

Gruppe 9: Operationen am Herzen **SE 09.10**

Versorgung durch	Bewertungsrelation		
	Punkte Personal	Punkte Sachmittel	Gesamt-punkte
Hauptabteilung	4.650	6.690	11.340
Belegoperateur	3.280	6.690	9.970
Belegoperateur und Beleganästhesist	2.020	6.690	8.710

Operation: ***Herzoperation (Koronarchirurgie) unter Einsatz der Herz-Lungen-Maschine als Rezidiveingriff am Herzen, ggf. kombiniert mit TEA***

ICD-10 (V2.0):

13. Folgelieferung 07/01

OPS-301 (V2.0):

Andere Revaskularisation des Herzens
5-363.1 Koronararterienbypass-Revision
5-363.2 Koronararterienbypass-Neuanlage
(jeweils isoliert)

Anlegen eines aortokoronaren Bypass
Bypass einfach
5-361.01 Mit autogenen Venen
5-361.03 Mit autogenen Arterien
5-361.04 Mit autogenen Venen und Arterien
5-361.05 Mit Xenotransplantat
5-361.06 Mit Prothese
5-361.0x Sonstige
5-361.0y N. n. bez.
Bypass zweifach
5-361.11 Mit autogenen Venen
5-361.13 Mit autogenen Arterien
5-361.14 Mit autogenen Venen und Arterien
5-361.15 Mit Xenotransplantat
5-361.16 Mit Prothese
5-361.1x Sonstige
5-361.1y N. n. bez.

	Bypass dreifach
5-361.21	Mit autogenen Venen
5-361.23	Mit autogenen Arterien
5-361.24	Mit autogenen Venen und Arterien
5-361.25	Mit Xenotransplantat
5-361.26	Mit Prothese
5-361.2x	Sonstige
5-361.2y	N. n. bez.
	Bypass vierfach
5-361.31	Mit autogenen Venen
5-361.33	Mit autogenen Arterien
5-361.34	Mit autogenen Venen und Arterien
5-361.35	Mit Xenotransplantat
5-361.36	Mit Prothese
5-361.3x	Sonstige
5-361.3y	N. n. bez.
	Bypass fünffach
5-361.41	Mit autogenen Venen
5-361.43	Mit autogenen Arterien
5-361.44	Mit autogenen Venen und Arterien
5-361.45	Mit Xenotransplantat
5-361.46	Mit Prothese
5-361.4x	Sonstige
5-361.4y	N. n. bez.
	Bypass sechsfach und mehr
5-361.51	Mit autogenen Venen
5-361.53	Mit autogenen Arterien
5-361.54	Mit autogenen Venen und Arterien
5-361.55	Mit Xenotransplantat
5-361.56	Mit Prothese
5-361.5x	Sonstige
5-361.5y	N. n. bez.
5-361.y	N. n. bez.
	Andere Revaskularisation des Herzens
5-363.0	Koronararterienpatch
5-363.3	Koronararterientransposition
5-363.4	Revaskularisation mit freiem A. mammaria interna-Transplantat (IMA-Transplantat)

jeweils kombiniert mit:

	Andere OPs an Herz und Perikard
5-379.5	Reoperation

13. Folgelieferung 07/01

Gruppe 9: Operationen am Herzen SE 09.10

Kommentierung:

Das SE 09.10 korrespondiert mit der FP 09.041.

Das SE 09.10 beschreibt einen koronarchirurgischen Eingriff als **Rezidiveingriff** (= Wiederholungseingriff) **am Herzen.** Der Begriff „Rezidiv" ist hier seinerzeit von der Arbeitsgruppe Entgeltsysteme des Bundesministeriums für Gesundheit deutlich weiter ausgelegt worden als bei dem SE 09.17 (siehe dort). Das heißt, bei dem SE 09.10 ist es unerheblich, ob der Voreingriff ein koronarchirurgischer Eingriff (= Bypassoperation) oder ein anderer Eingriff am Herzen gewesen ist. Die Kalkulation des SE trägt dem durch den vorangegangenen Eingriff bedingten höheren Operationsaufwand Rechnung.

Es ist bei diesem SE weiterhin unerheblich, in welcher Technik der Bypass angelegt wird: Veneninterponate (= „Venenzwischenstücke") oder die Verwendung der inneren Brustwandarterie (Arteria mammaria interna), auch als freies Transplantat, sowie andere Arterien (auch zur Transposition) oder Gefäßprothesen (auch als „Patch") sind gleichermaßen erfasst. Es ist ebenfalls unerheblich, wann der Voreingriff stattgefunden hat.

Mit Ausnahme der beiden Einzelschlüssel **5-363.1** (Koronararterienbypass-Revision) und **5-363.2** (Koronararterienbypass-Neuanlage) müssen für die Dokumentation des SE **zwei OPS-Codes** angegeben werden. Die Kennzeichnung als Wiederholungseingriff erfolgt dabei über den zusätzlichen zweiten Schlüssel. Der **erste OPS-Code** beschreibt auf 5 Stellen Art und Umfang des Eingriffes, der **zweite Operations-Schlüssel** definiert den Wiederholungseingriff: **5-379.5** (= Reoperation).

Eine ggf. erforderliche Thromb-End-Arteriektomie (TEA = Ausschälen eines verschlossenen Blutgefäßes) bedarf keiner gesonderten Dokumentation.

Auf Grund der überarbeiteten Zuordnung von Operations-Schlüsseln nach OPS-301 Version 2.0 (s. o.) zum SE 09.10 ändern sich die Vorgaben für die Dokumentation. Die Veränderungen bei den zugeordneten Operations-Schlüsseln erfolgten zur Einhaltung einer stringenteren Systematik, erlauben z. T. eine differenziertere Abbildung der Eingriffe, ändern aber nichts Wesentliches am Umfang des SE. Bei der Überarbeitung des OPS-301 von der Version 1.1 zur Version 2.0 hat sich bei einigen Schlüsseln insofern eine Veränderung ergeben, als die inhaltliche Beschreibung verschoben wurde. D. h., die inhaltliche Beschreibung eines vormaligen OPS „X" findet sich nun unter einem neuen Operations-Schlüssel wieder.

13. Folgelieferung 07/01

Gruppe 9: Operationen am Herzen SE 09.11

Versorgung durch	Bewertungsrelation		
	Punkte Personal	Punkte Sachmittel	**Gesamt-punkte**
Hauptabteilung	3.710	7.320	11.030
Belegoperateur	2.580	7.320	9.900
Belegoperateur und Beleganästhesist	1.520	7.320	8.840

Operation: Herzoperation unter Einsatz der Herz-Lungen-Maschine mit Korrektur einer Herzklappe

ICD-10 (V2.0):

OPS-301 (V2.0):

	Valvulotomie
5-350.1	Aortenklappe, offen
5-350.3	Mitralklappe, offen
5-350.5	Pulmonalklappe, offen
5-350.7	Trikuspidalklappe, offen
	Valvuloplastik
5-353.0	Aortenklappenraffung
5-353.1	Mitralklappe, Anuloplastik
5-353.2	Mitralklappe, Segelrekonstruktion
5-353.3	Pulmonalklappe, Anuloplastik
5-353.4	Trikuspidalklappe, Anuloplastik
5-353.5	Trikuspidalklappe, Segelrekonstruktion
5-353.x	Sonstige
5-353.y	N. n. bez.
	Andere OPs an Herzklappen
	Aortenklappe
5-354.01	Exploration (mit Thrombektomie)
5-354.02	Subvalvuläre fibröse Resektion
5-354.03	Subvalvuläre muskuläre Resektion
5-354.04	Supravalvuläre Resektion
5-354.05	Prothesenrefixation
5-354.06	Entkalkung
5-354.0x	Sonstige
5-354.0y	N. n. bez.

	Mitralklappe
5-354.11	Exploration (mit Thrombektomie)
5-354.12	Rekonstruktion Chordae tendineae und Papillarmuskeln
5-354.13	Prothesenrefixation
5-354.14	Entkalkung
5-354.1x	Sonstige
5-354.1y	N. n. bez.
	Pulmonalklappe
5-354.21	Exploration (mit Thrombektomie)
5-354.22	Subvalvuläre fibröse Resektion
5-354.23	Subvalvuläre muskuläre Resektion
5-354.24	Supravalvuläre Resektion
5-354.25	Prothesenrefixation
5-354.26	Entkalkung
5-354.2x	Sonstige
5-354.2y	N. n. bez.
	Trikuspidalklappe
5-354.31	Exploration (mit Thrombektomie)
5-354.32	Rekonstruktion Chordae tendineae und Papillarmuskeln
5-354.33	Prothesenrefixation
5-354.34	Entkalkung
5-354.3x	Sonstige
5-354.3y	N. n. bez.

13. Folgelieferung 07/01

Gruppe 9: Operationen am Herzen SE 09.11

Kommentierung:

Das SE 09.11 korrespondiert mit der FP 09.081.

Das SE 09.11 beinhaltet die **Korrektur** (nicht den Ersatz!) **einer Herzklappe.**

Die Ursache bzw. die Art der Herzklappenerkrankung ist für die Abrechnung des SE unerheblich, ebenso, welche Herzklappe betroffen ist. Somit werden alle Arten überwiegend rheumatisch bedingter Klappenfehler, wie Mitralklappenfehler, Aortenklappenfehler, Erkrankungen der beiden anderen Herzklappen, sowie nicht rheumatisch bedingte Klappenfehler erfasst.

Die Abrechnung des SE verlangt die **offene Valvulotomie** (= Klappensprengung/Klappenspaltung). Sie umfasst ferner die **Valvuloplastik der verschiedenen Herzklappen** (= Wiederherstellung der Klappe) sowie andere Operationen an den Herzklappen. Auf der 6. Stelle wird der spezifische Eingriff (Entkalkung, Prothesenrefixation u. a.) dokumentiert.

Auf Grund der überarbeiteten Zuordnung von Operations-Schlüsseln nach OPS-301 Version 2.0 (s. o.) zum SE 09.11 ändern sich die Vorgaben für die Dokumentation.

13. Folgelieferung 07/01

Gruppe 9: Operationen am Herzen

SE 09.12

Versorgung durch	Bewertungsrelation		
	Punkte Personal	Punkte Sachmittel	Gesamt-punkte
Hauptabteilung	3.390	11.890	15.280
Belegoperateur	2.410	11.890	14.300
Belegoperateur und Beleganästhesist	1.480	11.890	13.370

Operation: Herzoperation unter Einsatz der Herz-Lungen-Maschine mit Ersatz einer Herzklappe

ICD-10 (V2.0):

13. Folgelieferung 07/01

OPS-301 (V2.0):

Ersatz von Herzklappen durch Prothese
Aortenklappe
5-351.01 Durch Allotransplantat
5-351.02 Durch Xenotransplantat (Bioprothese)
5-351.03 Durch Xenotransplantat stentless
5-351.04 Durch Kunstprothese
Mitralklappe, offen chirurgisch
5-351.11 Durch Allotransplantat
5-351.12 Durch Xenotransplantat (Bioprothese)
5-351.13 Durch Xenotransplantat stentless
5-351.14 Durch Kunstprothese
Mitralklappe, thorakoskopisch
5-351.21 Durch Allotransplantat
5-351.22 Durch Xenotransplantat (Bioprothese)
5-351.23 Durch Xenotransplantat stentless
5-351.24 Durch Kunstprothese
Pulmonalklappe
5-351.31 Durch Allotransplantat
5-351.32 Durch Xenotransplantat (Bioprothese)
5-351.33 Durch Xenotransplantat stentless
5-351.34 Durch Kunstprothese
Trikuspidalklappe
5-351.41 Durch Allotransplantat
5-351.42 Durch Xenotransplantat (Bioprothese)
5-351.43 Durch Xenotransplantat stentless
5-351.44 Durch Kunstprothese

Gruppe 9: Operationen am Herzen SE 09.12

Kommentierung:

Das SE 09.12 korrespondiert mit der FP 09.091.

Das SE 09.12 beinhaltet den **Ersatz** (nicht die Korrektur!) **einer erkrankten Herzklappe.**

Die Ursache bzw. die Art der Herzklappenerkrankung ist für die Abrechnung des SE unerheblich, ebenso, welche Herzklappe betroffen ist. Somit werden alle Arten überwiegend rheumatisch bedingter Klappenfehler, wie Mitralklappenfehler, Aortenklappenfehler, Erkrankungen der beiden anderen Herzklappen, sowie nicht rheumatisch bedingte Klappenfehler erfasst. Die Art des Implantates, Allotransplantat (= von einer Leiche), Xenotransplantat (= vom Tier) oder Kunstprothese, wird auf der sechsten Stelle verschlüsselt.

Auf Grund der überarbeiteten Zuordnung von Operations-Schlüsseln nach OPS-301 Version 2.0 (s. o.) zum SE 09.12 ändern sich die Vorgaben für die Dokumentation. Die Veränderungen bei den zugeordneten Operations-Schlüsseln erfolgten zur Einhaltung einer stringenteren Systematik, erlauben z. T. eine differenziertere Abbildung der Eingriffe, ändern aber nichts Wesentliches am Umfang des SE.

13. Folgelieferung 07/01

Gruppe 9: Operationen am Herzen **SE 09.02**

Versorgung durch	Bewertungsrelation		
	Punkte Personal	Punkte Sachmittel	Gesamt-punkte
Hauptabteilung	945	8.490	9.435
Belegoperateur	700	8.490	9.190
Belegoperateur und Beleganästhesist	430	8.490	8.920

Operation: Schrittmacher-Implantation, Zweikammersystem – auch Reimplantation

ICD-10 (V2.0):

OPS-301 (V2.0):

Implantation eines HSMs und Defibrillators

5-377.2 Schrittmacher, Zweikammersystem, mit einer Schrittmachersonde (Vorhof oder Ventrikel)

5-377.3 Schrittmacher, Zweikammersystem, mit zwei Schrittmachersonden (Vorhof oder Ventrikel)

Entf., Wechsel und Korr. eines HSMs und Defibrillators

Aggregat- und Sondenwechsel

5-378.62 Schrittmacher, Zweikammersystem

Systemumstellung

5-378.90 Einkammersystem auf Zweikammersystem

5-378.95 Dreikammersystem auf Zweikammersystem

13. Folgelieferung 07/01

Gruppe 9: Operationen am Herzen SE 09.02

Kommentierung:

Das SE 09.02 umfasst die **Implantation** von **Herzschrittmachern**, die im **Zweikammersystem** arbeiten, den **Wechsel** eines entsprechenden Schrittmachers und der Sonden sowie die **Umstellung** eines Einkammersystems auf ein Zweikammersystem. Bei einem Einkammersystem wird eine Schrittmacherelektrode in der rechten Herzkammer positioniert, ein **Zweikammer**system nutzt eine **weitere, separate** Vorhofelektrode.

Auf Grund der überarbeiteten Zuordnung von Operations-Schlüsseln nach OPS-301 Version 2.0 (s.o.) zum SE 09.02 ändern sich die Vorgaben für die Dokumentation. Die Veränderungen bei den zugeordneten Operations-Schlüsseln ändern aber nichts Wesentliches am Umfang des SE. Zusätzlich kann nun dokumentiert werden, ob das Schrittmachersystem mit einer oder mit 2 Sonden betrieben wird. Außerdem werden nun Umstellungen von einem 1-Kammersystem auf ein 2-Kammersystem und von einem 3-Kammersystem auf ein 2-Kammersystem von dem SE erfasst.

Gruppe 13: Operationen an den Harnorganen **SE 13.01**

Versorgung durch	Bewertungsrelation		
	Punkte Personal	Punkte Sachmittel	Gesamt-punkte
Hauptabteilung	1.820	730	2.550
Belegoperateur	1.160	730	1.890
Belegoperateur und Beleganästhesist	650	730	1.380

Operation: Verpflanzung eines Harnleiters in Blase oder Darm oder Haut, einschl. Antirefluxplastik

ICD-10 (V2.0):

OPS-301 (V2.0):

Kutane Harnableitung durch Ureterokutaneostomie (nicht kontinentes Stoma)
Ureterokutaneostomie, einseitig
5-564.00 Offen chirurgisch lumbal
5-564.01 Offen chirurgisch abdominal
5-564.02 Laparoskopisch
5-564.0x Sonstige
5-564.0y N. n. bez.
Ringureterokutaneostomie
5-564.20 Offen chirurgisch lumbal
5-564.21 Offen chirurgisch abdominal
5-564.22 Laparoskopisch
5-564.2x Sonstige
5-564.2y N. n. bez.
Transureterokutaneostomie
5-564.30 Offen chirurgisch lumbal
5-564.31 Offen chirurgisch abdominal
5-564.32 Laparoskopisch
5-564.3x Sonstige
5-564.3y N. n. bez.
Interne Harnableitung über den Darm
Ureterosigmoideostomie (ohne Reservoirbildung)
5-567.02 Einseitig, mit antirefluxiver Ureter-Darm-Anastomose
5-567.7 Umwandlung einer anderen supravesikalen Harnableitung in eine interne Harnableitung über den Darm

	Rekonstruktion des Ureters
	Ureterozystoneostomie, einseitig
5-568.40	Offen chirurgisch
5-568.41	Laparoskopisch
5-568.4x	Sonstige
5-568.4y	N. n. bez.
	Isolierte Antirefluxplastik (z.B. nach Lich-Gregoir)
5-568.90	Offen chirurgisch
5-568.91	Laparoskopisch
5-568.9x	Sonstige
5-568.9y	N. n. bez.
	(Trans-)Ureteroureterostomie
5-568.a0	Offen chirurgisch
5-568.a1	Laparoskopisch
5-568.ax	Sonstige
5-568.ay	N. n. bez.
	Andere plastische Rekonstruktion der Vagina
	Verschluss einer ureterovaginalen Fistel mit Plastik
5-706.30	Offen chirurgisch (abdominal)
5-706.31	Vaginal
5-706.32	Umsteigen vaginal – offen chirurgisch
5-706.3x	Sonstiges
5-706.3y	N. n. bez.

13. Folgelieferung 07/01

Gruppe 13: Operationen an den Harnorganen SE 13.01

Kommentierung:

Das SE 13.01 beschreibt Eingriffe, bei denen **ein Harnleiter** zur Urinableitung in die Haut **eingepflanzt** wird. Weiterhin umfasst das SE Eingriffe, bei denen ein Harnleiter mit dem Darm verbunden wird, wobei operative Maßnahmen zur Verhinderung eines Rückflusses von Urin in den Harnleiter und das Nierenbecken durchgeführt werden.

Ebenfalls erfasst ist die Umwandlung einer bestehenden künstlichen Harnableitung über die Haut in eine Ableitung des Harns über den Darm sowie die einseitige Neueinpflanzung eines Harnleiters in die Blase mit Antirefluxplastik (= Plastik zur Verhinderung des Urinrückflusses).

Weiterhin im Leistungsumfang des SE enthalten sind die isolierte einseitige Antirefluxplastik an der Einmündungsstelle eines Harnleiters in die Blase zur Verhinderung des Rückflusses von Urin aus der Blase in den Harnleiter und das Nierenbecken, die Einpflanzung eines Harnleiters in einen anderen Harnleiter (= Ureteroureterostomie) und der plastische Verschluss einer Fistel zwischen dem Harnleiter und der Scheide.

Auf Grund der überarbeiteten Zuordnung von Operations-Schlüsseln nach OPS-301 Version 2.0 (s. o.) zum SE 13.01 ändern sich die Vorgaben für die Dokumentation. Die Veränderungen bei den zugeordneten Operations-Schlüsseln erlauben eine differenziertere Abbildung der Eingriffe, ändern aber nichts Wesentliches am Umfang des SE. So ist es z. B. möglich zu dokumentieren, ob der Eingriff offen-chirurgisch oder laparoskopisch (= „minimal invasiv" endoskopisch) erfolgte. Bei den offen-chirurgischen Eingriffen kann auch nach dem Zugang unterschieden werden: durch den Bauchraum (= abdominal) oder durch die Flanke (= lumbal).

13. Folgelieferung 07/01

Gruppe 13: Operationen an den Harnorganen´ SE 13.02

Versorgung durch	Bewertungsrelation		
	Punkte Personal	Punkte Sachmittel	Gesamtpunkte
Hauptabteilung	2.245	820	3.065
Belegoperateur	1.430	820	2.250
Belegoperateur und Beleganästhesist	800	820	1.620

Operation: Verpflanzung mehrerer Harnleiter in Blase oder Darm oder Haut, einschl. Antirefluxplastik

ICD-10 (V2.0):

13. Folgelieferung 07/01

OPS-301 (V2.0):

Kutane Harnableitung durch Ureterokutaneostomie (nicht kontinentes Stoma)
Ureterokutaneostomie, beidseitig
5-564.10 Offen chirurgisch lumbal
5-564.11 Offen chirurgisch abdominal
5-564.12 Laparoskopisch
5-564.1x Sonstige
5-564.1y N. n. bez.
Umwandlung einer anderen supravesikalen Harnableitung in eine Ureterokutaneostomie
5-564.60 Offen chirurgisch lumbal
5-564.61 Offen chirurgisch abdominal
5-564.62 Laparoskopisch
5-564.6x Sonstige
5-564.6y N. n. bez.
Interne Harnableitung über den Darm
Ureterosigmoideostomie (ohne Reservoirbildung)
5-567.04 Beidseitig, mit antirefluxiver Ureter-Darm-Anastomose
Rekonstruktion des Ureters
Ureterozystoneostomie, beidseitig
5-568.50 Offen chirurgisch
5-568.51 Laparoskopisch
5-568.5x Sonstige
5-568.5y N. n. bez.

	Ureterozystoneostomie, einseitig bei Doppelureter
5-568.60	Offen chirurgisch
5-568.61	Laparoskopisch
5-568.6x	Sonstige
5-568.6y	N. n. bez.
	Ureterozystoneostomie, beidseitig bei Doppelureter
5-568.70	Offen chirurgisch
5-568.71	Laparoskopisch
5-568.7x	Sonstige
5-568.7y	N. n. bez.

13. Folgelieferung 07/01

Gruppe 13: Operationen an den Harnorganen´ SE 13.02

Kommentierung:

Das SE 13.02 beschreibt Eingriffe, bei denen **beide Harnleiter** zur Urinableitung in die Haut **eingepflanzt** werden. Weiterhin umfasst das SE die Umwandlung einer bestehenden künstlichen Harnableitung über die Haut in eine Neueinpflanzung des Harnleiters in die Haut. Ebenfalls erfasst ist die Einpflanzung beider Harnleiter in den Dickdarm (genauer: in das Sigmoid) mit Antirefluxplastik (= Plastik zur Verhinderung eines Rückflusses von Urin/Stuhl in die Harnleiter) und die Neueinpflanzung mehrerer Harnleiter in die Harnblase inklusive einer Antirefluxplastik. Auf der sechsten Stelle des OPS-Codes wird dokumentiert, ob es sich um einen beidseitigen Eingriff, einen einseitigen Eingriff bei Doppelureter oder einen beidseitigen Eingriff bei Doppelureter handelt.

Auf Grund der überarbeiteten Zuordnung von Operations-Schlüsseln nach OPS-301 Version 2.0 (s. o.) zum SE 13.02 ändern sich die Vorgaben für die Dokumentation. Die Veränderungen bei den zugeordneten Operations-Schlüsseln erlauben eine differenziertere Abbildung der Eingriffe, ändern aber nichts Wesentliches am Umfang des SE. So ist es z. B. möglich zu dokumentieren, ob der Eingriff offen-chirurgisch oder laparoskopisch (= „minimal invasiv" endoskopisch) erfolgte. Bei den offen-chirurgischen Eingriffen kann auch nach dem Zugang unterschieden werden: durch den Bauchraum (= abdominal) oder durch die Flanke (= lumbal).

13. Folgelieferung 07/01

Gruppe 13: Operationen an den Harnorganen **SE 13.03**

Versorgung durch	Bewertungsrelation		
	Punkte Personal	Punkte Sachmittel	**Gesamt-punkte**
Hauptabteilung	2.000	680	2.680
Belegoperateur	1.260	680	1.940
Belegoperateur und Beleganästhesist	760	680	1.440

Operation: Plastische Rekonstruktion eines Harnleiters (z. B. durch Blasenlappen, Modellage o. ä.), einschl. Antirefluxplastik

ICD-10 (V2.0):

13. Folgelieferung 07/01

OPS-301 (V2.0):

Ureterresektion, partiell
5-563.00 Offen chirurgisch lumbal
5-563.01 Offen chirurgisch abdominal
5-563.02 Laparoskopisch
5-563.0x Sonstige
5-563.0y N. n. bez.
Rekonstruktion des Ureters
Reanastomose
5-568.10 Offen chirurgisch
5-568.11 Laparoskopisch
5-568.1x Sonstige
5-568.1y N. n. bez.
Verschluss einer ureterokutanen Fistel
5-568.20 Offen chirurgisch
5-568.21 Laparoskopisch
5-568.2x Sonstige
5-568.2y N. n. bez.
Verschluss einer Ureter-Darm-Fistel
5-568.30 Offen chirurgisch
5-568.31 Laparoskopisch
5-568.3x Sonstige
5-568.3y N. n. bez.

	Ureterozystoneostomie mit Uretermodellage
5-568.80	Offen chirurgisch
5-568.81	Laparoskopisch
5-568.8x	Sonstige
5-568.8y	N. n. bez.
	Uretersatz, partiell
5-568.b0	Offen chirurgisch
5-568.b1	Laparoskopisch
5-568.bx	Sonstige
5-568.by	N. n. bez.
	Uretersatz, total
5-568.c0	Offen chirurgisch
5-568.c1	Laparoskopisch
5-568.cx	Sonstige
5-568.cy	N. n. bez.

Gruppe 13: Operationen an den Harnorganen SE 13.03

Kommentierung:

Das SE 13.03 ist vorgesehen für die **plastische Rekonstruktion eines Harnleiters.**

Der zugeordnete OPS 5-563.0_ wird dieser Textdefinition nicht gerecht, da er lediglich eine partielle Resektion des Harnleiters beschreibt. Der OPS 5-568.1_ beschreibt hingegen die Rekonstruktion eines Harnleiters durch Reanastomosierung (= Wiederverbindung). Der OPS 5-568.2_ beschreibt den Verschluss einer Fistel zwischen einem Harnleiter und der Haut, während OPS 5-568.3_ den Verschluss einer „nicht näher charakterisierten" Fistel zwischen Darm und Harnleiter dokumentiert.

Weiterhin erfasst sind die Einpflanzung eines neu gebildeten Harnleiters in die Harnblase einschließlich einer Antirefluxplastik, die partielle Neubildung eines Harnleiters z.B. durch einen Harnblasenlappen und der totale Ersatz eines Harnleiters z. B. durch ein Darmstück.

Auf Grund der überarbeiteten Zuordnung von Operations-Schlüsseln nach OPS-301 Version 2.0 (s. o.) zum SE 13.03 ändern sich die Vorgaben für die Dokumentation. Die Veränderungen bei den zugeordneten Operations-Schlüsseln erlauben eine differenziertere Abbildung der Eingriffe, ändern aber nichts Wesentliches am Umfang des SE. So ist es z.B. möglich zu dokumentieren, ob der Eingriff offen-chirurgisch oder laparoskopisch (= „minimal invasiv" endoskopisch) erfolgte. Bei der Überarbeitung des OPS-301 von der Version 1.1 zur Version 2.0 hat sich bei einigen Schlüsseln insofern eine Veränderung ergeben, als die inhaltliche Beschreibung einem anderen Schlüssel zugeordnet wurde.

13. Folgelieferung 07/01

Gruppe 13: Operationen an den Harnorganen SE 13.04

Versorgung durch	Bewertungsrelation		
	Punkte Personal	Punkte Sachmittel	Gesamt-punkte
Hauptabteilung	1.780	570	2.350
Belegoperateur	1.150	570	1.720
Belegoperateur und Beleganästhesist	660	570	1.230

Operation: Nierenbeckenplastik, ggf. unter Verlagerung aberrierender Gefäße und/oder Anlage einer Nierenfistel

ICD-10 (V2.0):

13. Folgelieferung 07/01

OPS-301 (V2.0):

	Rekonstruktion der Niere
	Nierenbeckenplastik
5-557.40	Offen chirurgisch lumbal
5-557.41	Offen chirurgisch abdominal
5-557.42	Thorakoabdominal
5-557.43	Laparoskopisch
5-557.4x	Sonstige
5-557.4y	N. n. bez.
	Ureteropyelostomie
5-557.60	Offen chirurgisch lumbal
5-557.61	Offen chirurgisch abdominal
5-557.62	Thorakoabdominal
5-557.63	Laparoskopisch
5-557.6x	Sonstige
5-557.6y	N. n. bez.
	Pyelopyelostomie (bei Doppelsystem)
5-557.70	Offen chirurgisch lumbal
5-557.71	Offen chirurgisch abdominal
5-557.72	Thorakoabdominal
5-557.73	Laparoskopisch
5-557.7x	Sonstige
5-557.7y	N. n. bez.

Gruppe 13: Operationen an den Harnorganen SE 13.04

Kommentierung:

Das SE 13.04 ist vorgesehen für die **plastische Korrektur von Anomalien des Nierenbeckens**, die **Neueinpflanzung eines Harnleiters** in das Nierenbecken sowie die **Herstellung einer Verbindung zwischen zwei Nierenbecken** bei doppelter Anlage (auf einer Seite). Die ggf. erforderliche Anlage einer Nierenfistel ist im Leistungsumfang des SE enthalten.

Auf Grund der überarbeiteten Zuordnung von Operations-Schlüsseln nach OPS-301 Version 2.0 (s. o.) zum SE 13.04 ändern sich die Vorgaben für die Dokumentation. Die Veränderungen bei den zugeordneten Schlüsseln erlauben eine Unterscheidung, ob der Eingriff offen-chirurgisch oder laparoskopisch durchgeführt wurde. Bei den offen-chirurgischen Eingriffen kann auch nach dem Zugang unterschieden werden: durch den Bauchraum (= abdominal), durch die Flanke (= lumbal) oder zusätzlich durch den Brustkorb (= thorakoabdominal).

13. Folgelieferung 07/01

Gruppe 13: Operationen an den Harnorganen **SE 13.05**

Versorgung durch	Bewertungsrelation		
	Punkte Personal	Punkte Sachmittel	Gesamt-punkte
Hauptabteilung	1.755	780	2.535
Belegoperateur	1.120	780	1.900
Belegoperateur und Beleganästhesist	680	780	1.460

Operation: Nephrektomie, ggf. mit Ureterteilresektion

ICD-10 (V2.0):

OPS-301 (V2.0):

	Nephrektomie
	Einfach
5-554.00	Offen chirurgisch lumbal
5-554.01	Offen chirurgisch abdominal
5-554.02	Thorakoabdominal
5-554.03	Laparoskopisch
5-554.0x	Sonstige
5-554.0y	N. n. bez.

Gruppe 13: Operationen an den Harnorganen SE 13.05

Kommentierung:

Das SE 13.05 beschreibt die Entfernung einer **Niere**, wobei die Entfernung von Teilen des Harnleiters im Leistungsumfang des SE enthalten ist. Für die Abrechnung des SE ist der operative Zugang zur Niere unerheblich. Eine Entfernung von Lymphknoten im regionären Lymphstromgebiet ist nicht im Leistungsumfang dieses SE enthalten (siehe SE 13.06).

Eine Kombination des SE 13.05 mit dem SE 11.01 (retroperitoneale Lymphadenektomie [...]) ist nicht möglich, da diese Kombination über das SE 13.06 (Radikaloperation eines Nieren- oder Nebennierentumors mit Entfernung des regionären Lymphstromgebietes [...]) erfasst ist, das in diesen Fällen abgerechnet werden muss.

Auf Grund der überarbeiteten Zuordnung von Operations-Schlüsseln nach OPS-301 Version 2.0 (s. o.) zum SE 13.05 ändern sich die Vorgaben für die Dokumentation. Die Veränderungen bei den zugeordneten Schlüsseln erlauben eine Unterscheidung, ob der Eingriff offen-chirurgisch oder laparoskopisch durchgeführt wurde. Bei den offen-chirurgischen Eingriffen kann auch nach dem Zugang unterschieden werden: durch den Bauchraum (= abdominal), durch die Flanke (= lumbal) oder zusätzlich durch den Brustkorb (= thorakoabdominal).

13. Folgelieferung 07/01

Gruppe 13: Operationen an den Harnorganen SE 13.06

Versorgung durch	Bewertungsrelation		
	Punkte Personal	Punkte Sachmittel	Gesamt-punkte
Hauptabteilung	2.140	1.440	3.580
Belegoperateur	1.340	1.440	2.780
Belegoperateur und Beleganästhesist	780	1.440	2.220

Operation: Radikaloperation eines Nieren- oder Nebennierentumors mit Entfernung des regionären Lymphstromgebietes (auch transabdominal oder transthorakal)

ICD-10 (V2.0):

OPS-301 (V2.0):

Nephrektomie, radikal
5-554.40 Offen chirurgisch lumbal
5-554.41 Offen chirurgisch abdominal
5-554.42 Thorakoabdominal
5-554.43 Laparoskopisch
5-554.4x Sonstige
5-554.4y N. n. bez.
Nephrektomie, radikal, mit Ureterektomie
5-554.50 Offen chirurgisch lumbal
5-554.51 Offen chirurgisch abdominal
5-554.52 Thorakoabdominal
5-554.53 Laparoskopisch
5-554.5x Sonstige
5-554.5y N. n. bez.
Nephrektomie, radikal, mit endoskopischer Ureterexhairese
5-554.60 Offen chirurgisch lumbal
5-554.61 Offen chirurgisch abdominal
5-554.62 Thorakoabdominal
5-554.63 Laparoskopisch
5-554.6x Sonstige
5-554.6y N. n. bez.

13. Folgelieferung 07/01

Gruppe 13: Operationen an den Harnorganen SE 13.06

Kommentierung:

Das SE 13.06 beschreibt die **Radikaloperation der Niere** bei Vorliegen eines **bösartigen Tumors** der Niere oder der Nebenniere inklusive der Entfernung der regionalen Lymphknoten. Dabei wird ggf. der Harnleiter inklusive einer Blasenmanschette mit entfernt (ist im Leistungsumfang enthalten). Der operative Zugangsweg zur Niere ist für die Abrechnung des SE unerheblich.

Auf Grund der überarbeiteten Zuordnung von Operations-Schlüsseln nach OPS-301 Version 2.0 (s. o.) zum SE 13.06 ändern sich die Vorgaben für die Dokumentation. Die Veränderungen bei den zugeordneten Schlüsseln erlauben eine Unterscheidung, ob der Eingriff offen-chirurgisch oder laparoskopisch durchgeführt wurde. Bei den offen-chirurgischen Eingriffen kann auch nach dem Zugang unterschieden werden: durch den Bauchraum (= abdominal), durch die Flanke (= lumbal) oder zusätzlich durch den Brustkorb (= thorakoabdominal).

Die zusätzliche Abrechnung des SE 11.01 (Entfernung der Lymphknoten aus dem Retroperitonealraum) ist nicht möglich, da die Lymphknotenentfernung im Leistungsumfang des SE 13.06 enthalten ist und der Eingriff über einen gemeinsamen Zugang erfolgt (siehe Teil I und Tuschen/Quaas).

13. Folgelieferung 07/01

Gruppe 13: Operationen an den Harnorganen SE 13.07

Versorgung durch	Bewertungsrelation		
	Punkte Personal	Punkte Sachmittel	Gesamtpunkte
Hauptabteilung	5.340	2.020	7.360
Belegoperateur	3.340	2.020	5.360
Belegoperateur und Beleganästhesist	2.030	2.020	4.050

Operation: Operative Bildung eines kontinenten Harnreservoirs

ICD-10 (V2.0):

OPS-301 (V2.0):

Kutane Harnableitung mit Darmreservoir (kontinentes Stoma)
Anlegen eines Ileumreservoirs
5-566.00 Offen chirurgisch
5-566.01 Laparoskopisch
5-566.0x Sonstige
5-566.0y N. n. bez.
Anlegen eines Ileozäkalreservoirs
5-566.10 Offen chirurgisch
5-566.11 Laparoskopisch
5-566.1x Sonstige
5-566.1y N. n. bez.
Anlegen eines Kolonreservoirs
5-566.20 Offen chirurgisch
5-566.21 Laparoskopisch
5-566.2x Sonstige
5-566.2y N. n. bez.
Anlegen eines Magenreservoirs
5-566.30 Offen chirurgisch
Umwandlung einer anderen supravesikalen Harnableitung in eine Harnableitung mit Darmreservoir
5-566.90 Offen chirurgisch
5-566.91 Laparoskopisch
5-566.9x Sonstige
5-566.9y N. n. bez.

13. Folgelieferung 07/01

	Interne Harnableitung über den Darm
5-567.1	Ureterosigmoideostomie mit Reservoirbildung aus Dickdarm, offen chirurgisch
5-567.2	Ureterosigmoideostomie mit Reservoirbildung aus Dickdarm, laparoskopisch
5-567.3	Ureterosigmoideostomie mit Reservoirbildung aus Dünndarm, offen chirurgisch
5-567.4	Ureterosigmoideostomie mit Reservoirbildung aus Dünndarm, laparoskopisch
	Ersatz der Harnblase
	Rekonstruktion mit Ileum
5-577.00	Offen chirurgisch
5-577.01	Laparoskopisch
5-577.0x	Sonstige
5-577.0y	N. n. bez.
	Rekonstruktion mit Kolon
5-577.10	Offen chirurgisch
5-577.11	Laparoskopisch
5-577.1x	Sonstige
5-577.1y	N. n. bez.
	Rekonstruktion mit Ileozäkum
5-577.20	Offen chirurgisch
5-577.21	Laparoskopisch
5-577.2x	Sonstige
5-577.2y	N. n. bez.
	Rekonstruktion mit Magen
5-577.30	Offen chirurgisch
5-577.31	Laparoskopisch
5-577.3x	Sonstige
5-577.3y	N. n. bez.
	Umwandlung einer anderen supravesikalen Harnableitung in eine Ersatzharnblase
5-577.40	Offen chirurgisch
5-577.41	Laparoskopisch
5-577.4x	Sonstige
5-577.4y	N. n. bez.
	Andere plastische Rekonstruktion der Harnblase
	Augmentation der Harnblase
5-578.60	Offen chirurgisch
5-578.61	Laparoskopisch
5-578.6x	Sonstige
5-578.6y	N. n. bez.

13. Folgelieferung 07/01

Gruppe 13: Operationen an den Harnorganen SE 13.07

Kommentierung:

Das SE 13.07 ist vorgesehen für die **Bildung einer künstlichen kontinenten Harnblase** (= mit Reservoirfunktion). Die Kunstblase kann dabei aus einem Teil des Dünndarms (Ileumreservoir), aus dem Übergang von Dünndarm und Dickdarm (Ileozäkalreservoir), einem Teil des Dickdarms (Kolonreservoir) oder durch die Umwandlung einer zuvor künstlich gebildeten Harnableitung über die Haut in eine Harnableitung mit einem Darmreservoir gebildet werden. Es versteht sich von selbst, dass die operative Einpflanzung eines oder mehrerer Harnleiter in das Reservoir im Leistungsumfang der Pauschale enthalten ist und nicht zusätzlich über ein Sonderentgelt (SE 13.01 bzw. SE 13.02) abgerechnet werden kann.

Gleichfalls unter dem SE werden Operationen abgerechnet, bei denen eine künstliche Harnblase durch ein Stück Dünndarm, einen Teil des Dickdarms, einen Teil des Ileozäkums (= Übergangsbereich vom Dünndarm zum Dickdarm) oder einen Teil des Magens konstruiert wird.

Die Urinausscheidung erfolgt in diesen Fällen über den natürlichen Weg, weil die künstliche Blase mit der Harnröhre verbunden wird.

In gleicher Weise wird die Umwandlung einer bestehenden künstlichen Harnableitung über die Haut in eine der zuvor genannten Formen der Ersatzharnblasen über dieses SE erfasst.

Ebenfalls unter diesem SE abgerechnet wird die Augmentation der Harnblase als eine Form der plastischen Rekonstruktion (= Vergrößerung der Harnblase).

Auf Grund der überarbeiteten Zuordnung von Operations-Schlüsseln nach OPS-301 Version 2.0 (s. o.) zum SE 13.07 ändern sich die Vorgaben für die Dokumentation. Die Veränderungen bei den zugeordneten Schlüsseln erlauben u. a. eine Unterscheidung, ob der Eingriff offen-chirurgisch oder laparoskopisch durchgeführt wurde.

Gruppe 13: Operationen an den Harnorganen SE 13.08

Versorgung durch	Bewertungsrelation		
	Punkte Personal	Punkte Sachmittel	**Gesamt-punkte**
Hauptabteilung	1.190	360	1.550
Belegoperateur	780	360	1.140
Belegoperateur und Beleganästhesist	450	360	810

Operation: Inkontinenz-OP ohne Hysterektomie (Plastische Operation zur Behebung der Harninkontinenz der Frau)

ICD-10 (V2.0):

13. Folgelieferung 07/01

OPS-301 (V2.0):

5-592 Raffung des urethrovesikalen Überganges

Transvaginale Suspensionsoperation [Zügeloperation]

Mit autogenem Material

5-593.00 Levatorplastik
5-593.01 Pubokokzygeusplastik
5-593.02 Faszienzügelplastik
5-593.0x Sonstige
5-593.0y N. n. bez.

Mit allogenem Material

5-593.10 Dura
5-593.11 Faszie
5-593.1x Sonstige
5-593.1y N. n. bez.
5-593.2 Mit alloplastischem Material
5-593.x Sonstige
5-593.y N. n. bez.

Suprapubische (urethrovesikale) Zügeloperation [Schlingenoperation]

5-594.0 Mit Faszie
5-594.1 Mit Muskulatur
5-594.2 Mit Dura
5-594.3 Mit alloplastischem Material
5-594.x Sonstige
5-594.y N. n. bez.

	Abdominale retropubische und paraurethrale Suspensionsoperation
5-595.0	Urethropubopexie (z.B. nach Marshall-Marchetti-Krantz)
5-595.1	Urethrokolposuspension (z.B. nach Burch)
5-595.2	Urethrokolposuspension mit lateraler Fixation der Scheide
5-595.3	Paraurethrale Nadelsuspension (z.B. nach Stamey-Pereyra, nach Raz)
5-595.x	Sonstige
5-595.y	N. n. bez.

Gruppe 13: Operationen an den Harnorganen SE 13.08

Kommentierung:

Das SE 13.08 beschreibt Eingriffe zur Behandlung der **Inkontinenz** (= Blasenschwäche) **der Frau.** Dabei sind folgende Eingriffe erfasst: Die Raffung des Blasenauslasses, die operative Anhebung des Blasen-Harnröhren-Übergangs, das Anlegen eines Zügels aus Sehnenstreifen, Muskulatur, harter Hirnhaut oder körperfremdem Material sowie andere unterstützende Operationen.

Auf Grund der überarbeiteten Zuordnung von Operations-Schlüsseln nach OPS-301 Version 2.0 (s. o.) zum SE 13.08 ändern sich die Vorgaben für die Dokumentation. Bei der Überarbeitung des OPS-301 von der Version 1.1 zur Version 2.0 hat sich bei einigen Schlüsseln insofern eine Veränderung ergeben, als die inhaltliche Beschreibung einem anderen Schlüssel zugeordnet wurde. Die Veränderungen ändern nichts Wesentliches am Umfang des SE.

13. Folgelieferung 07/01

Gruppe 13: Operationen an den Harnorganen

SE 13.091

Versorgung durch	Bewertungsrelation		
	Punkte Personal	Punkte Sachmittel	Gesamtpunkte
Hauptabteilung	2.990	3.530	6.520

Operation: Nierentransplantation bei postmortaler Organspende

ICD-10 (V2.0):

OPS-301 (V2.0):

Nierentransplantation

5-555.1 Allogen, Leichenniere

5-555.2 Syngen

13. Folgelieferung 07/01

Gruppe 13: Operationen an den Harnorganen

SE 13.092

Versorgung durch	Bewertungsrelation		
	Punkte Personal	Punkte Sachmittel	Gesamtpunkte
Hauptabteilung	2.990	14.240	17.230

Operation: ***Nierentransplantation bei Lebendorganspende inkl. aller mit der Organbeschaffung beim Organspender verbundenen Kosten***

ICD-10 (V2.0):

OPS-301 (V2.0):

Nierentransplantation

5-555.0 Allogen, Lebendspender
5-555.2 Syngen

Gruppe 14: Operationen an den männlichen Geschlechtsorganen SE 14.01

Versorgung durch	Bewertungsrelation		
	Punkte Personal	Punkte Sachmittel	Gesamt-punkte
Hauptabteilung	710	200	910
Belegoperateur	510	200	710
Belegoperateur und Beleganästhesist	370	200	570

Operation: Varikozelenoperation, offen-chirurgisch

ICD-10 (V2.0):

OPS-301 (V2.0):

Operative Behandlung einer Varikozele und einer Hydrocele funiculi spermatici

5-630.0 Sklerosierung der V. spermatica, skrotal
5-630.1 Resektion der V. spermatica (und A. spermatica) [Varikozelenoperation], inguinal
5-630.2 Resektion der V. spermatica (und A. spermatica) [Varikozelenoperation], lumbal
5-630.3 Resektion der V. spermatica (und A. spermatica) [Varikozelenoperation], abdominal, offen chirurgisch
5-630.4 Resektion der V. spermatica (und A. spermatica) [Varikozelenoperation], abdominal, laparoskopisch

13. Folgelieferung 07/01

Gruppe 14: Operationen an den männlichen Geschlechtsorganen SE 14.01

Kommentierung:

Das SE 14.01 korrespondiert mit der FP 14.03.

Mit dem SE 14.01 werden **Varikozelenoperationen** (= Krampfaderoperationen am Hoden) erfasst.

Dabei können unterschiedliche Verfahren zur Anwendung kommen, denen das **offen-chirurgische Vorgehen** gemeinsam ist: Die Sklerosierung (= Verödung) der Vena spermatica (= Hodenvene) über einen Schnitt am Hodensack (OPS 5-630.0), die Resektion (= Entfernung) der Vena spermatica über einen Schnitt in der Leiste (OPS 5-630.1), die Resektion über einen lumbalen Zugang (= Schnitt in der Flanke, OPS 5-630.2), die Resektion über einen Bauchschnitt (= abdominal, OPS 5-630.3) sowie die laparoskopische Resektion der Vena spermatica über einen abdominalen Zugang (OPS 5-630.4).

Erwähnt werden muss, dass auch Operationsverfahren existieren und unter diesem SE erfasst sind, bei denen die Arteria spermatica (= Hodenarterie) reseziert wird.

Der Begriff offen-chirurgisch wird in der Textdefinition dieses SE nicht ganz richtig auch für ein **laparoskopisches Verfahren** verwendet (OPS 5-630.4); er dient hier aber zur Abgrenzung von der perkutanen selektiven Embolisation (= Verschluss der abführenden Vene über eine Punktion des Gefäßes).

Die offen-chirurgische Operation einer Varikozele lässt sich nicht mit einem SE 12.20 (Operation eines Leisten- oder Schenkelbruches) gemeinsam abrechnen, wenn der Eingriff auf der gleichen Seite durchgeführt wird (da gemeinsamer operativer Zugang, siehe Teil I und Tuschen/Quaas).

13. Folgelieferung 07/01

Gruppe 14: Operationen an den männlichen Geschlechtsorganen SE 14.02

Versorgung durch	Bewertungsrelation		
	Punkte Personal	Punkte Sachmittel	Gesamt-punkte
Hauptabteilung	800	270	1.070
Belegoperateur	530	270	800
Belegoperateur und Beleganästhesist	320	270	590

Operation: Leistenhodenoperation, einseitig

ICD-10 (V2.0):

OPS-301 (V2.0):

Orchidopexie

5-624.0 Mit Funikulolyse, einseitig

Gruppe 14: Operationen an den männlichen Geschlechtsorganen SE 14.02

Kommentierung:

Das SE 14.02 ist vorgesehen für eine (**einseitige**) Operation zur **Mobilisierung und Tieferverlagerung eines in der Leiste steckengebliebenen Hodens:** OPS 5-624.0.

Die offen-chirurgische Operation eines Leistenhodens lässt sich nicht mit einem SE 12.20 (Operation eines Leisten- oder Schenkelbruches) gemeinsam abrechnen, wenn der Eingriff auf der gleichen Seite durchgeführt wird (da gemeinsamer operativer Zugang, siehe Teil I und Tuschen/Quaas).

13. Folgelieferung 07/01

Gruppe 14: Operationen an den männlichen Geschlechtsorganen SE 14.03

Versorgung durch	Bewertungsrelation		
	Punkte Personal	Punkte Sachmittel	Gesamt-punkte
Hauptabteilung	885	360	1.245
Belegoperateur	580	360	940
Belegoperateur und Beleganästhesist	330	360	690

Operation: Leistenhodenoperation, beidseitig

ICD-10 (V2.0):

OPS-301 (V2.0):

Orchidopexie

5-624.1 Mit Funikulolyse, beidseitig

Gruppe 14: Operationen an den männlichen Geschlechtsorganen SE 14.03

Kommentierung:

Das SE 14.03 ist vorgesehen für eine **beidseitige** Operation zur **Mobilisierung und Tieferverlagerung der in der Leiste steckengebliebenen Hoden:** OPS 5-624.1.

Die Leistenhodenoperation beidseits lässt sich nicht mit dem SE 12.20 (Operation eines Leisten- oder Schenkelbruches) zusammen abrechnen, da ein gemeinsamer operativer Zugang vorliegt (siehe Teil I und Tuschen/ Quaas).

Gruppe 14: Operationen an den männlichen Geschlechtsorganen SE 14.04

Versorgung durch	Bewertungsrelation		
	Punkte Personal	Punkte Sachmittel	Gesamtpunkte
Hauptabteilung	1.670	600	2.270
Belegoperateur	1.060	600	1.660
Belegoperateur und Beleganästhesist	760	600	1.360

Operation: Entfernung eines Prostataadenoms, offen-chirurgisch

ICD-10 (V2.0):

OPS-301 (V2.0):

Offen chirurgische Exz. und Destruktion von Prostatagewebe

5-603.0 Suprapubisch-transvesikal
5-603.1 Retropubisch
5-603.2 Perineal
5-603.x Sonstige
5-603.y N. n. bez.

Gruppe 14: Operationen an den männlichen Geschlechtsorganen SE 14.04

Kommentierung:

Das SE 14.04 korrespondiert mit der FP 14.01.

Mit dem SE 14.04 wird die **offen-chirurgische Entfernung eines Prostataadenoms** (= gutartige Geschwulst der Vorsteherdrüse) abgerechnet. In der Anlage 2 zur BPflV ist diesem Sonderentgelt nur ein vierstelliger OPS-Code zugeordnet: OPS 5-603. Für die Abrechnung ist ein fünfstelliger Schlüssel zu dokumentieren. Der OPS 5-603.0 definiert die relativ häufige Entfernung des Prostataadenoms über einen Bauchschnitt. Andere, seltenere Eingriffe werden auf der fünften Stelle mit den Zeichen 1, 2, x, y dokumentiert.

Sollten die Bedingungen für die Abrechnung des SE 14.04 statt der korrespondierenden FP 14.01 grundsätzlich gegeben sein, so ist es unerheblich, wenn präoperativ oder als „Zufallsbefund" ein Prostatakarzinom festgestellt wurde und dies keinen wesentlichen Einfluß auf das operative Vorgehen gehabt hat.

13. Folgelieferung 07/01

Gruppe 14: Operationen an den männlichen Geschlechtsorganen **SE 14.05**

Versorgung durch	Bewertungsrelation		
	Punkte Personal	Punkte Sachmittel	**Gesamtpunkte**
Hauptabteilung	820	440	1.260
Belegoperateur	610	440	1.050
Belegoperateur und Beleganästhesist	400	440	840

Operation: Transurethrale Elektroresektion der Prostata

ICD-10 (V2.0):

OPS-301 (V2.0):

	Transurethrale Exz. und Destruktion von Prostatagewebe
5-601.0	Elektroresektion
5-601.1	Elektroresektion mit Trokarzystostomie

Gruppe 14: Operationen an den männlichen Geschlechtsorganen SE 14.05

Kommentierung:

Das SE 14.05 korrespondiert mit der FP 14.02.

Mit dem SE 14.05 wird die **transurethrale Elektroresektion der Prostata** (= Vorsteherdrüse) abgerechnet. Dabei wird die Wucherung der Drüse mit einer elektrischen Schlinge durch ein in die Harnröhre eingeführtes Endoskop abgehobelt. Eine dabei gelegentlich erforderliche zusätzliche Punktion der Harnblase (= Trokarzystostomie) ist im Leistungsumfang des SE enthalten.

Für die Abrechnung dieses SE ist es unerheblich, ob eine gutartige oder eine bösartige Veränderung des Organs vorliegt.

13. Folgelieferung 07/01

Gruppe 14: Operationen an den männlichen Geschlechtsorganen **SE 14.06**

Versorgung durch	Bewertungsrelation		
	Punkte Personal	Punkte Sachmittel	Gesamtpunkte
Hauptabteilung	3.000	1.350	4.350
Belegoperateur	1.900	1.350	3.250
Belegoperateur und Beleganästhesist	1.100	1.350	2.450

Operation: Radikaloperation des Prostatacarcinoms (radikale Prostataektomie), einschl. Entfernung der Samenblasen und Samenleiter sowie der pelvinen Lymphknoten

ICD-10 (V2.0):

13. Folgelieferung 07/01

OPS-301 (V2.0):

Radikale Prostatovesikulektomie
Retropubisch
5-604.02 Mit regionaler Lymphadenektomie
Retropubisch, gefäß- und nervenerhaltend
5-604.12 Mit regionaler Lymphadenektomie

Gruppe 14: Operationen an den männlichen Geschlechtsorganen SE 14.06

Kommentierung:

Das SE 14.06 dient der Abrechnung von Eingriffen zur **Radikaloperation des Prostatakarzinoms** (= bösartige Geschwulst der Vorsteherdrüse).

Dabei ist die Entfernung der Samenblasen, der Samenleiter sowie die Entfernung der Lymphknoten aus dem Becken eingeschlossen. Es wird zwischen potenzerhaltenden (OPS 5-604.1) und nicht potenzerhaltenden Eingriffen (OPS 5-604.0) unterschieden.

Gruppe 15: Operationen an den weiblichen Geschlechtsorganen SE 15.01

Versorgung durch	Bewertungsrelation		
	Punkte Personal	Punkte Sachmittel	Gesamtpunkte
Hauptabteilung	1.370	450	1.820
Belegoperateur	890	450	1.340
Belegoperateur und Beleganästhesist	590	450	1.040

Operation: Hysterektomie mit vorderer und hinterer Scheidenraffung

ICD-10 (V2.0):

OPS-301 (V2.0):

Uterusexstirpation [Hysterektomie]
Ohne Salpingoovarektomie
5-683.00 Offen chirurgisch (abdominal)
5-683.01 Vaginal
5-683.02 Vaginal, laparoskopisch assistiert
5-683.03 Endoskopisch (laparoskopisch)
5-683.04 Umsteigen endoskopisch – offen chirurgisch
5-683.05 Umsteigen vaginal – offen chirurgisch
5-683.0x Sonstige
5-683.0y N. n. bez.
Mit Salpingoovarektomie, einseitig
5-683.10 Offen chirurgisch (abdominal)
5-683.11 Vaginal
5-683.12 Vaginal, laparoskopisch assistiert
5-683.13 Endoskopisch (laparoskopisch)
5-683.14 Umsteigen endoskopisch – offen chirurgisch
5-683.15 Umsteigen vaginal – offen chirurgisch
5-683.1x Sonstige
5-683.1y N. n. bez.
Mit Salpingoovarektomie, beidseitig
5-683.20 Offen chirurgisch (abdominal)
5-683.21 Vaginal
5-683.22 Vaginal, laparoskopisch assistiert
5-683.23 Endoskopisch (laparoskopisch)
5-683.24 Umsteigen endoskopisch – offen chirurgisch
5-683.25 Umsteigen vaginal – offen chirurgisch
5-683.2x Sonstige

5-683.2y N. n. bez.
5-683.3 Mit ausgedehnter retroperitonealer Präparation
5-683.x Sonstige

jeweils kombiniert mit:

Vaginale Kolporrhaphie und Beckenbodenplastik

5-704.2 Vorder- und Hinterwandplastik

Gruppe 15: Operationen an den weiblichen Geschlechtsorganen SE 15.01

Kommentierung:

Das SE 15.01 korrespondiert mit der FP 15.01.

Das SE 15.01 ist vorgesehen für die **Hysterektomie** (= Gebärmutterentfernung) inklusive einer **vorderen und hinteren Scheidenraffung**. Bei der Dokumentation der Operation sind zwei OPS-Codes entsprechend den beiden geforderten Teileingriffen notwendig:

1. OPS 5-683 (Uterusexstirpation = Gebärmutterentfernung). Dabei ist es für die Abrechnung unerheblich, ob die Entfernung der Gebärmutter offen-chirurgisch von abdominal oder vaginal (= vom Bauch oder von der Scheide her) oder laparoskopisch erfolgt ist. Ebenso ist ein „Umsteigen" vom laparoskopischen auf ein offen-chirurgisches Verfahren oder ein „Umsteigen" von einem vaginalen auf ein abdominales Verfahren in der Leistungsbeschreibung eingeschlossen.
2. OPS 5-704.2, die für die Behandlung von Senkungsbeschwerden und ggf. der Harninkontinenz notwendige vordere **und** hintere Scheidenraffung.

Auf Grund der überarbeiteten Zuordnung von Operations-Schlüsseln nach OPS-301 Version 2.0 (s. o.) zum SE 15.01 ändern sich die Vorgaben für die Dokumentation. Die neu zugeordneten Schlüssel erlauben eine Unterscheidung, ob der Eingriff offen-chirurgisch, vaginal (= von der Scheide her), vaginal-laparoskopisch assistiert oder endoskopisch durchgeführt wurde. Mit anderen Schlüsseln können die jeweiligen sog. „Umsteigeoperationen" vom laparoskopischen zum offen-chirurgischen Eingriff dokumentiert werden.

Die zusätzliche Abrechnung der SE 15.03 (= Ovarektomie, Salpingektomie, einseitig), SE 15.04 (Ovarektomie, Salpingektomie, beidseitig), SE 12.16 (Appendektomie, offen-chirurgisch) und des SE 12.17 (Appendektomie, laparoskopisch, sofern bei der Hysterektomie laparoskopisch operiert wurde) ist nicht möglich, da der Eingriff über einen gemeinsamen operativen Zugang erfolgt (siehe Teil I und Tuschen/Quaas).

13. Folgelieferung 07/01

Gruppe 15: Operationen an den weiblichen Geschlechtsorganen SE 15.02

Versorgung durch	Bewertungsrelation		
	Punkte Personal	Punkte Sachmittel	Gesamt-punkte
Hauptabteilung	1.290	420	1.710
Belegoperateur	850	420	1.270
Belegoperateur und Beleganästhesist	560	420	980

Operation: Hysterektomie

ICD-10 (V2.0):

OPS-301 (V2.0):

Uterusexstirpation [Hysterektomie]
Ohne Salpingoovarektomie
5-683.00 Offen chirurgisch (abdominal)
5-683.01 Vaginal
5-683.02 Vaginal, laparoskopisch assistiert
5-683.03 Endoskopisch (laparoskopisch)
5-683.04 Umsteigen endoskopisch – offen chirurgisch
5-683.05 Umsteigen vaginal – offen chirurgisch
5-683.0x Sonstige
5-683.0y N. n. bez.
Mit Salpingoovarektomie, einseitig
5-683.10 Offen chirurgisch (abdominal)
5-683.11 Vaginal
5-683.12 Vaginal, laparoskopisch assistiert
5-683.13 Endoskopisch (laparoskopisch)
5-683.14 Umsteigen endoskopisch – offen chirurgisch
5-683.15 Umsteigen vaginal – offen chirurgisch
5-683.1x Sonstige
5-683.1y N. n. bez.
Mit Salpingoovarektomie, beidseitig
5-683.20 Offen chirurgisch (abdominal)
5-683.21 Vaginal
5-683.22 Vaginal, laparoskopisch assistiert
5-683.23 Endoskopisch (laparoskopisch)
5-683.24 Umsteigen endoskopisch – offen chirurgisch
5-683.25 Umsteigen vaginal – offen chirurgisch
5-683.2x Sonstige

13. Folgelieferung 07/01

5-683.2y N. n. bez.
5-683.3 Mit ausgedehnter retroperitonealer Präparation
5-683.x Sonstige

Gruppe 15: Operationen an den weiblichen Geschlechtsorganen SE 15.02

Kommentierung:

Das SE 15.02 korrespondiert mit der FP 15.02.

Das SE 15.02 beschreibt die operative Entfernung der **Gebärmutter** (Hysterektomie, Uterusexstirpation).

Für die Abrechnung dieses SE ist es unerheblich, auf welche Art, laparoskopisch oder offen-chirurgisch, und auf welchem Weg, von abdominal oder von vaginal (= vom Bauch oder von der Scheide her), der Eingriff vorgenommen wurde. „Umsteigeoperationen" von laparoskopisch zu offen-chirurgisch oder von vaginalem zu abdominalem Zugang sind von dem Sonderentgelt gleichermaßen erfasst.

Auf Grund der überarbeiteten Zuordnung von Operations-Schlüsseln nach OPS-301 Version 2.0 (s. o.) zum SE 15.02 ändern sich die Vorgaben für die Dokumentation. Die neu zugeordneten Schlüssel erlauben eine Unterscheidung, ob der Eingriff offen-chirurgisch, vaginal (= von der Scheide her), vaginal-laparoskopisch assistiert oder endoskopisch durchgeführt wurde. Mit anderen Schlüsseln können die jeweiligen sog. „Umsteigeoperationen" vom laparoskopischen zum offen-chirurgischen Eingriff dokumentiert werden.

Die zusätzliche Abrechnung der SE 15.03 (Ovarektomie, Salpingektomie, einseitig), SE 15.04 (Ovarektomie, Salpingektomie, beidseitig), SE 12.16 (Appendektomie, offen-chirurgisch) und des SE 12.17 (Appendektomie, laparoskopisch, sofern bei der Hysterektomie laparoskopisch operiert wurde) ist nicht möglich, da der Eingriff über einen gemeinsamen operativen Zugang erfolgt (siehe Teil I und Tuschen/Quaas).

Die Kombination des SE 15.02 (Hysterektomie) mit dem SE 13.08 (Inkontinenzoperation ohne Hysterektomie) wäre nur dann möglich, wenn die für eine kombinierte Abrechnung geforderten zwei unterschiedlichen Zugangswege über den OPS-Code dokumentiert werden könnten: Hysterektomie von vaginal (= von der Scheide her) und Inkontinenzoperation über einen Bauchschnitt (= abdominal). Zwar enthält die OPS-Klassifikation den entsprechenden Schlüssel, die Information über den Zugangsweg ist aber auf der für die Dokumentation der Leistung nicht geforderten 6. Stelle codiert, so dass im Rahmen der Abrechnung gegenwärtig keine eindeutige Dokumentation möglich ist. Damit ist die kombinierte Abrechnung zum gegenwärtigen Zeitpunkt nicht möglich.

13. Folgelieferung 07/01

Gruppe 15: Operationen an den weiblichen Geschlechtsorganen SE 15.03

Versorgung durch	Bewertungsrelation		
	Punkte Personal	Punkte Sachmittel	Gesamtpunkte
Hauptabteilung	1.330	380	1.710
Belegoperateur	890	380	1.270
Belegoperateur und Beleganästhesist	550	380	930

Operation: Ovarektomie und/oder Salpingektomie, einseitig

ICD-10 (V2.0):

OPS-301 (V2.0):

Ovariektomie
Partiell, einseitig
5-652.00 Offen chirurgisch (abdominal)
5-652.01 Vaginal, laparoskopisch assistiert
5-652.02 Endoskopisch (laparoskopisch)
5-652.03 Umsteigen endoskopisch– offen chirurgisch
5-652.04 Umsteigen vaginal – offen chirurgisch
5-652.0x Sonstiges
5-652.0y N. n. bez.
Total, einseitig
5-652.20 Offen chirurgisch (abdominal)
5-652.21 Vaginal, laparoskopisch assistiert
5-652.22 Endoskopisch (laparoskopisch)
5-652.23 Umsteigen endoskopisch–- offen chirurgisch
5-652.24 Umsteigen vaginal – offen chirurgisch
5-652.2x Sonstiges
5-652.2y N. n. bez.
Restovariektomie
5-652.40 Offen chirurgisch (abdominal)
5-652.41 Vaginal, laparoskopisch assistiert
5-652.42 Endoskopisch (laparoskopisch)
5-652.43 Umsteigen endoskopisch – offen chirurgisch
5-652.44 Umsteigen vaginal – offen chirurgisch
5-652.4x Sonstiges
5-652.4y N. n. bez.

13. Folgelieferung 07/01

	Salpingoovariektomie
	Einseitig
5-653.00	Offen chirurgisch (abdominal)
5-653.01	Vaginal, laparoskopisch assistiert
5-653.02	Endoskopisch (laparoskopisch)
5-653.03	Umsteigen endoskopisch – offen chirurgisch
5-653.04	Umsteigen vaginal – offen chirurgisch
5-653.0x	Sonstiges
5-653.0y	N. n. bez.
	Salpingektomie
	Partiell, einseitig
5-661.00	Offen chirurgisch (abdominal)
5-661.01	Vaginal, laparoskopisch assistiert
5-661.02	Endoskopisch (laparoskopisch)
5-661.03	Umsteigen endoskopisch – offen chirurgisch
5-661.04	Umsteigen vaginal – offen chirurgisch
5-661.0x	Sonstiges
5-661.0y	N. n. bez.
	Total, einseitig
5-661.20	Offen chirurgisch (abdominal)
5-661.21	Vaginal, laparoskopisch assistiert
5-661.22	Endoskopisch (laparoskopisch)
5-661.23	Umsteigen endoskopisch – offen chirurgisch
5-661.24	Umsteigen vaginal – offen chirurgisch
5-661.2x	Sonstiges
5-661.2y	N. n. bez.
	Restsalpingektomie
5-661.40	Offen chirurgisch (abdominal)
5-661.41	Vaginal, laparoskopisch assistiert
5-661.42	Endoskopisch (laparoskopisch)
5-661.43	Umsteigen endoskopisch – offen chirurgisch
5-661.44	Umsteigen vaginal – offen chirurgisch
5-661.4x	Sonstiges
5-661.4y	N. n. bez.

13. Folgelieferung 07/01

Gruppe 15: Operationen an den weiblichen Geschlechtsorganen SE 15.03

Kommentierung:

Das SE 15.03 beschreibt die vollständige Entfernung **eines Eierstockes** (= Ovar) und/oder eines **Eileiters** (= Salpinx) bzw. der nach einer vorangegangenen Operation verbliebenen Reste dieser Organe.

Der operative Zugang spielt für die Abrechnung des SE keine Rolle. Damit sind alle Eingriffe, die auf offen-chirurgischem oder laparoskopischem Weg durchgeführt wurden und auch die, bei denen ein „Umsteigen" vom laparoskopischen zum offen-chirurgischen Vorgehen erfolgte, unter diesem SE abzurechnen.

Auf Grund der überarbeiteten Zuordnung von Operations-Schlüsseln nach OPS-301 Version 2.0 (s. o.) zum SE 15.03 ändern sich die Vorgaben für die Dokumentation. Die neu zugeordneten Schlüssel erlauben eine Unterscheidung, ob der Eingriff offen-chirurgisch, vaginal (= von der Scheide her) -laparoskopisch assistiert oder endoskopisch durchgeführt wurde. Mit anderen Schlüsseln können die jeweiligen sog. „Umsteigeoperationen" vom laparoskopischen zum offen-chirurgischen Eingriff dokumentiert werden.

Die parallele Abrechnung der SE 12.16 bzw. SE 12.17 (Entfernung des Wurmfortsatzes, offen-chirurgisch bzw. laparoskopisch) ist nicht möglich. Gleiches gilt für die Kombination des SE 15.03 mit Eingriffen an der Gebärmutter und am Dickdarm, sofern ein einheitlicher operativer Zugang gewählt wurde (siehe Teil I und Tuschen/Quaas).

13. Folgelieferung 07/01

Gruppe 15: Operationen an den weiblichen Geschlechtsorganen SE 15.04

Versorgung durch	Bewertungsrelation		
	Punkte Personal	Punkte Sachmittel	Gesamt-punkte
Hauptabteilung	1.420	440	1.860
Belegoperateur	920	440	1.360
Belegoperateur und Beleganästhesist	560	440	1.000

Operation: Ovarektomie und/oder Salpingektomie, beidseitig

ICD-10 (V2.0):

OPS-301 (V2.0):

Ovariektomie
Partiell, beidseitig
5-652.10 Offen chirurgisch (abdominal)
5-652.11 Vaginal, laparoskopisch assistiert
5-652.12 Endoskopisch (laparoskopisch)
5-652.13 Umsteigen endoskopisch – offen chirurgisch
5-652.14 Umsteigen vaginal – offen chirurgisch
5-652.1x Sonstiges
5-652.1y N. n. bez.
Total, beidseitig
5-652.30 Offen chirurgisch (abdominal)
5-652.31 Vaginal, laparoskopisch assistiert
5-652.32 Endoskopisch (laparoskopisch)
5-652.33 Umsteigen endoskopisch – offen chirurgisch
5-652.34 Umsteigen vaginal – offen chirurgisch
5-652.3x Sonstiges
5-652.3y N. n. bez.
Salpingoovariektomie
Beidseitig
5-653.10 Offen chirurgisch (abdominal)
5-653.11 Vaginal, laparoskopisch assistiert
5-653.12 Endoskopisch (laparoskopisch)
5-653.13 Umsteigen endoskopisch – offen chirurgisch
5-653.14 Umsteigen vaginal – offen chirurgisch
5-653.1x Sonstiges
5-653.1y N. n. bez.

	Einseitige Ovariektomie mit bilateraler Salpingektomie
5-653.20	Offen chirurgisch (abdominal)
5-653.21	Vaginal, laparoskopisch assistiert
5-653.22	Endoskopisch (laparoskopisch)
5-653.23	Umsteigen endoskopisch - offen chirurgisch
5-653.24	Umsteigen vaginal - offen chirurgisch
5-653.2x	Sonstiges
5-653.2y	N. n. bez.
	Salpingektomie
	Partiell, beidseitig
5-661.10	Offen chirurgisch (abdominal)
5-661.11	Vaginal, laparoskopisch assistiert
5-661.12	Endoskopisch (laparoskopisch)
5-661.13	Umsteigen endoskopisch - offen chirurgisch
5-661.14	Umsteigen vaginal - offen chirurgisch
5-661.1x	Sonstiges
5-661.1y	N. n. bez.
	Total, beidseitig
5-661.30	Offen chirurgisch (abdominal)
5-661.31	Vaginal, laparoskopisch assistiert
5-661.32	Endoskopisch (laparoskopisch)
5-661.33	Umsteigen endoskopisch - offen chirurgisch
5-661.34	Umsteigen vaginal - offen chirurgisch
5-661.3x	Sonstiges
5-661.3y	N. n. bez.

13. Folgelieferung 07/01

Gruppe 15: Operationen an den weiblichen Geschlechtsorganen SE 15.04

Kommentierung:

Das SE 15.04 beschreibt die vollständige Entfernung **beider Eierstöcke** (= Ovarien) und/oder der **Eileiter** (= Salpingen) bzw. der nach einer vorangegangenen Operation verbliebenen Reste dieser Organe.

Der operative Zugang spielt für die Abrechnung des SE keine Rolle. Damit sind alle Eingriffe, die auf offen-chirurgischem oder laparoskopischem Weg durchgeführt wurden und auch die, bei denen ein „Umsteigen" vom laparoskopischen zum offen-chirurgischen Vorgehen erfolgte, unter diesem SE abzurechnen.

Auf Grund der überarbeiteten Zuordnung von Operations-Schlüsseln nach OPS-301 Version 2.0 (s. o.) zum SE 15.04 ändern sich die Vorgaben für die Dokumentation. Die neu zugeordneten Schlüssel erlauben eine Unterscheidung, ob der Eingriff offen-chirurgisch, vaginal (= von der Scheide her) -laparoskopisch assistiert oder endoskopisch durchgeführt wurde. Mit anderen Schlüsseln können die jeweiligen sog. „Umsteigeoperationen" vom laparoskopischen zum offen-chirurgischen Eingriff dokumentiert werden.

Die parallele Abrechnung der SE 12.16 bzw. SE 12.17 (Entfernung des Wurmfortsatzes, offen-chirurgisch bzw. laparoskopisch) ist nicht möglich. Gleiches gilt für die Kombination des SE 15.04 mit Eingriffen an der Gebärmutter und am Dickdarm, sofern ein einheitlicher operativer Zugang gewählt wurde (siehe Teil I und Tuschen/Quaas).

13. Folgelieferung 07/01

Gruppe 15: Operationen an den weiblichen Geschlechtsorganen SE 15.05

Versorgung durch	Bewertungsrelation		
	Punkte Personal	Punkte Sachmittel	Gesamt-punkte
Hauptabteilung	2.790	1.020	3.810
Belegoperateur	1.730	1.020	2.750
Belegoperateur und Beleganästhesist	1.040	1.020	2.060

Operation: Radikaloperation des Zervix- oder des Corpuscarcinoms, abdominal, mit Entfernung der regionären Lymphknoten

ICD-10 (V2.0):

OPS-301 (V2.0):

Uterusexstirpation [Hysterektomie]
5-683.4 Mit radikaler pelviner Lymphadenektomie
Radikale Uterusexstirpation
Mit pelviner Lymphadenektomie
5-685.10 Offen chirurgisch durch Längsschnitt-Laparotomie
5-685.11 Offen chirurgisch durch Querschnitt-Laparotomie
Mit paraaortaler Lymphadenektomie
5-685.20 Offen chirurgisch durch Längsschnitt-Laparotomie
5-685.21 Offen chirurgisch Querschnitt-Laparotomie
Mit pelviner und paraaortaler Lymphadenektomie
5-685.30 Offen chirurgisch durch Längsschnitt-Laparotomie
5-685.31 Offen chirurgisch Querschnitt-Laparotomie

Gruppe 15: Operationen an den weiblichen Geschlechtsorganen SE 15.05

Kommentierung:

Das SE 15.05 beschreibt die **radikale Entfernung der Gebärmutter** (= Uterus) bei Vorliegen eines Krebses des Gebärmutterhalses (= Zervix) bzw. des Gebärmutterkörpers (= Korpus) inklusive der Mitentfernung der im Becken gelegenen Lymphknoten und/oder der an der Hauptschlagader gelegenen Lymphknoten. Neu zugeordnet wurde ein Schlüssel, mit dem die radikale pelvine Lymphadenektomie dokumentiert werden kann.

Der operative Zugang über einen Bauchschnitt wird auf der sechsten Stelle der zugeordneten OPS-Codes dokumentiert.

Auf Grund der überarbeiteten Zuordnung von Operations-Schlüsseln nach OPS-301 Version 2.0 (s. o.) zum SE 15.05 ändern sich die Vorgaben für die Dokumentation. Bei der Überarbeitung des OPS-301 von der Version 1.1 zur Version 2.0 hat sich bei einigen Schlüsseln insofern eine Veränderung ergeben, als die inhaltliche Beschreibung einem anderen Schlüssel zugeordnet wurde. D. h., die inhaltliche Beschreibung eines vormaligen OPS „X“ findet sich nun unter einem neuen Operations-Schlüssel wieder.

Die parallele Abrechnung von Eingriffen am Wurmfortsatz oder an den Eierstöcken und/oder Eileitern über FP und SE ist nicht möglich (siehe Teil I und Tuschen/Quaas).

Gruppe 16: Geburten und geburtshilfliche Operationen SE 16.01

Versorgung durch	Bewertungsrelation		
	Punkte Personal	Punkte Sachmittel	Gesamtpunkte
Hauptabteilung	870	140	1.010
Hauptabteilung und Beleghebamme	330	140	470
Belegoperateur	590	140	730
Belegoperateur und Beleganästhesist	560	140	700
Belegoperateur und Beleghebamme	50	140	190
Belegoperateur, Beleganästhesist und Beleghebamme	30	140	170

Operation: Vaginale Entbindung von Einlingen

ICD-10 (V2.0):

OPS-301 (V2.0):

Zangenentbindung
5-720.0 Aus Beckenausgang
5-720.1 Aus Beckenmitte
5-720.x Sonstige
5-720.y N. n. bez.
5-724 Drehung des kindlichen Kopfes mit Zange
Extraktion bei Beckenendlage
5-725.0 Manuell
5-725.1 Instrumentell
5-725.2 Kombiniert manuell/instrumentell
5-725.x Sonstige
5-725.y N. n. bez.
Spontane und vaginale operative Entbindung bei Beckenendlage
5-727.0 Spontane Entbindung ohne Komplikationen
5-727.1 Assistierte Entbindung mit Spezialhandgriffen
5-727.2 Assistierte Entbindung mit Instrumentenhilfe
5-727.3 Kombinierte Entbindung mit Spezialhandgriffen und Instrumentenhilfe
5-727.x Sonstige
5-727.y N. n. bez.

13. Folgelieferung 07/01

	Vakuumentbindung
5-728.0	Aus Beckenausgang
5-728.1	Aus Beckenmitte
5-728.x	Sonstige
5-728.y	N.n.bez.
	Andere instrumentelle Entbindung
5-729.x	Sonstige
5-729.y	N.n.bez.
	Innere und kombinierte Wendung ohne und mit Extraktion
5-732.2	Mit Extraktion, ohne weitere Komplikationen
5-732.3	Mit Extraktion durch Zange am (nachfolgenden) Becken
5-732.4	Mit Extraktion bei sonstiger Komplikation
8-515	Partus mit Manualhilfe
9-260	Überwachung und Leitung einer normalen Geburt
9-261	Überwachung und Leitung einer Risikogeburt

13. Folgelieferung 07/01

Gruppe 16: Geburten und geburtshilfliche Operationen **SE 16.01**

Kommentierung:

Das SE 16.01 korrespondiert mit den FP 16.03, 16.041 und 16.061.

Das SE 16.01 ist vorgesehen für die **vaginale Entbindung** (= auf natürlichem Weg) von **Einlingen.** Dabei werden alle normalen und Risikogeburten erfasst, die ohne oder mit technisch apparativer Unterstützung auf vaginalem Weg erfolgen.

Da das gesamte Spektrum an Geburten auf natürlichem Weg und über Kaiserschnitt zum normalen Termin sowie als Frühgeburt usw. über verschiedene FP erfasst wird, kommt die Abrechnung des SE 16.01 nur in Frage, wenn die werdende Mutter wegen einer Erkrankung, die als Hauptleistung anzusehen ist, stationär behandelt wird. Zu denken ist zum Beispiel an eine hochschwangere Frau, die nach einer Schenkelhalsfraktur mit einer Endoprothese versorgt wird (FP 17.011) und anschließend entbindet.

Auf Grund der überarbeiteten Zuordnung von Operations-Schlüsseln nach OPS-301 Version 2.0 (s. o.) zum SE 16.01 ändern sich die Vorgaben für die Dokumentation. Bei der Überarbeitung des OPS-301 von der Version 1.1 zur Version 2.0 hat sich bei einigen Schlüsseln insofern eine Veränderung ergeben, als die inhaltliche Beschreibung einem anderen Schlüssel zugeordnet wurde. D. h., die inhaltliche Beschreibung eines vormaligen OPS „X" findet sich nun unter einem neuen Operations-Schlüssel wieder.

Die Abrechnung einer Schwangerschaftsunterbrechung über das SE 16.01 ist nicht möglich, da die entsprechenden OPS-Codes (OPS 5-75 ff.) nicht dem SE zugeordnet sind. Schwangerschaftsunterbrechungen werden gegenwärtig über tagesgleiche Pflegesätze abgerechnet.

Die Versorgung des Neugeborenen wird über die FP 16.01 bzw. FP 16.02 abgerechnet (siehe dort).

13. Folgelieferung 07/01

Gruppe 16: Geburten und geburtshilfliche Operationen SE 16.02

Versorgung durch	Bewertungsrelation		
	Punkte Personal	Punkte Sachmittel	Gesamt-punkte
Hauptabteilung	1.245	190	1.435
Hauptabteilung und Beleghebamme	610	190	800
Belegoperateur	810	190	1.000
Belegoperateur und Beleganästhesist	760	190	950
Belegoperateur und Beleghebamme	170	190	360
Belegoperateur, Beleganästhesist und Beleghebamme	120	190	310

Operation: Vaginale Entbindung von Mehrlingen

13. Folgelieferung 07/01

ICD-10 (V2.0):

OPS-301 (V2.0):

	Zangenentbindung
5-720.0	Aus Beckenausgang
5-720.1	Aus Beckenmitte
5-720.x	Sonstige
5-720.y	N. n. bez.
5-724	Drehung des kindlichen Kopfes mit Zange
	Extraktion bei Beckenendlage
5-725.0	Manuell
5-725.1	Instrumentell
5-725.2	Kombiniert manuell/instrumentell
5-725.x	Sonstige
5-725.y	N. n. bez.
	Spontane und vaginale operative Entbindung bei Beckenendlage
5-727.0	Spontane Entbindung ohne Komplikationen
5-727.1	Assistierte Entbindung mit Spezialhandgriffen
5-727.2	Assistierte Entbindung mit Instrumentenhilfe
5-727.3	Kombinierte Entbindung mit Spezialhandgriffen und Instrumentenhilfe
5-727.x	Sonstige
5-727.y	N. n. bez.

	Vakuumentbindung
5-728.0	Aus Beckenausgang
5-728.1	Aus Beckenmitte
5-728.x	Sonstige
5-728.y	N. n. bez.
	Andere instrumentelle Entbindung
5-729.x	Sonstige
5-729.y	N. n. bez.
	Innere und kombinierte Wendung ohne und mit Extraktion
5-732.5	Am zweiten Zwilling
8-515	Partus mit Manualhilfe
9-261	Überwachung und Leitung einer Risikogeburt

Gruppe 16: Geburten und geburtshilfliche Operationen

SE 16.02

Kommentierung:

Das SE 16.02 korrespondiert mit den FP 16.042 und 16.062.

Das SE 16.02 ist vorgesehen für die **vaginale Entbindung** (= auf natürlichem Weg) von **Mehrlingen.** Dabei werden alle Geburten erfasst, die ohne oder mit technisch apparativer Unterstützung auf vaginalem Weg erfolgen.

Da das gesamte Spektrum an Geburten auf natürlichem Weg und über Kaiserschnitt zum normalen Termin sowie als Frühgeburt usw. über verschiedene FP erfasst wird, kommt die Abrechnung des SE 16.02 nur in Frage, wenn die werdende Mutter wegen der Behandlung einer Erkrankung, die als Hauptleistung anzusehen ist, stationär behandelt wird. Zu denken ist zum Beispiel an eine hochschwangere Frau, die nach einer Schenkelhalsfraktur mit einer Endoprothese versorgt wird (FP 17.011) und anschließend entbindet.

Auf Grund der überarbeiteten Zuordnung von Operations-Schlüsseln nach OPS-301 Version 2.0 (s. o.) zum SE 16.02 ändern sich die Vorgaben für die Dokumentation. Bei der Überarbeitung des OPS-301 von der Version 1.1 zur Version 2.0 hat sich bei einigen Schlüsseln insofern eine Veränderung ergeben, als die inhaltliche Beschreibung einem anderen Schlüssel zugeordnet wurde. D. h., die inhaltliche Beschreibung eines vormaligen OPS „X" findet sich nun unter einem neuen Operations-Schlüssel wieder.

Die Abrechnung einer Schwangerschaftsunterbrechung über das SE 16.02 ist nicht möglich, da die entsprechenden OPS-Codes (OPS 5-75 ff.) nicht dem SE zugeordnet worden sind. Schwangerschaftsunterbrechungen werden gegenwärtig über tagesgleiche Pflegesätze abgerechnet.

Die Versorgung der Neugeborenen wird über die FP 16.01 bzw. FP 16.02 abgerechnet (siehe dort).

Gruppe 16: Geburten und geburtshilfliche Operationen SE 16.03

Versorgung durch	Bewertungsrelation		
	Punkte Personal	Punkte Sachmittel	**Gesamtpunkte**
Hauptabteilung	1.570	380	1.950
Hauptabteilung und Beleghebamme	975	380	1.355
Belegoperateur	1.150	380	1.530
Belegoperateur und Beleganästhesist	930	380	1.310
Belegoperateur und Beleghebamme	580	380	960
Belegoperateur, Beleganästhesist und Beleghebamme	360	380	740

Operation: Sectio

13. Folgelieferung 07/01

ICD-10 (V2.0):

OPS-301 (V2.0):

	Klassische Sectio caesarea
5-740.0	Primär
5-740.1	Sekundär
5-740.y	N. n. bez.
	Sectio caesarea, suprazervikal und korporal
5-741.0	Primär, suprazervikal
5-741.1	Sekundär, suprazervikal
5-741.2	Primär, korporal, T-Inz.
5-741.3	Sekundär, korporal, T-Inz.
5-741.4	Primär, korporal, Längsinzision
5-741.5	Sekundär, korporal, Längsinzision
5-741.x	Sonstige
5-741.y	N. n. bez.
	Sectio caesarea extraperitonealis
5-742.0	Primär
5-742.1	Sekundär
5-742.y	N. n. bez.
	Andere Sectio caesarea
5-749.0	Resectio
5-749.1	Sectio nach Miscaf-Ladach
5-749.x	Sonstige
5-749.y	N. n. bez.

Gruppe 16: Geburten und geburtshilfliche Operationen SE 16.03

Kommentierung:

Das SE 16.03 korrespondiert mit den FP 16.051, 16.052 bzw. den FP 16.071, 16.072.

Das SE 16.03 ist vorgesehen für **Schnittentbindungen** (= Sectio). Dabei ist unerheblich, ob die Schnittentbindung am Termin erfolgt oder nicht. Ebenso ist unerheblich, ob ein **Einling oder Mehrlinge** entbunden werden sowie ob es sich um eine primäre Sectio (geplante Sectio) oder eine sekundäre Sectio (Notfall-Sectio) gehandelt hat. Neu zugeordnet wurde ein Schlüssel, mit dem eine Resectio (= wiederholte Schnittentbindung) dokumentiert werden kann.

In der Anlage 2 zur BPflV ist nur der vierstellige OPS-Code angegeben. Daraus folgt, dass alle auf der fünften Stelle beschriebenen Leistungen abgerechnet werden können, wobei ein fünfstelliger OPS-Code für die Abrechnung zu dokumentieren ist.

Auf Grund der überarbeiteten Zuordnung von Operations-Schlüsseln nach OPS-301 Version 2.0 (s. o.) zum SE 16.03 ändern sich die Vorgaben für die Dokumentation (s. o.).

Die Versorgung des oder der Neugeborenen wird über die FP 16.01 bzw. FP 16.02 abgerechnet (siehe dort).

13. Folgelieferung 07/01

Gruppe 17: Operationen an den Bewegungsorganen **SE 17.01**

Versorgung durch	Bewertungsrelation		
	Punkte Personal	Punkte Sachmittel	Gesamt-punkte
Hauptabteilung	1.170	400	1.570
Belegoperateur	850	400	1.250
Belegoperateur und Beleganästhesist	550	400	950

Operation: Pseudarthrosen-Operation des Kahnbeines

ICD-10 (V2.0):

OPS-301 (V2.0):

Knochentransplantation und -transposition
Transplantation eines kortikospongiösen Spanes, autogen
5-784.1a Karpale
Osteosynthese von Knochen
5-786.0 Durch Schraube
jeweils kombiniert mit:
Exz. und Resektion von erkranktem Knochengewebe
Partielle Resektion mit Kontinuitätsdurchtrennung und mit Wiederherstellung der Kontinuität
5-782.4a Karpale

Gruppe 17: Operationen an den Bewegungsorganen SE 17.01

Kommentierung:

Das SE 17.01 ist vorgesehen für Operationen zur **Beseitigung von Scheingelenken** (= Pseudarthrosen) **des Kahnbeins** im Bereich der Handwurzel als Folge einer fehlverheilten Fraktur.

Zur Beschreibung der Leistung ist die Dokumentation von **zwei OPS-Codes** erforderlich. Dabei handelt es sich um die Resektion des Scheingelenkes und die Stabilisierung des Knochens durch einen körpereigenen Knochenspahn oder durch eine Schraube.

Auf Grund der überarbeiteten Zuordnung von Operations-Schlüsseln nach OPS-301 Version 2.0 (s. o.) zum SE 17.01 ändern sich die Vorgaben für die Dokumentation. Bei der Überarbeitung des OPS-301 von der Version 1.1 zur Version 2.0 hat sich bei einigen Schlüsseln insofern eine Veränderung ergeben, als die inhaltliche Beschreibung einem anderen Schlüssel zugeordnet wurde. In diesem Fall wurde im Rahmen der systematischen Überarbeitung der Klassifikation ein „Überkreuz-Tausch“ vorgenommen .

13. Folgelieferung 07/01

Gruppe 17: Operationen an den Bewegungsorganen SE 17.02

Versorgung durch	Bewertungsrelation		
	Punkte Personal	Punkte Sachmittel	**Gesamtpunkte**
Hauptabteilung	1.560	1.870	3.430
Belegoperateur	960	1.870	2.830
Belegoperateur und Beleganästhesist	510	1.870	2.380

Operation: Einbau eines künstlichen Oberarmkopfes

ICD-10 (V2.0):

OPS-301 (V2.0):

Implantation einer Endoprothese an Gelenken der oberen Extremität

5-824.0 Humeruskopfprothese

Gruppe 17: Operationen an den Bewegungsorganen SE 17.02

Kommentierung:

Das SE 17.02 beschreibt den **Einbau eines künstlichen Oberarmkopfes** (OPS 5-824.0).

Gruppe 17: Operationen an den Bewegungsorganen SE 17.03

Versorgung durch	Bewertungsrelation		
	Punkte Personal	Punkte Sachmittel	**Gesamtpunkte**
Hauptabteilung	1.530	2.070	3.600
Belegoperateur	1.010	2.070	3.080
Belegoperateur und Beleganästhesist	690	2.070	2.760

Operation: Einbau einer Hüftkopf-/Schaftprothese

ICD-10 (V2.0):

OPS-301 (V2.0):

	Implantation einer Endoprothese am Hüftgelenk
	Femurkopfprothese
5-820.30	Nicht zementiert
5-820.31	Zementiert
5-820.32	Hybrid (teilzementiert)
5-820.3y	N. n. bez.
	Duokopfprothese
5-820.40	Nicht zementiert
5-820.41	Zementiert
5-820.42	Hybrid (teilzementiert)
5-820.4y	N. n. bez.

Gruppe 17: Operationen an den Bewegungsorganen SE 17.03

Kommentierung:

Das SE 17.03 korrespondiert mit der FP 17.021.

Das SE 17.03 ist vorgesehen für die operative Versorgung mit einer **Hüftkopfschaftprothese**. Es wird **nur der Oberschenkelkopf** und nicht die Hüftgelenkspfanne im Beckenknochen durch ein Implantat ersetzt (Unterschied zur Totalendoprothese).

Die Art des Implantates (Femurkopfprothese oder Duokopfprothese = „Kopf-im-Kopf-Prothese“) und die Art der Fixierung im Knochen (zementiert, nicht zementiert) sind für die Abrechnung des SE unerheblich.

Auf Grund der überarbeiteten Zuordnung von Operations-Schlüsseln nach OPS-301 Version 2.0 (s. o.) zum SE 17.03 ändern sich die Vorgaben für die Dokumentation. Nun muss die Art der Fixierung des Implantates im Knochen (nicht zementiert, zementiert oder teilzementiert) dokumentiert werden.

13. Folgelieferung 07/01

Gruppe 17: Operationen an den Bewegungsorganen SE 17.04

Versorgung durch	Bewertungsrelation		
	Punkte Personal	Punkte Sachmittel	Gesamt-punkte
Hauptabteilung	1.685	2.610	4.295
Belegoperateur	990	2.610	3.600
Belegoperateur und Beleganästhesist	600	2.610	3.210

Operation: Wechsel einer Hüftkopf-/Schaftprothese

ICD-10 (V2.0):

OPS-301 (V2.0):

Revision, Wechsel und Entf. einer Endoprothese am Hüftgelenk
Wechsel einer Femurkopfprothese
5-821.11 In Femurkopfprothese zementiert und o. n. A.

Gruppe 17: Operationen an den Bewegungsorganen SE 17.04

Kommentierung:

Das SE 17.04 ist vorgesehen für den **Wechsel einer Hüftkopfschaftprothese.**

Dabei ist über den zugeordneten OPS-Code festgelegt, dass die neue implantierte Prothese durch Zement im Oberschenkelschaft fixiert wurde (OPS 5-821.11). Es wird nur die Oberschenkel-Schaftprothese und nicht die Hüftgelenkspfanne im Beckenknochen durch ein Implantat ersetzt (Unterschied zur Totalendoprothese). Das heißt, der isolierte Austausch des Prothesenkopfes, ohne Austausch des Prothesenschaftes, rechtfertigt nicht die Abrechnung dieses SE.

Gruppe 17: Operationen an den Bewegungsorganen SE 17.05

Versorgung durch	Bewertungsrelation		
	Punkte Personal	Punkte Sachmittel	**Gesamt-punkte**
Hauptabteilung	1.850	1.690	3.540
Belegoperateur	1.130	1.690	2.820
Belegoperateur und Beleganästhesist	700	1.690	2.390

Operation: Wechsel einer künstlichen Hüftpfanne

ICD-10 (V2.0):

OPS-301 (V2.0):

Revision, Wechsel und Entf. einer Endoprothese am Hüftgelenk
Wechsel einer Gelenkpfannenprothese

5-821.22 In Gelenkpfannenprothese, zementiert und o.n.A.
5-821.23 In Gelenkpfannenprothese, zementiert und o.n.A., mit Pfannenbodenaufbau
5-821.25 In Gelenkpfannenprothese zementiert und o.n.A., mit Wechsel des Aufsteckkopfes

Gruppe 17: Operationen an den Bewegungsorganen SE 17.05

Kommentierung:

Das SE 17.05 beschreibt den **Wechsel einer künstlichen Hüftpfanne.**

Dabei ist über den zugeordneten OPS 5-821.21 festgelegt, dass die Hüftpfanne durch Zement im Beckenknochen fixiert wurde. Im Leistungsumfang enthalten ist auch ein Pfannenbodenaufbau, d. h. die modellierende Vorbereitung des Beckenknochens für die Aufnahme der einzuzementierenden künstlichen Hüftpfanne (OPS 5-821.22).

Gruppe 17: Operationen an den Bewegungsorganen **SE 17.06**

Versorgung durch	Bewertungsrelation		
	Punkte Personal	Punkte Sachmittel	Gesamtpunkte
Hauptabteilung	1.460	2.355	3.815
Belegoperateur	960	2.360	3.320
Belegoperateur und Beleganästhesist	660	2.360	3.020

Operation: Einbau einer Hüftgelenks-Totalendoprothese bei geschlossener Schenkelhalsfraktur

13. Folgelieferung 07/01

ICD-10 (V2.0):

S72.00(f) Schenkelhalsfraktur: Teil nicht näher bezeichnet
S72.01(f) Schenkelhalsfraktur: Intraartikulär [medial]
S72.02(f) Schenkelhalsfraktur: (Proximale) Epiphyse, Epiphysenlösung
S72.03(f) Schenkelhalsfraktur: Subkapital
S72.04(f) Schenkelhalsfraktur: Mediozervikal
S72.05(f) Schenkelhalsfraktur: Basis
S72.08(f) Schenkelhalsfraktur: Sonstige Teile
S72.10(f) Femurfraktur: Trochantär, nicht näher bezeichnet
S72.11(f) Femurfraktur: Intertrochantär

OPS-301 (V2.0):

Implantation einer Endoprothese am Hüftgelenk
Totalendoprothese
5-820.00 Nicht zementiert
5-820.01 Zementiert
5-820.02 Hybrid (teilzementiert)
5-820.0y N. n. bez.
Totalendoprothese, Sonderprothese
5-820.20 Nicht zementiert
5-820.21 Zementiert
5-820.22 Hybrid (teilzementiert)
5-820.2y N. n. bez.

Gruppe 17: Operationen an den Bewegungsorganen **SE 17.06**

Kommentierung:

Das SE 17.06 korrespondiert mit der FP 17.011.

Das SE 17.06 ist für den Einbau einer **Hüftgelenkstotalendoprothese** nach einer **Schenkelhalsfraktur** (ICD S72.00) oder einer **pertrochantären Oberschenkelfraktur** (= Bruch im Bereich der Rollhügel; ICD S72.10) vorgesehen. Eine Besonderheit ist hier die fünfte Stelle des ICD-Schlüssels, auf der über die „0" dokumentiert wird, dass es sich um eine geschlossene (im Gegensatz zu einer offenen) Fraktur handelt.

Die **Dokumentation der Diagnose** ist bei diesem SE erforderlich, um den Eingriff abzugrenzen von dem Einsetzen einer Hüftgelenkstotalendoprothese bei Coxarthrose (SE 17.07 bzw. FP 17.06).

Es ist für die Abrechnung des SE unerheblich, ob die Endoprothese zementiert, teilzementiert oder zementlos eingebracht wird. Die in wenigen Einzelfällen medizinisch erforderlichen spezialgefertigten Endoprothesen (computergesteuert gefräste Prothesen u. a.; OPS 5-820.2) sind nach Auffassung der Arbeitsgruppe Entgeltsysteme des Bundesministeriums für Gesundheit ebenfalls über das SE 17.06 bzw. über die FP 17.01 abzurechnen. Spezial gefertigte Prothesen für die Versorgung einer tumorösen Zerstörung der Hüftknochen, die zu einer Fraktur geführt hat, werden ausschließlich über die (aufgrund der Abrechnung ohne SE) ungekürzten tagesgleichen Pflegesätze abgerechnet, da es sich nicht um eine Schenkelhalsfraktur im Sinne dieses SE, sondern um das eigenständige Krankheitsbild der bösartigen tumorösen Gewebezerstörung handelt.

Auf Grund der überarbeiteten Zuordnung von Diagnosen- und Operations-Schlüsseln nach ICD-10-SGB V und OPS-301 Version 2.0 (s. o.) zum SE 17.06 ändern sich die Vorgaben für die Dokumentation. Nach dem Versionswechsel von der ICD-10-SGB V Version 1.3 zur Version 2.0 ist es nun möglich, über die 5. Stelle des Schlüssels S72.00-08 die Lokalisation einer Schenkelhalsfraktur exakt zu dokumentieren. Für die Dokumentation einer pertrochantären Fraktur steht nun ein weiterer Schlüssel zur Verfügung (S72.11), mit dem eine intertrochantäre Fraktur abgebildet werden kann.

In einer Fußnote zum SE 17.06 wird darauf hingewiesen, dass sich nach dem Versionswechsel von der ICD-10-SGB V Version 1.3 zur Version 2.0 der Befund „offene" oder „geschlossene" Fraktur nicht länger über die 5. Stelle des ICD-Schlüssels abbilden lässt. Eine offene Fraktur wird nun über einen zusätzlichen Schlüssel dokumentiert. Offene Frakturen werden von dem SE 17.06 nicht erfasst.

Durch die Neuzuordnung von OPS-301-Schlüsseln zum SE 17.06 ist es nun möglich, die Verankerung der Prothese (nicht zementiert, zementiert, teilzemen-

13. Folgelieferung 07/01

tiert) differenziert zu dokumentieren. Die Veränderungen bei den zugeordneten Operations-Schlüsseln erlauben nun auch die Dokumentation eines Wechsels des Aufsteckkopfes. Der Umfang des SE ändert sich nicht.

Wenn bei einem Patienten mit einer Schenkelhalsfraktur das Hüftgelenk am betroffenen Bein arthrotisch verändert ist („Nebenbefund Coxarthrose"), so ist dennoch nur das SE 17.06 und nicht das SE 17.07 (Totalendoprothese bei Coxarthrose) abrechenbar.

Gruppe 17: Operationen an den Bewegungsorganen SE 17.07

Versorgung durch	Bewertungsrelation		
	Punkte Personal	Punkte Sachmittel	Gesamtpunkte
Hauptabteilung	1.840	4.830	6.670
Belegoperateur	940	4.830	5.770
Belegoperateur und Beleganästhesist	550	4.830	5.380

Operation: Einbau einer Hüftgelenks-Totalendoprothese bei Coxarthrose

ICD-10 (V2.0):

M05.00 Felty-Syndrom: Mehrere Lokalisationen
M05.05 Felty-Syndrom: Beckenregion und Oberschenkel [Becken, Femur, Gesäß, Hüfte, Hüftgelenk, Iliosakralgelenk]
M05.09 Felty-Syndrom: Nicht näher bezeichnete Lokalisationen
M05.30 Seropositive chronische Polyarthritis mit Beteiligung sonstiger Organe und Organsysteme: Mehrere Lokalisationen
M05.35 Seropositive chronische Polyarthritis mit Beteiligung sonstiger Organe und Organsysteme: Beckenregion und Oberschenkel [Becken, Femur, Gesäß, Hüfte, Hüftgelenk, Iliosakralgelenk]
M05.39 Seropositive chronische Polyarthritis mit Beteiligung sonstiger Organe und Organsysteme: Nicht näher bezeichnete Lokalisationen
M05.80 Sonstige seropositive chronische Polyarthritis: Mehrere Lokalisationen
M05.85 Sonstige seropositive chronische Polyarthritis: Beckenregion und Oberschenkel [Becken, Femur, Gesäß, Hüfte, Hüftgelenk, Iliosakralgelenk]
M05.89 Sonstige seropositive chronische Polyarthritis: Nicht näher bezeichnete Lokalisationen
M05.90 Seropositive chronische Polyarthritis, nicht näher bezeichnet: Mehrere Lokalisationen
M05.95 Seropositive chronische Polyarthritis, nicht näher bezeichnet: Beckenregion und Oberschenkel [Becken, Femur, Gesäß, Hüfte, Hüftgelenk, Iliosakralgelenk]
M05.99 Seropositive chronische Polyarthritis, nicht näher bezeichnet: Nicht näher bezeichnete Lokalisationen
M06.00 Seronegative chronische Polyarthritis: Mehrere Lokalisationen
M06.05 Seronegative chronische Polyarthritis: Beckenregion und Oberschenkel [Becken, Femur, Gesäß, Hüfte, Hüftgelenk, Iliosakralgelenk]
M06.09 Seronegative chronische Polyarthritis: Nicht näher bezeichnete Lokalisationen
M06.10 Adulte Form der Still-Krankheit: Mehrere Lokalisationen
M06.15 Adulte Form der Still-Krankheit: Beckenregion und Oberschenkel [Becken, Femur, Gesäß, Hüfte, Hüftgelenk, Iliosakralgelenk]

M06.19 Adulte Form der Still-Krankheit: Nicht näher bezeichnete Lokalisationen

M06.40 Entzündliche Polyarthropathie: Mehrere Lokalisationen

M06.45 Entzündliche Polyarthropathie: Beckenregion und Oberschenkel [Becken, Femur, Gesäß, Hüfte, Hüftgelenk, Iliosakralgelenk]

M06.49 Entzündliche Polyarthropathie: Nicht näher bezeichnete Lokalisationen

M06.80 Sonstige näher bezeichnete chronische Polyarthritis: Mehrere Lokalisationen

M06.85 Sonstige näher bezeichnete chronische Polyarthritis: Beckenregion und Oberschenkel [Becken, Femur, Gesäß, Hüfte, Hüftgelenk, Iliosakralgelenk]

M06.89 Sonstige näher bezeichnete chronische Polyarthritis: Nicht näher bezeichnete Lokalisationen

M06.90 Chronische Polyarthritis, nicht näher bezeichnet: Mehrere Lokalisationen

M06.95 Chronische Polyarthritis, nicht näher bezeichnet: Beckenregion und Oberschenkel [Becken, Femur, Gesäß, Hüfte, Hüftgelenk, Iliosakralgelenk]

M06.99 Chronische Polyarthritis, nicht näher bezeichnet: Nicht näher bezeichnete Lokalisationen

M08.00 Juvenile chronische Polyarthritis, adulter Typ: Mehrere Lokalisationen

M08.05 Juvenile chronische Polyarthritis, adulter Typ: Beckenregion und Oberschenkel [Becken, Femur, Gesäß, Hüfte, Hüftgelenk, Iliosakralgelenk]

M08.09 Juvenile chronische Polyarthritis, adulter Typ: Nicht näher bezeichnete Lokalisationen

M08.20 Juvenile chronische Arthritis, systemisch beginnende Form: Mehrere Lokalisationen

M08.25 Juvenile chronische Arthritis, systemisch beginnende Form: Beckenregion und Oberschenkel [Becken, Femur, Gesäß, Hüfte, Hüftgelenk, Iliosakralgelenk]

M08.29 Juvenile chronische Arthritis, systemisch beginnende Form: Nicht näher bezeichnete Lokalisationen

M08.3 Juvenile chronische Arthritis (seronegativ), polyartikulär beginnende Form

M08.40 Juvenile chronische Arthritis, oligoartikulär beginnende Form: Mehrere Lokalisationen

M08.45 Juvenile chronische Arthritis, oligoartikulär beginnende Form: Beckenregion und Oberschenkel [Becken, Femur, Gesäß, Hüfte, Hüftgelenk, Iliosakralgelenk]

M08.49 Juvenile chronische Arthritis, oligoartikulär beginnende Form: Nicht näher bezeichnete Lokalisationen

M08.80 Sonstige juvenile Arthritis: Mehrere Lokalisationen

M08.85 Sonstige juvenile Arthritis: Beckenregion und Oberschenkel [Becken, Femur, Gesäß, Hüfte, Hüftgelenk, Iliosakralgelenk]

M08.89 Sonstige juvenile Arthritis: Nicht näher bezeichnete Lokalisationen

M08.90 Juvenile Arthritis, nicht näher bezeichnet: Mehrere Lokalisationen

M08.95 Juvenile Arthritis, nicht näher bezeichnet: Beckenregion und Oberschenkel [Becken, Femur, Gesäß, Hüfte, Hüftgelenk, Iliosakralgelenk]

M08.99 Juvenile Arthritis, nicht näher bezeichnet: Nicht näher bezeichnete Lokalisationen

M09.00(a) Juvenile Arthritis bei Psoriasis: Mehrere Lokalisationen

M09.05(a) Juvenile Arthritis bei Psoriasis: Beckenregion und Oberschenkel [Becken, Femur, Gesäß, Hüfte, Hüftgelenk, Iliosakralgelenk]

M09.09(a) Juvenile Arthritis bei Psoriasis: Nicht näher bezeichnete Lokalisationen

(Fortsetzung zur ICD-/OPS-Codierung von SE 17.07)

M09.10(a) Juvenile Arthritis bei Crohn-Krankheit [Enteritis regionalis]: Mehrere Lokalisationen
M09.15(a) Juvenile Arthritis bei Crohn-Krankheit [Enteritis regionalis]: Beckenregion und Oberschenkel [Becken, Femur, Gesäß, Hüfte, Hüftgelenk, Iliosakralgelenk]
M09.19(a) Juvenile Arthritis bei Crohn-Krankheit [Enteritis regionalis]: Nicht näher bezeichnete Lokalisationen
M09.20(a) Juvenile Arthritis bei Colitis ulcerosa: Mehrere Lokalisationen
M09.25(a) Juvenile Arthritis bei Colitis ulcerosa: Beckenregion und Oberschenkel [Becken, Femur, Gesäß, Hüfte, Hüftgelenk, Iliosakralgelenk]
M09.29(a) Juvenile Arthritis bei Colitis ulcerosa: Nicht näher bezeichnete Lokalisationen
M09.80(a) Juvenile Arthritis bei sonstigen anderenorts klassifizierten Krankheiten: Mehrere Lokalisationen
M09.85(a) Juvenile Arthritis bei sonstigen anderenorts klassifizierten Krankheiten: Beckenregion und Oberschenkel [Becken, Femur, Gesäß, Hüfte, Hüftgelenk, Iliosakralgelenk]
M09.89(a) Juvenile Arthritis bei sonstigen anderenorts klassifizierten Krankheiten: Nicht näher bezeichnete Lokalisationen
M12.00 Chronische postrheumatische Arthritis [Jaccoud-Arthritis]: Mehrere Lokalisationen
M12.05 Chronische postrheumatische Arthritis [Jaccoud-Arthritis]: Beckenregion und Oberschenkel [Becken, Femur, Gesäß, Hüfte, Hüftgelenk, Iliosakralgelenk]
M12.09 Chronische postrheumatische Arthritis [Jaccoud-Arthritis]: Nicht näher bezeichnete Lokalisationen
M13.80 Sonstige näher bezeichnete Arthritis: Mehrere Lokalisationen
M13.85 Sonstige näher bezeichnete Arthritis: Beckenregion und Oberschenkel [Becken, Femur, Gesäß, Hüfte, Hüftgelenk, Iliosakralgelenk]
M13.89 Sonstige näher bezeichnete Arthritis: Nicht näher bezeichnete Lokalisationen
M15.3 Sekundäre multiple Arthrose
M15.4 Erosive (Osteo-) Arthrose
M15.8 Sonstige Polyarthrose
M15.9 Polyarthrose, nicht näher bezeichnet
M16.0 Primäre Koxarthrose, beidseitig
M16.1 Sonstige primäre Koxarthrose
M16.2 Koxarthrose als Folge einer Dysplasie, beidseitig
M16.3 Sonstige dysplastische Koxarthrose
M16.4 Posttraumatische Koxarthrose, beidseitig
M16.5 Sonstige posttraumatische Koxarthrose
M16.6 Sonstige sekundäre Koxarthrose, beidseitig
M16.7 Sonstige sekundäre Koxarthrose
M16.9 Koxarthrose, nicht näher bezeichnet
M87.00 Idiopathische aseptische Knochennekrose: Mehrere Lokalisationen
M87.05 Idiopathische aseptische Knochennekrose: Beckenregion und Oberschenkel [Becken, Femur, Gesäß, Hüfte, Hüftgelenk, Iliosakralgelenk]
M87.09 Idiopathische aseptische Knochennekrose: Nicht näher bezeichnete Lokalisationen

13. Folgelieferung 07/01

M87.10 Knochennekrose durch Arzneimittel: Mehrere Lokalisationen
M87.15 Knochennekrose durch Arzneimittel: Beckenregion und Oberschenkel [Becken, Femur, Gesäß, Hüfte, Hüftgelenk, Iliosakralgelenk]
M87.19 Knochennekrose durch Arzneimittel: Nicht näher bezeichnete Lokalisationen
M87.20 Knochennekrose durch vorangegangenes Trauma: Mehrere Lokalisationen
M87.25 Knochennekrose durch vorangegangenes Trauma: Beckenregion und Oberschenkel [Becken, Femur, Gesäß, Hüfte, Hüftgelenk, Iliosakralgelenk]
M87.29 Knochennekrose durch vorangegangenes Trauma: Nicht näher bezeichnete Lokalisationen
M87.30 Sonstige sekundäre Knochennekrose: Mehrere Lokalisationen
M87.35 Sonstige sekundäre Knochennekrose: Beckenregion und Oberschenkel [Becken, Femur, Gesäß, Hüfte, Hüftgelenk, Iliosakralgelenk]
M87.39 Sonstige sekundäre Knochennekrose: Nicht näher bezeichnete Lokalisationen
M87.80 Sonstige Knochennekrose: Mehrere Lokalisationen
M87.85 Sonstige Knochennekrose: Beckenregion und Oberschenkel [Becken, Femur, Gesäß, Hüfte, Hüftgelenk, Iliosakralgelenk]
M87.89 Sonstige Knochennekrose: Nicht näher bezeichnete Lokalisationen
M87.90 Knochennekrose, nicht näher bezeichnet: Mehrere Lokalisationen
M87.95 Knochennekrose, nicht näher bezeichnet: Beckenregion und Oberschenkel [Becken, Femur, Gesäß, Hüfte, Hüftgelenk, Iliosakralgelenk]
M87.99 Knochennekrose, nicht näher bezeichnet: Nicht näher bezeichnete Lokalisationen
Q65.0 Angeborene Luxation des Hüftgelenkes, einseitig
Q65.1 Angeborene Luxation des Hüftgelenkes, beidseitig
Q65.2 Angeborene Luxation des Hüftgelenkes, nicht näher bezeichnet
Q65.3 Angeborene Subluxation des Hüftgelenkes, einseitig
Q65.4 Angeborene Subluxation des Hüftgelenkes, beidseitig
Q65.5 Angeborene Subluxation des Hüftgelenkes, nicht näher bezeichnet
Q65.6 Instabiles Hüftgelenk (angeboren)
Q65.8 Sonstige angeborene Deformitäten der Hüfte
T93.1 Folgen einer Fraktur des Femurs
T93.2 Folgen sonstiger Frakturen der unteren Extremität

OPS-301 (V2.0):

Implantation einer Endoprothese am Hüftgelenk
Totalendoprothese
5-820.00 Nicht zementiert
5-820.01 Zementiert
5-820.02 Hybrid (teilzementiert)
5-820.0y N. n. bez.
Totalendoprothese, Sonderprothese
5-820.20 Nicht zementiert
5-820.21 Zementiert
5-820.22 Hybrid (teilzementiert)
5-820.2y N. n. bez.

Gruppe 17: Operationen an den Bewegungsorganen **SE 17.07**

Kommentierung:

Das SE 17.07 korrespondiert mit der FP 17.061.

Das SE 17.06 beschreibt den Einbau einer **Hüftgelenkstotalendoprothese bei Gelenkverschleiß** (Coxarthrose). Die **Dokumentation der Diagnose** ist bei diesem SE erforderlich, um den Eingriff abzugrenzen von dem Einsetzen einer Hüftgelenkstotalendoprothese bei einer Schenkelhalsfraktur (SE 17.06 bzw. FP 17.01). Für die Abrechnung bleibt dabei die Ursache der Coxarthrose grundsätzlich außer Betracht, d. h. es ist unerheblich, ob ein primärer Gelenkverschleiß oder ein sekundärer Gelenkverschleiß zugrunde liegt. Die Ursachen für einen sekundären Gelenkverschleiß können vielfältig sein, z.B. eine rheumatische Erkrankung, eine Hüftfehlstellung, ein Zustand nach Knochenbruch oder eine andere Ursache. Nach der Bundespflegesatzverordnung ist die Zuordnung von Diagnosen (ICD-Schlüsseln) zu leistungsbezogenen Entgelten nicht abschließend getroffen worden, denn: „Maßgebend für die Zuordnung [.....] ist die dort genannte Behandlung in Verbindung mit der genannten Hauptdiagnose [.....] oder einer entsprechenden Diagnose“.

Es ist für die Abrechnung dieses SE weiterhin unerheblich, ob die Prothesenpfanne und/oder der Prothesenschaft zementiert, teilzementiert oder nicht zementiert eingebracht wurden.

Auf Grund der überarbeiteten Zuordnung von Diagnosen- und Operations-Schlüsseln nach ICD-10-SGB V und OPS-301 Version 2.0 (s. o.) zum SE 17.07 ändern sich die Vorgaben für die Dokumentation. Nach dem Versionswechsel von der ICD-10-SGB V Version 1.3 zur Version 2.0 ist es nun möglich, ein breites Spektrum an Diagnosen differenziert zu dokumentieren. Durch die Neuzuordnung von OPS-301-Schlüsseln zu dem SE 17.07 ist es nun möglich, die Verankerung der Prothese (nicht zementiert, zementiert, teilzementiert) differenziert zu dokumentieren.

Die in wenigen Einzelfällen medizinisch erforderlichen spezialgefertigten Endoprothesen (computergesteuert gefräste Prothesen o. a.) sind nach Auffassung der Arbeitsgruppe Entgeltsysteme des Bundesministeriums für Gesundheit auch über das SE 17.07 abzurechnen. Spezialgefertigte Prothesen für die Versorgung bei einer tumorösen Zerstörung des Hüftgelenks werden hingegen über die (aufgrund der Abrechnung **ohne** SE) ungekürzten tagesgleichen Pflegesätze abgerechnet, da es sich nicht um eine Osteoarthrose, sondern um das eigenständige Krankheitsbild der bösartigen, tumorösen Gewebezerstörung handelt.

13. Folgelieferung 07/01

Eine Totalendoprothese zur Versorgung eines Schenkelhalsbruches (ICD S72.00) muss auch bei Vorliegen einer Coxarthrose als Nebenbefund unter dem SE 17.06 (Einbau einer Hüftgelenkstotalendoprothese bei geschlossener Schenkelhalsfraktur) abgerechnet werden.

13. Folgelieferung 07/01

Gruppe 17: Operationen an den Bewegungsorganen **SE 17.08**

Versorgung durch	Bewertungsrelation		
	Punkte Personal	Punkte Sachmittel	Gesamt-punkte
Hauptabteilung	2.900	5.920	8.820
Belegoperateur	1.250	5.920	7.170
Belegoperateur und Beleganästhesist	790	5.920	6.710

Operation: Ersatz einer Endoprothese durch eine Hüftgelenks-Totalendoprothese

ICD-10 (V2.0):

T84.0 Mechanische Komplikation durch eine Gelenkendoprothese
T84.5 Infektion und entzündliche Reaktion durch eine Gelenkendoprothese

13. Folgelieferung 07/01

OPS-301 (V2.0):

Revision, Wechsel und Entf. einer Endoprothese am Hüftgelenk
Wechsel einer Femurkopfprothese
5-821.12 In Totalendoprothese nicht zementiert
5-821.13 In Totalendoprothese zementiert und o.n.A.
5-821.14 In Totalendoprothese, Hybrid (teilzementiert)
5-821.15 In Totalendoprothese, Sonderprothese
5-821.1x Sonstige
Wechsel einer Gelenkpfannenprothese
5-821.26 In Totalendoprothese nicht zementiert
5-821.27 In Totalendoprothese zementiert und o.n.A.
5-821.28 In Totalendoprothese, Hybrid (teilzementiert)
5-821.29 In Totalendoprothese, Sonderprothese
Wechsel einer zementierten Totalendoprothese
5-821.30 In Totalendoprothese nicht zementiert
5-821.31 In Totalendoprothese zementiert und o.n.A.
5-821.32 In Totalendoprothese, Hybrid (teilzementiert)
5-821.33 In Totalendoprothese, Sonderprothese
5-821.3x Sonstige
5-821.3y N. n. bez.

	Wechsel einer nicht zementierten Totalendoprothese
5-821.40	In Totalendoprothese nicht zementiert
5-821.41	In Totalendoprothese zementiert und o.n.A.
5-821.42	In Totalendoprothese, Hybrid (teilzementiert)
5-821.43	In Totalendoprothese, Sonderprothese
5-821.4x	Sonstige
5-821.4y	N. n. bez.
	Wechsel einer Totalendoprothese, Hybrid (teilzementiert)
5-821.50	In Totalendoprothese nicht zementiert
5-821.51	In Totalendoprothese zementiert und o.n.A.
5-821.52	In Totalendoprothese, Hybrid (teilzementiert)
5-821.53	In Totalendoprothese, Sonderprothese
5-821.5x	Sonstige
5-821.5y	N. n. bez.
	Wechsel einer Totalendoprothese, Sonderprothese
5-821.60	In Totalendoprothese nicht zementiert
5-821.61	In Totalendoprothese zementiert und o.n.A.
5-821.62	In Totalendoprothese, Hybrid (teilzementiert)
5-821.63	In Totalendoprothese, Sonderprothese
5-821.6x	Sonstige
5-821.6y	N. n. bez.

13. Folgelieferung 07/01

Gruppe 17: Operationen an den Bewegungsorganen SE 17.08

Kommentierung:

Das SE 17.08 korrespondiert mit der FP 17.071.

Das SE 17.08 beschreibt den **Ersatz einer Endoprothese** durch eine Hüftgelenkstotalendoprothese, der wegen einer **Lockerung des Implantates** erforderlich wurde. Für die Abrechnung dieses SE ist als Besonderheit die **Dokumentation eines ICD-Schlüssels** notwendig, der die Begründung für den Prothesenwechsel angibt. Möglich sind die Diagnosenschlüssel ICD T84.0 bzw. T84.5. Diese Schlüssel bezeichnen mechanische Komplikationen oder entzündliche Reaktionen.

Bei dem SE 17.08 muss das Ergebnis der Wechseloperation immer eine Totalendoprothese sein. Das heißt, das SE ist abzurechnen beim Wechsel einer Totalendoprothese nach einer Lockerung, aber auch beim Ersetzen einer Hemiendoprothese durch eine Totalendoprothese.

Auf Grund der überarbeiteten Zuordnung von Operations-Schlüsseln nach OPS-301 Version 2.0 (s. o.) zum SE 17.08 ändern sich die Vorgaben für die Dokumentation. Im Rahmen der Überarbeitung wurden dem SE 17.08 OPS-301-Schlüssel zugeordnet, die z. T. präziser als zuvor die Lokalisation („Schenkelhals" statt „Femur"), die Art der Fixation bzw. das eingesetzte Osteosynthesematerial abbilden. Weiterhin haben sich bei der Überarbeitung des OPS-301 von der Version 1.1 zur Version 2.0 bei verschiedenen Schlüsseln (5-790 bis 5-792) ab der vierten Stelle insofern Veränderungen ergeben, als die inhaltlichen Beschreibungen inklusive von Präzisierungen bezüglich Lokalisation etc. verschoben wurden.

Gelegentlich ist es bei einer Prothesen-Wechseloperation auf Grund eines Knochensubstanzverlustes im Oberschenkelknochen erforderlich, den Oberschenkelknochen ganz oder teilweise durch ein künstliches Implantat zu ersetzen. In diesem Fall kann es sein, dass der Ersatz des Oberschenkelknochens die aufwendigere Operation ist. Bei dieser Konstellation wird die Wechseloperation des Gelenkes als SE in Verbindung mit reduzierten tagesgleichen Pflegesätzen abgerechnet. Der Eingriff am Oberschenkelknochen wird in diesem Fall nicht zusätzlich vergütet.

13. Folgelieferung 07/01

Gruppe 17: Operationen an den Bewegungsorganen SE 17.09

Versorgung durch	Bewertungsrelation		
	Punkte Personal	Punkte Sachmittel	Gesamt-punkte
Hauptabteilung	1.280	730	2.010
Belegoperateur	930	730	1.660
Belegoperateur und Beleganästhesist	630	730	1.360

Operation: Osteosynthetische Versorgung einer geschlossenen Schenkelhalsfraktur

ICD-10 (V2.0):

S72.00(f) Schenkelhalsfraktur: Teil nicht näher bezeichnet
S72.01(f) Schenkelhalsfraktur: Intraartikulär [medial]
S72.02(f) Schenkelhalsfraktur: (Proximale) Epiphyse, Epiphysenlösung
S72.03(f) Schenkelhalsfraktur: Subkapital
S72.04(f) Schenkelhalsfraktur: Mediozervikal
S72.05(f) Schenkelhalsfraktur: Basis
S72.08(f) Schenkelhalsfraktur: Sonstige Teile

OPS-301 (V2.0):

Geschlossene Reposition einer Fraktur oder Epiphysenlösung mit Osteosynthese
Durch Schraube
5-790.0e Schenkelhals
Durch Draht oder Zuggurtung/Cerclage
5-790.1e Schenkelhals
Durch intramedullären Draht
5-790.2e Schenkelhals
Durch Marknagel mit Gelenkkomponente
5-790.5e Schenkelhals
Durch Winkelplatte/Kondylenplatte
5-790.7e Schenkelhals
Durch dynamische Kompressionsschraube
5-790.8e Schenkelhals
Durch Materialkombinationen
5-790.9e Schenkelhals
Sonstige
5-790.xe Schenkelhals

	Offene Reposition einer einfachen Fraktur im Gelenkbereich eines langen Röhrenknochens
	Durch Schraubenosteosynthese
5-793.1e	Schenkelhals
	Durch Winkelplatte/Kondylenplatte
5-793.4e	Schenkelhals
	Durch dynamische Kompressionsschraube
5-793.5e	Schenkelhals
	Durch Materialkombinationenen
5-793.8e	Schenkelhals
	Durch Materialkombinationen mit Rekonstruktion der Gelenkfläche
5-793.9e	Schenkelhals
	Durch Marknagel mit Gelenkkomponente
5-793.ae	Schenkelhals
	Durch intramedullären Draht
5-793.ge	Schenkelhals
	Sonstige
5-793.xe	Schenkelhals
	Offene Reposition einer Mehrfragment-Fraktur im Gelenkbereich eines langen Röhrenknochens mit Osteosynthese
	Durch Schraube
5-794.0e	Schenkelhals
	Durch Winkelplatte/Kondylenplatte
5-794.3e	Schenkelhals
	Durch dynamische Kompressionsschraube
5-794.4e	Schenkelhals
	Durch Materialkombinationen
5-794.7e	Schenkelhals
	Durch Materialkombinationen mit Rekonstruktion der Gelenkfläche
5-794.8e	Schenkelhals
	Durch Marknagel mit Gelenkkomponente
5-794.ae	Schenkelhals
	Durch intramedullären Draht
5-794.ge	Schenkelhals
	Sonstige
5-794.xe	Schenkelhals

13. Folgelieferung 07/01

Gruppe 17: Operationen an den Bewegungsorganen SE 17.09

Kommentierung:

Das SE 17.09 korrespondiert mit der FP 17.03.

Das SE 17.09 beschreibt eine **osteosynthetische Versorgung einer geschlossenen Schenkelhalsfraktur** (= eine die Frakturenden zusammenfügende Operation). Nicht unter das SE fallen die extrem seltenen „offenen" Schenkelhalsfrakturen, bei denen der gebrochene Knochen durch eine Verletzung des umgebenden Weichteilmantels freigelegt ist.

Auf Grund der überarbeiteten Zuordnung von Operations-Schlüsseln nach OPS-301 Version 2.0 (s. o.) zum SE 17.09 ändern sich die Vorgaben für die Dokumentation. Nach dem Versionswechsel von der ICD-10-SGB V Version 1.3 zur Version 2.0 ist es nun möglich, über die 5. Stelle des Schlüssels S72.00-08 die Lokalisation einer Schenkelhalsfraktur exakt zu dokumentieren.

In einer Fußnote zum SE 17.09 wird darauf hingewiesen, dass sich nach dem Versionswechsel von der ICD-10-SGB V Version 1.3 zur Version 2.0 der Befund „offene" oder „geschlossene" Fraktur nicht länger über die 5. Stelle des ICD-Schlüssels abbilden lässt. Eine offene Fraktur wird nun über einen zusätzlichen Schlüssel dokumentiert. Offene Frakturen werden von dem SE 17.09 nicht erfasst.

Im Rahmen der Überarbeitung wurden dem SE 17.09 OPS-301-Schlüssel zugeordnet, die z. T. präziser als zuvor die Lokalisation („Schenkelhals" statt „Femur"), die Art der Fixation bzw. das eingesetzte Osteosynthesematerial abbilden. Weiterhin haben sich bei der Überarbeitung des OPS-301 von der Version 1.1 zur Version 2.0 bei verschiedenen Schlüsseln (5-790 bis 5-792) ab der vierten Stelle insofern Veränderungen ergeben, als die inhaltlichen Beschreibungen inklusive von Präzisierungen bezüglich Lokalisation etc. verschoben wurden.

Der OPS-Code ist für die Abrechnung in seiner sechsstelligen Form zu dokumentieren. Es werden Fälle erfasst, bei denen eine **geschlossene Reposition** der Frakturenden (= Einrichtung der Bruchenden) vor der eigentlichen Operation erfolgt.

Die Abgrenzung zur pertrochantären Oberschenkelfraktur (SE 17.10) und zu anderen Oberschenkelfrakturen ist nur durch den Diagnosenschlüssel (ICD S72.00) gegeben, der aus diesem Grund bei diesem SE zu dokumentieren ist.

Es versteht sich von selbst, dass eine Abrechnung des SE 17.09 in Kombination mit den SE 17.11 (Umstellungsosteotomie eines großen Knochens mit Osteosynthese) oder SE 17.12 (inter- oder subtrochantäre Umstellungsosteotomie mit Osteosynthese) nicht möglich ist.

13. Folgelieferung 07/01

Gruppe 17: Operationen an den Bewegungsorganen **SE 17.10**

Versorgung durch	Bewertungsrelation		
	Punkte Personal	Punkte Sachmittel	Gesamt-punkte
Hauptabteilung	1.300	780	2.080
Belegoperateur	940	780	1.720
Belegoperateur und Beleganästhesist	650	780	1.430

Operation: Osteosynthetische Versorgung einer pertrochantären Oberschenkelfraktur

ICD-10 (V2.0):

S72.10(f) Femurfraktur: Trochantär, nicht näher bezeichnet
S72.11(f) Femurfraktur: Intertrochantär

13. Folgelieferung 07/01

OPS-301 (V2.0):

Geschlossene Reposition einer Fraktur oder Epiphysenlösung mit Osteosynthese
Durch Schraube
5-790.0f Femur proximal
Durch Draht oder Zuggurtung/Cerclage
5-790.1f Femur proximal
Durch intramedullären Draht
5-790.2f Femur proximal
Durch Marknagel mit Aufbohren der Markhöhle
5-790.3f Femur proximal
Durch Verriegelungsnagel
5-790.4f Femur proximal
Durch Marknagel mit Gelenkkomponente
5-790.5f Femur proximal
Durch Winkelplatte/Kondylenplatte
5-790.7f Femur proximal
Durch dynamische Kompressionsschraube
5-790.8f Femur proximal
Durch Materialkombinationen
5-790.9f Femur proximal
Sonstige
5-790.xf Femur proximal

5-781.8q(e) Fibulaschaft
5-781.8r(e) Fibula distal

Komplexe (mehrdimensionale) Osteotomie mit Achsenkorrektur

5-781.91(e) Humerus proximal
5-781.92(e) Humerusschaft
5-781.93(e) Humerus distal
5-781.94(e) Radius proximal
5-781.95(e) Radiusschaft
5-781.96(e) Radius distal
5-781.97(e) Ulna proximal
5-781.98(e) Ulnaschaft
5-781.99(e) Ulna distal
5-781.9e(e) Schenkelhals
5-781.9f(e) Femur proximal
5-781.9g(e) Femurschaft
5-781.9h(e) Femur distal
5-781.9k(e) Tibia proximal
5-781.9m(e) Tibiaschaft
5-781.9n(e) Tibia distal
5-781.9p(e) Fibula proximal
5-781.9q(e) Fibulaschaft
5-781.9r(e) Fibula distal

Sonstige

5-781.x1(e) Humerus proximal
5-781.x2(e) Humerusschaft
5-781.x3(e) Humerus distal
5-781.x4(e) Radius proximal
5-781.x5(e) Radiusschaft
5-781.x6(e) Radius distal
5-781.x7(e) Ulna proximal
5-781.x8(e) Ulnaschaft
5-781.x9(e) Ulna distal
5-781.xe(e) Schenkelhals
5-781.xf(e) Femur proximal
5-781.xg(e) Femurschaft
5-781.xh(e) Femur distal
5-781.xk(e) Tibia proximal
5-781.xm(e) Tibiaschaft
5-781.xn(e) Tibia distal
5-781.xp(e) Fibula proximal
5-781.xq(e) Fibulaschaft
5-781.xr(e) Fibula distal

13. Folgelieferung 07/01

Gruppe 17: Operationen an den Bewegungsorganen SE 17.10

Kommentierung:

Das SE 17.10 korrespondiert mit der FP 17.04.

Das SE 17.10 beschreibt eine **osteosynthetische Versorgung einer pertrochantären Oberschenkelfraktur**, ICD S72.10 (= eine die Frakturenden zusammenfügende Operation bei einem Bruch des hüftgelenksnahen Rollhügels am Oberschenkelknochen). Die Angabe des **Diagnosenschlüssels** ist bei diesem SE erforderlich, um die anatomische Lokalisation des Bruches festzustellen.

Auf Grund der überarbeiteten Zuordnung von Diagnosen- und Operations-Schlüsseln nach ICD-10-SGB V und OPS-301 Version 2.0 (s. o.) zum SE 17.10 ändern sich die Vorgaben für die Dokumentation. Nach dem Versionswechsel von der ICD-10-SGB V Version 1.3 zur Version 2.0 ist es nun möglich, über die 5. Stelle des Schlüssels S72.10,11 die Lokalisation einer trochantären Fraktur exakter zu dokumentieren.

Im Rahmen der Überarbeitung wurden dem SE 17.10 OPS-301-Schlüssel zugeordnet, die z. T. präziser als zuvor die Lokalisation („Femur proximal" statt „Femur"), die Art der Schädigung (Fraktur, Epiphysenlösung, Luxation) bzw. das eingesetzte Osteosynthesematerial abbilden. Weiterhin haben sich bei der Überarbeitung des OPS-301 von der Version 1.1 zur Version 2.0 insofern Veränderungen ergeben, als die inhaltlichen Beschreibungen sich nun (inklusive von geringfügigen Präzisierungen) unter anderen Schlüsseln wiederfinden.

Eine Abrechnung des SE 17.10 in Kombination mit den SE 17.11 (Umstellungsosteotomie eines großen Knochens mit Osteosynthese) oder SE 17.12 (inter- oder subtrochantäre Umstellungsosteotomie mit Osteosynthese) ist nicht möglich.

Gruppe 17: Operationen an den Bewegungsorganen **SE 17.11**

Versorgung durch	Bewertungsrelation		
	Punkte Personal	Punkte Sachmittel	Gesamt-punkte
Hauptabteilung	1.495	950	2.445
Belegoperateur	1.010	950	1.960
Belegoperateur und Beleganästhesist	610	950	1.560

Operation: Umstellungsosteotomie eines großen Röhrenknochens mit Osteosynthese

ICD-10 (V2.0):

13. Folgelieferung 07/01

OPS-301 (V2.0):

Osteotomie und Korr.osteotomie
Valgisierende Osteotomie
5-781.01(e) Humerus proximal
5-781.02(e) Humerusschaft
5-781.03(e) Humerus distal
5-781.04(e) Radius proximal
5-781.05(e) Radiusschaft
5-781.06(e) Radius distal
5-781.07(e) Ulna proximal
5-781.08(e) Ulnaschaft
5-781.09(e) Ulna distal
5-781.0e(e) Schenkelhals
5-781.0f(e) Femur proximal
5-781.0g(e) Femurschaft
5-781.0h(e) Femur distal
5-781.0k(e) Tibia proximal
5-781.0m(e) Tibiaschaft
5-781.0n(e) Tibia distal
5-781.0p(e) Fibula proximal
5-781.0q(e) Fibulaschaft
5-781.0r(e) Fibula distal
Varisierende Osteotomie
5-781.11(e) Humerus proximal
5-781.12(e) Humerusschaft
5-781.13(e) Humerus distal
5-781.14(e) Radius proximal

5-781.15(e) Radiusschaft
5-781.16(e) Radius distal
5-781.17(e) Ulna proximal
5-781.18(e) Ulnaschaft
5-781.19(e) Ulna distal
5-781.1e(e) Schenkelhals
5-781.1f(e) Femur proximal
5-781.1g(e) Femurschaft
5-781.1h(e) Femur distal
5-781.1k(e) Tibia proximal
5-781.1m(e) Tibiaschaft
5-781.1n(e) Tibia distal
5-781.1p(e) Fibula proximal
5-781.1q(e) Fibulaschaft
5-781.1r(e) Fibula distal

(De-)Rotationsosteotomie

5-781.21(e) Humerus proximal
5-781.22(e) Humerusschaft
5-781.23(e) Humerus distal
5-781.24(e) Radius proximal
5-781.25(e) Radiusschaft
5-781.26(e) Radius distal
5-781.27(e) Ulna proximal
5-781.28(e) Ulnaschaft
5-781.29(e) Ulna distal
5-781.2e(e) Schenkelhals
5-781.2f(e) Femur proximal
5-781.2g(e) Femurschaft
5-781.2h(e) Femur distal
5-781.2k(e) Tibia proximal
5-781.2m(e) Tibiaschaft
5-781.2n(e) Tibia distal
5-781.2p(e) Fibula proximal
5-781.2q(e) Fibulaschaft
5-781.2r(e) Fibula distal

Valgisierende (De-)Rotationsosteotomie

5-781.51(e) Humerus proximal
5-781.52(e) Humerusschaft
5-781.53(e) Humerus distal
5-781.54(e) Radius proximal
5-781.55(e) Radiusschaft
5-781.56(e) Radius distal
5-781.57(e) Ulna proximal
5-781.58(e) Ulnaschaft
5-781.59(e) Ulna distal
5-781.5e(e) Schenkelhals
5-781.5f(e) Femur proximal
5-781.5g(e) Femurschaft
5-781.5h(e) Femur distal
5-781.5k(e) Tibia proximal

13. Folgelieferung 07/01

(Fortsetzung zur OPS-Codierung von SE 17.11)

5-781.5m(e) Tibiaschaft
5-781.5n(e) Tibia distal
5-781.5p(e) Fibula proximal
5-781.5q(e) Fibulaschaft
5-781.5r(e) Fibula distal
Varisierende (De-)Rotationsosteotomie
5-781.61(e) Humerus proximal
5-781.62(e) Humerusschaft
5-781.63(e) Humerus distal
5-781.64(e) Radius proximal
5-781.65(e) Radiusschaft
5-781.66(e) Radius distal
5-781.67(e) Ulna proximal
5-781.68(e) Ulnaschaft
5-781.69(e) Ulna distal
5-781.6e(e) Schenkelhals
5-781.6f(e) Femur proximal
5-781.6g(e) Femurschaft
5-781.6h(e) Femur distal
5-781.6k(e) Tibia proximal
5-781.6m(e) Tibiaschaft
5-781.6n(e) Tibia distal
5-781.6p(e) Fibula proximal
5-781.6q(e) Fibulaschaft
5-781.6r(e) Fibula distal
Komplexe (mehrdimensionale) Osteotomie
5-781.81(e) Humerus proximal
5-781.82(e) Humerusschaft
5-781.83(e) Humerus distal
5-781.84(e) Radius proximal
5-781.85(e) Radiusschaft
5-781.86(e) Radius distal
5-781.87(e) Ulna proximal
5-781.88(e) Ulnaschaft
5-781.89(e) Ulna distal
5-781.8e(e) Schenkelhals
5-781.8f(e) Femur proximal
5-781.8g(e) Femurschaft
5-781.8h(e) Femur distal
5-781.8k(e) Tibia proximal
5-781.8m(e) Tibiaschaft
5-781.8n(e) Tibia distal
5-781.8p(e) Fibula proximal

5-781.8q(e) Fibulaschaft
5-781.8r(e) Fibula distal

Komplexe (mehrdimensionale) Osteotomie mit Achsenkorrektur

5-781.91(e) Humerus proximal
5-781.92(e) Humerusschaft
5-781.93(e) Humerus distal
5-781.94(e) Radius proximal
5-781.95(e) Radiusschaft
5-781.96(e) Radius distal
5-781.97(e) Ulna proximal
5-781.98(e) Ulnaschaft
5-781.99(e) Ulna distal
5-781.9e(e) Schenkelhals
5-781.9f(e) Femur proximal
5-781.9g(e) Femurschaft
5-781.9h(e) Femur distal
5-781.9k(e) Tibia proximal
5-781.9m(e) Tibiaschaft
5-781.9n(e) Tibia distal
5-781.9p(e) Fibula proximal
5-781.9q(e) Fibulaschaft
5-781.9r(e) Fibula distal

Sonstige

5-781.x1(e) Humerus proximal
5-781.x2(e) Humerusschaft
5-781.x3(e) Humerus distal
5-781.x4(e) Radius proximal
5-781.x5(e) Radiusschaft
5-781.x6(e) Radius distal
5-781.x7(e) Ulna proximal
5-781.x8(e) Ulnaschaft
5-781.x9(e) Ulna distal
5-781.xe(e) Schenkelhals
5-781.xf(e) Femur proximal
5-781.xg(e) Femurschaft
5-781.xh(e) Femur distal
5-781.xk(e) Tibia proximal
5-781.xm(e) Tibiaschaft
5-781.xn(e) Tibia distal
5-781.xp(e) Fibula proximal
5-781.xq(e) Fibulaschaft
5-781.xr(e) Fibula distal

13. Folgelieferung 07/01

(Fortsetzung zur OPS-Codierung von SE 17.11)

jeweils kombiniert mit:	
	Osteosynthese von Knochen
5-786.0(e)	Durch Schraube
5-786.1(e)	Durch Draht oder Zuggurtung/Cerclage
5-786.2(e)	Durch Platte
5-786.3(e)	Durch Winkelplatte/Kondylenplatte
5-786.4(e)	Durch dynamische Kompressionsschraube
5-786.5(e)	Durch Marknagel mit Gelenkkomponente
5-786.6(e)	Durch Marknagel mit Aufbohren der Markhöhle
5-786.7(e)	Durch Verriegelungsnagel
5-786.8(e)	Durch Fixateur externe
5-786.9(e)	Durch Materialkombinationen
5-786.c(e)	Durch Transfixationsnagel
5-786.e(e)	Durch (Blount-)Klammern
5-786.g(e)	Durch intramedullären Draht
5-786.x(e)	Sonstige
5-786.y(e)	N. n. bez.

Gruppe 17: Operationen an den Bewegungsorganen SE 17.11

Kommentierung:

Das SE 17.11 ist vorgesehen für **Umstellungsosteotomien** (= Korrektur einer knöchernen Fehlstellung) **an großen Röhrenknochen.**

Als große Röhrenknochen gelten nach der Definition dieses SE der Oberarmknochen (= Humerus), die Speiche (= Radius), die Elle (= Ulna), der Oberschenkelknochen (= Femur), das Schienbein (= Tibia) und das Wadenbein (= Fibula).

Die Korrektur der Knochen erfolgt durch unterschiedliche, zum Teil komplexe Trennungsoperationen und die Wiederverbindung der Knochen.

Für die erneute Verbindung (Osteosynthese) kommen vielfältige Materialien und deren Kombination zur Anwendung, z.B. Platten, Schrauben und Nägel.

Auf Grund der überarbeiteten Zuordnung von Operations-Schlüsseln nach OPS-301 Version 2.0 (s. o.) zum SE 17.11 ändern sich die Vorgaben für die Dokumentation. Die Veränderungen bei den zugeordneten Operations-Schlüsseln erfolgten zur Einhaltung einer stringenteren Systematik, erlauben z. T. eine differenziertere Abbildung der Eingriffe, ändern aber nichts Wesentliches am Umfang des SE.

13. Folgelieferung 07/01

Gruppe 17: Operationen an den Bewegungsorganen SE 17.12

Versorgung durch	Bewertungsrelation		
	Punkte Personal	Punkte Sachmittel	Gesamtpunkte
Hauptabteilung	1.670	1.090	2.760
Belegoperateur	930	1.090	2.020
Belegoperateur und Beleganästhesist	620	1.090	1.710

Operation: Inter- oder subtrochantäre Umstellungsosteotomie mit Osteosynthese

ICD-10 (V2.0):

M05.00 Felty-Syndrom: Mehrere Lokalisationen
M05.05 Felty-Syndrom: Beckenregion und Oberschenkel [Becken, Femur, Gesäß, Hüfte, Hüftgelenk, Iliosakralgelenk]
M05.09 Felty-Syndrom: Nicht näher bezeichnete Lokalisationen
M05.30 Seropositive chronische Polyarthritis mit Beteiligung sonstiger Organe und Organsysteme: Mehrere Lokalisationen
M05.35 Seropositive chronische Polyarthritis mit Beteiligung sonstiger Organe und Organsysteme: Beckenregion und Oberschenkel [Becken, Femur, Gesäß, Hüfte, Hüftgelenk, Iliosakralgelenk]
M05.39 Seropositive chronische Polyarthritis mit Beteiligung sonstiger Organe und Organsysteme: Nicht näher bezeichnete Lokalisationen
M05.80 Sonstige seropositive chronische Polyarthritis: Mehrere Lokalisationen
M05.85 Sonstige seropositive chronische Polyarthritis: Beckenregion und Oberschenkel [Becken, Femur, Gesäß, Hüfte, Hüftgelenk, Iliosakralgelenk]
M05.89 Sonstige seropositive chronische Polyarthritis: Nicht näher bezeichnete Lokalisationen
M05.90 Seropositive chronische Polyarthritis, nicht näher bezeichnet: Mehrere Lokalisationen
M05.95 Seropositive chronische Polyarthritis, nicht näher bezeichnet: Beckenregion und Oberschenkel [Becken, Femur, Gesäß, Hüfte, Hüftgelenk, Iliosakralgelenk]
M05.99 Seropositive chronische Polyarthritis, nicht näher bezeichnet: Nicht näher bezeichnete Lokalisationen
M06.00 Seronegative chronische Polyarthritis: Mehrere Lokalisationen
M06.05 Seronegative chronische Polyarthritis: Beckenregion und Oberschenkel [Becken, Femur, Gesäß, Hüfte, Hüftgelenk, Iliosakralgelenk]
M06.09 Seronegative chronische Polyarthritis: Nicht näher bezeichnete Lokalisationen
M06.10 Adulte Form der Still-Krankheit: Mehrere Lokalisationen

M06.15 Adulte Form der Still-Krankheit: Beckenregion und Oberschenkel [Becken, Femur, Gesäß, Hüfte, Hüftgelenk, Iliosakralgelenk]
M06.19 Adulte Form der Still-Krankheit: Nicht näher bezeichnete Lokalisationen
M06.40 Entzündliche Polyarthropathie: Mehrere Lokalisationen
M06.45 Entzündliche Polyarthropathie: Beckenregion und Oberschenkel [Becken, Femur, Gesäß, Hüfte, Hüftgelenk, Iliosakralgelenk]
M06.49 Entzündliche Polyarthropathie: Nicht näher bezeichnete Lokalisationen
M06.80 Sonstige näher bezeichnete chronische Polyarthritis: Mehrere Lokalisationen
M06.85 Sonstige näher bezeichnete chronische Polyarthritis: Beckenregion und Oberschenkel [Becken, Femur, Gesäß, Hüfte, Hüftgelenk, Iliosakralgelenk]
M06.89 Sonstige näher bezeichnete chronische Polyarthritis: Nicht näher bezeichnete Lokalisationen
M06.90 Chronische Polyarthritis, nicht näher bezeichnet: Mehrere Lokalisationen
M06.95 Chronische Polyarthritis, nicht näher bezeichnet: Beckenregion und Oberschenkel [Becken, Femur, Gesäß, Hüfte, Hüftgelenk, Iliosakralgelenk]
M06.99 Chronische Polyarthritis, nicht näher bezeichnet: Nicht näher bezeichnete Lokalisationen
M08.00 Juvenile chronische Polyarthritis, adulter Typ: Mehrere Lokalisationen
M08.05 Juvenile chronische Polyarthritis, adulter Typ: Beckenregion und Oberschenkel [Becken, Femur, Gesäß, Hüfte, Hüftgelenk, Iliosakralgelenk]
M08.09 Juvenile chronische Polyarthritis, adulter Typ: Nicht näher bezeichnete Lokalisationen
M08.20 Juvenile chronische Arthritis, systemisch beginnende Form: Mehrere Lokalisationen
M08.25 Juvenile chronische Arthritis, systemisch beginnende Form: Beckenregion und Oberschenkel [Becken, Femur, Gesäß, Hüfte, Hüftgelenk, Iliosakralgelenk]
M08.29 Juvenile chronische Arthritis, systemisch beginnende Form: Nicht näher bezeichnete Lokalisationen
M08.3 Juvenile chronische Arthritis (seronegativ), polyartikulär beginnende Form
M08.40 Juvenile chronische Arthritis, oligoartikulär beginnende Form: Mehrere Lokalisationen
M08.45 Juvenile chronische Arthritis, oligoartikulär beginnende Form: Beckenregion und Oberschenkel [Becken, Femur, Gesäß, Hüfte, Hüftgelenk, Iliosakralgelenk]
M08.49 Juvenile chronische Arthritis, oligoartikulär beginnende Form: Nicht näher bezeichnete Lokalisationen
M08.80 Sonstige juvenile Arthritis: Mehrere Lokalisationen
M08.85 Sonstige juvenile Arthritis: Beckenregion und Oberschenkel [Becken, Femur, Gesäß, Hüfte, Hüftgelenk, Iliosakralgelenk]
M08.89 Sonstige juvenile Arthritis: Nicht näher bezeichnete Lokalisationen
M08.90 Juvenile Arthritis, nicht näher bezeichnet: Mehrere Lokalisationen
M08.95 Juvenile Arthritis, nicht näher bezeichnet: Beckenregion und Oberschenkel [Becken, Femur, Gesäß, Hüfte, Hüftgelenk, Iliosakralgelenk]
M08.99 Juvenile Arthritis, nicht näher bezeichnet: Nicht näher bezeichnete Lokalisationen
M09.00(a) Juvenile Arthritis bei Psoriasis: Mehrere Lokalisationen
M09.05(a) Juvenile Arthritis bei Psoriasis: Beckenregion und Oberschenkel [Becken, Femur, Gesäß, Hüfte, Hüftgelenk, Iliosakralgelenk]
M09.09(a) Juvenile Arthritis bei Psoriasis: Nicht näher bezeichnete Lokalisationen

13. Folgelieferung 07/01

(Fortsetzung zur ICD-/OPS-Codierung von SE 17.12)

M09.10(a)	Juvenile Arthritis bei Crohn-Krankheit [Enteritis regionalis]: Mehrere Lokalisationen
M09.15(a)	Juvenile Arthritis bei Crohn-Krankheit [Enteritis regionalis]: Beckenregion und Oberschenkel [Becken, Femur, Gesäß, Hüfte, Hüftgelenk, Iliosakralgelenk]
M09.19(a)	Juvenile Arthritis bei Crohn-Krankheit [Enteritis regionalis]: Nicht näher bezeichnete Lokalisationen
M09.20(a)	Juvenile Arthritis bei Colitis ulcerosa: Mehrere Lokalisationen
M09.25(a)	Juvenile Arthritis bei Colitis ulcerosa: Beckenregion und Oberschenkel [Becken, Femur, Gesäß, Hüfte, Hüftgelenk, Iliosakralgelenk]
M09.29(a)	Juvenile Arthritis bei Colitis ulcerosa: Nicht näher bezeichnete Lokalisationen
M09.80(a)	Juvenile Arthritis bei sonstigen anderenorts klassifizierten Krankheiten: Mehrere Lokalisationen
M09.85(a)	Juvenile Arthritis bei sonstigen anderenorts klassifizierten Krankheiten: Beckenregion und Oberschenkel [Becken, Femur, Gesäß, Hüfte, Hüftgelenk, Iliosakralgelenk]
M09.89(a)	Juvenile Arthritis bei sonstigen anderenorts klassifizierten Krankheiten: Nicht näher bezeichnete Lokalisationen
M12.00	Chronische postrheumatische Arthritis [Jaccoud-Arthritis]: Mehrere Lokalisationen
M12.05	Chronische postrheumatische Arthritis [Jaccoud-Arthritis]: Beckenregion und Oberschenkel [Becken, Femur, Gesäß, Hüfte, Hüftgelenk, Iliosakralgelenk]
M12.09	Chronische postrheumatische Arthritis [Jaccoud-Arthritis]: Nicht näher bezeichnete Lokalisationen
M13.80	Sonstige näher bezeichnete Arthritis: Mehrere Lokalisationen
M13.85	Sonstige näher bezeichnete Arthritis: Beckenregion und Oberschenkel [Becken, Femur, Gesäß, Hüfte, Hüftgelenk, Iliosakralgelenk]
M13.89	Sonstige näher bezeichnete Arthritis: Nicht näher bezeichnete Lokalisationen
M15.3	Sekundäre multiple Arthrose
M15.4	Erosive (Osteo-) Arthrose
M15.8	Sonstige Polyarthrose
M15.9	Polyarthrose, nicht näher bezeichnet
M16.0	Primäre Koxarthrose, beidseitig
M16.1	Sonstige primäre Koxarthrose
M16.2	Koxarthrose als Folge einer Dysplasie, beidseitig
M16.3	Sonstige dysplastische Koxarthrose
M16.4	Posttraumatische Koxarthrose, beidseitig
M16.5	Sonstige posttraumatische Koxarthrose
M16.6	Sonstige sekundäre Koxarthrose, beidseitig
M16.7	Sonstige sekundäre Koxarthrose
M16.9	Koxarthrose, nicht näher bezeichnet
M21.00	Valgusdeformität, anderenorts nicht klassifiziert: Mehrere Lokalisationen
M21.05	Valgusdeformität, anderenorts nicht klassifiziert: Beckenregion und Oberschenkel [Becken, Femur, Gesäß, Hüfte, Hüftgelenk, Iliosakralgelenk]

M21.09	Valgusdeformität, anderenorts nicht klassifiziert: Nicht näher bezeichnete Lokalisationen
M21.10	Varusdeformität, anderenorts nicht klassifiziert: Mehrere Lokalisationen
M21.15	Varusdeformität, anderenorts nicht klassifiziert: Beckenregion und Oberschenkel [Becken, Femur, Gesäß, Hüfte, Hüftgelenk, Iliosakralgelenk]
M21.19	Varusdeformität, anderenorts nicht klassifiziert: Nicht näher bezeichnete Lokalisationen
M21.20	Flexionsdeformität: Mehrere Lokalisationen
M21.25	Flexionsdeformität: Beckenregion und Oberschenkel [Becken, Femur, Gesäß, Hüfte, Hüftgelenk, Iliosakralgelenk]
M21.29	Flexionsdeformität: Nicht näher bezeichnete Lokalisationen
M21.80	Sonstige näher bezeichnete erworbene Deformitäten der Extremitäten: Mehrere Lokalisationen
M21.85	Sonstige näher bezeichnete erworbene Deformitäten der Extremitäten: Beckenregion und Oberschenkel [Becken, Femur, Gesäß, Hüfte, Hüftgelenk, Iliosakralgelenk]
M21.89	Sonstige näher bezeichnete erworbene Deformitäten der Extremitäten: Nicht näher bezeichnete Lokalisationen
M21.90	Erworbene Deformität einer Extremität, nicht näher bezeichnet: Mehrere Lokalisationen
M21.95	Erworbene Deformität einer Extremität, nicht näher bezeichnet: Beckenregion und Oberschenkel [Becken, Femur, Gesäß, Hüfte, Hüftgelenk, Iliosakralgelenk]
M21.99	Erworbene Deformität einer Extremität, nicht näher bezeichnet: Nicht näher bezeichnete Lokalisationen
M91.0	Juvenile Osteochondrose des Beckens
M91.1	Juvenile Osteochondrose des Femurkopfes [Perthes-Legg-Calvé-Krankheit]
M91.2	Coxa plana
M91.3	Pseudokoxalgie
M91.8	Sonstige juvenile Osteochondrose der Hüfte und des Beckens
M91.9	Juvenile Osteochondrose der Hüfte und des Beckens, nicht näher bezeichnet
M92.9	Juvenile Osteochondrose, nicht näher bezeichnet
M93.0	Epiphyseolysis capitis femoris (nichttraumatisch)
M93.2	Osteochondrosis dissecans
M93.8	Sonstige näher bezeichnete Osteochondropathien
M93.9	Osteochondropathie, nicht näher bezeichnet
Q65.0	Angeborene Luxation des Hüftgelenkes, einseitig
Q65.1	Angeborene Luxation des Hüftgelenkes, beidseitig
Q65.2	Angeborene Luxation des Hüftgelenkes, nicht näher bezeichnet
Q65.3	Angeborene Subluxation des Hüftgelenkes, einseitig
Q65.4	Angeborene Subluxation des Hüftgelenkes, beidseitig
Q65.5	Angeborene Subluxation des Hüftgelenkes, nicht näher bezeichnet
Q65.6	Instabiles Hüftgelenk (angeboren)
Q65.8	Sonstige angeborene Deformitäten der Hüfte
T93.1	Folgen einer Fraktur des Femurs
T93.2	Folgen sonstiger Frakturen der unteren Extremität

13. Folgelieferung 07/01

(Fortsetzung zur ICD-/OPS-Codierung von SE 17.12)

OPS-301 (V2.0):

	Osteotomie und Korr.osteotomie
	Valgisierende Osteotomie
5-781.0f(e)	Femur proximal
	Varisierende Osteotomie
5-781.1f(e)	Femur proximal
	(De-)Rotationsosteotomie
5-781.2f(e)	Femur proximal
	Valgisierende (De-)Rotationsosteotomie
5-781.5f(e)	Femur proximal
	Varisierende (De-)Rotationsosteotomie
5-781.6f(e)	Femur proximal
	Komplexe (mehrdimensionale) Osteotomie
5-781.8f(e)	Femur proximal
	Komplexe (mehrdimensionale) Osteotomie mit Achsenkorrektur
5-781.9f(e)	Femur proximal
	Sonstige
5-781.xf(e)	Femur proximal

jeweils kombiniert mit:

	Osteosynthese von Knochen
5-786.0(e)	Durch Schraube
5-786.1(e)	Durch Draht oder Zuggurtung/Cerclage
5-786.2(e)	Durch Platte
5-786.3(e)	Durch Winkelplatte/Kondylenplatte
5-786.4(e)	Durch dynamische Kompressionsschraube
5-786.5(e)	Durch Marknagel mit Gelenkkomponente
5-786.6(e)	Durch Marknagel mit Aufbohren der Markhöhle
5-786.7(e)	Durch Verriegelungsnagel
5-786.8(e)	Durch Fixateur externe
5-786.9(e)	Durch Materialkombinationen
5-786.c(e)	Durch Transfixationsnagel
5-786.e(e)	Durch (Blount-)Klammern
5-786.g(e)	Durch intramedullären Draht
5-786.x(e)	Sonstige
5-786.y(e)	N. n. bez.

Gruppe 17: Operationen an den Bewegungsorganen **SE 17.12**

Kommentierung:

Das SE 17.12 korrespondiert mit der FP 17.08.

Das SE 17.12 beschreibt **eine inter- oder subtrochantäre Umstellungsosteotomie mit Osteosynthese** (= Umstellungsoperation [s.u.] im Bereich des Rollhügels am Oberschenkelknochen über eine die Schnittstellen zusammenfügende Operation). Eine Umstellungsosteotomie im Bereich des oberen Oberschenkels ist eine operative Stellungskorrektur, um einen drohenden Gelenkverschleiß im Hüftgelenk (Coxarthrose) zu verhindern bzw. zu verlangsamen.

Anlass für eine Umstellungsosteotomie können alle erworbenen Hüftdeformitäten und alle anderen Erkrankungen und Zustände sein, die im Laufe der Zeit zum Vollbild der Coxarthrose führen können, wie z.B. erworbene Deformitäten der Hüfte, rheumatische Erkrankungen, unterschiedliche Knochen-Knorpelerkrankungen, Hüftfehlstellungen, Zustand nach Knochenbrüchen oder andere Ursachen. Aber nicht nur der sekundäre Gelenkverschleiß, auch der primäre Gelenkverschleiß ist erfasst. **Die Dokumentation eines dieser Diagnosenschlüssel ist für die Abrechnung dieses SE verpflichtend.**

Auf Grund der überarbeiteten Zuordnung von Diagnosen- und Operations-Schlüsseln nach ICD-10-SGB V und OPS-301 Version 2.0 (s. o.) zum SE 17.12 ändern sich die Vorgaben für die Dokumentation. Die große Zahl neu zugeordneter ICD-10-Schlüssel ermöglicht eine weiter differenzierte Abbildung der Diagnosen.

Die Veränderungen bei den zugeordneten Operations-Schlüsseln erfolgten zur Einhaltung einer stringenteren Systematik, erlauben z. T. eine differenziertere Abbildung der Eingriffe, ändern aber nichts Wesentliches am Umfang des SE. Bei der Überarbeitung des OPS-301 von der Version 1.1 zur Version 2.0 hat sich bei einigen Schlüsseln insofern eine Veränderung ergeben, als die inhaltliche Beschreibung einem anderen Schlüssel zugeordnet wurde.

Eine zweite Besonderheit des SE liegt darin, dass für ihre Charakterisierung ein **zweiter OPS-Code** gefordert wird. Während der erste Schlüssel (OPS 5-781) die Art und Intention der Knochenzertrennung darstellt, werden durch den zweiten, fünfstelligen Schlüssel (OPS 5-786._) die Art der Knochenverbindung und das dafür erforderliche Material dokumentiert.

13. Folgelieferung 07/01

Gruppe 17: Operationen an den Bewegungsorganen SE 17.13

Versorgung durch	Bewertungsrelation		
	Punkte Personal	Punkte Sachmittel	Gesamt-punkte
Hauptabteilung	1.930	8.280	10.210
Belegoperateur	1.010	8.280	9.290
Belegoperateur und Beleganästhesist	660	8.280	8.940

Operation: Einbau einer Kniegelenkstotalendoprothese

ICD-10 (V2.0):

OPS-301 (V2.0):

13. Folgelieferung 07/01

Implantation einer Endoprothese am Kniegelenk
Bikondyläre Oberflächenersatzprothese, ungekoppelt, ohne Patellaersatz
5-822.10 Nicht zementiert
5-822.11 Zementiert
5-822.12 Hybrid (teilzementiert)
5-822.1y N. n. bez.
Bikondyläre Oberflächenersatzprothese, ungekoppelt, mit Patellaersatz
5-822.20 Nicht zementiert
5-822.21 Zementiert
5-822.22 Hybrid (teilzementiert)
5-822.2y N. n. bez.
Bikondyläre Oberflächenersatzprothese, teilgekoppelt, ohne Patellaersatz
5-822.30 Nicht zementiert
5-822.31 Zementiert
5-822.32 Hybrid (teilzementiert)
5-822.3y N. n. bez.
Bikondyläre Oberflächenersatzprothese, teilgekoppelt, mit Patellaersatz
5-822.40 Nicht zementiert
5-822.41 Zementiert
5-822.42 Hybrid (teilzementiert)
5-822.4y N. n. bez.
Scharnierendoprothese ohne Patellaersatz
5-822.60 Nicht zementiert
5-822.61 Zementiert
5-822.62 Hybrid (teilzementiert)
5-822.6y N. n. bez.

	Scharnierendoprothese mit Patellaersatz
5-822.70	Nicht zementiert
5-822.71	Zementiert
5-822.72	Hybrid (teilzementiert)
5-822.7y	N. n. bez.
	Sonderprothese
5-822.90	Nicht zementiert
5-822.91	Zementiert
5-822.92	Hybrid (teilzementiert)
5-822.9y	N. n. bez.

Gruppe 17: Operationen an den Bewegungsorganen SE 17.13

Kommentierung:

Das SE 17.13 korrespondiert mit der FP 17.091.

Das SE 17.13 beschreibt den **Einbau einer Kniegelenkstotalendoprothese.**

Voraussetzung für die Abrechnung ist ein Eingriff, bei dem beide (äußeren und inneren) Gelenkflächen durch eine Kniegelenks-Endoprothese ersetzt werden. Darunter fallen bicondyläre Oberflächenersatzprothesen, sowohl gekoppelt als auch ungekoppelt, mit oder ohne Patellaersatz (= Kniescheibe), Scharnierendoprothesen sowie Sonderprothesen. Ausgenommen sind nur Sonderprothesen für die Versorgung nach bösartig-tumoröser Zerstörung des Gelenkes (siehe SE 17.07), da dies ein eigenes Krankheitsbild unter einem anderen ICD-Schlüssel darstellt. Für die Abrechnung des SE 17.13 bleibt die Ursache der Gonarthrose (Kniegelenkverschleiß) außer Betracht.

Auf Grund der überarbeiteten Zuordnung von Operations-Schlüsseln nach OPS-301 Version 2.0 (s. o.) zum SE 17.13 ändern sich die Vorgaben für die Dokumentation. Bei den Operations-Schlüsseln wurden bei der Überarbeitung durchgängig Schlüssel zugeordnet, die eine differenzierte Abbildung der Fixation des Neuimplatates (zementiert, nicht zementiert, teilzementiert) und die Erfassung einer Sonderprothese ermöglichen.

Gruppe 17: Operationen an den Bewegungsorganen SE 17.14

Versorgung durch	Bewertungsrelation		
	Punkte Personal	Punkte Sachmittel	Gesamtpunkte
Hauptabteilung	1.245	2.820	4.065
Belegoperateur	630	2.820	3.450
Belegoperateur und Beleganästhesist	410	2.820	3.230

Operation: Einbau einer unikompartimentalen Kniegelenks-Schlittenprothese

ICD-10 (V2.0):

OPS-301 (V2.0):

Implantation einer Endoprothese am Kniegelenk
Unikondyläre Schlittenprothese

5-822.00 Nicht zementiert
5-822.01 Zementiert
5-822.02 Hybrid (teilzementiert)
5-822.0y N. n. bez.

Gruppe 17: Operationen an den Bewegungsorganen SE 17.14

Kommentierung:

Das SE 17.14 korrespondiert mit der FP 17.101.

Das SE 17.14 beschreibt den **Einbau einer unicompartimentalen Kniegelenksschlittenprothese.**

Auf Grund der überarbeiteten Zuordnung von Operations-Schlüsseln nach OPS-301 Version 2.0 (s. o.) zum SE 17.14 ändern sich die Vorgaben für die Dokumentation. Bei den Operations-Schlüsseln wurde der OPS 5-822.0 durch mehrere Schlüssel ersetzt, die eine differenzierte Abbildung der Fixation des Neuimplatates (zementiert, nicht zementiert, teilzementiert) ermöglichen. Die zugeordneten Operations-Schlüssel (unikondyläre Schlittenprothese) unterscheiden weiterhin nicht nach einer Operation am inneren oder äußeren Gelenkpart.

13. Folgelieferung 07/01

Gruppe 17: Operationen an den Bewegungsorganen SE 17.15

Versorgung durch	Bewertungsrelation		
	Punkte Personal	Punkte Sachmittel	Gesamt-punkte
Hauptabteilung	2.280	7.040	9.320
Belegoperateur	1.190	7.040	8.230
Belegoperateur und Beleganästhesist	780	7.040	7.820

Operation: Ersatz einer Endoprothese durch eine Kniegelenkstotal-endoprothese

ICD-10 (V2.0):

13. Folgelieferung 07/01

OPS-301 (V2.0):

Revision, Wechsel und Entf. einer Endoprothese am Kniegelenk

Wechsel einer unikondylären Schlittenprothese

5-823.12 In bikondyläre Oberflächenprothese ohne Patellaersatz, nicht zementiert
5-823.13 In bikondyläre Oberflächenprothese mit Patellaersatz, nicht zementiert
5-823.14 In bikondyläre Oberflächenprothese ohne Patellaersatz, zementiert
5-823.15 In bikondyläre Oberflächenprothese mit Patellaersatz, zementiert
5-823.16 In Scharnierprothese, nicht zementiert
5-823.17 In Scharnierprothese zementiert
5-823.18 In Scharnierprothese, Hybrid (teilzementiert)

Wechsel einer bikondylären Oberflächenersatzprothese

5-823.20 Typgleich
5-823.21 In eine andere Oberflächenersatzprothese, nicht zementiert
5-823.22 In eine andere Oberflächenersatzprothese, (teil-)zementiert
5-823.23 In eine Scharnierprothese, nicht zementiert
5-823.24 In eine Scharnierprothese, (teil-)zementiert
5-823.25 In eine Sonderprothese, nicht zementiert
5-823.26 In eine Sonderprothese, (teil-)zementiert
5-823.2x Sonstige
5-823.2y N. n. bez.

Wechsel einer Scharnierendoprothese

5-823.30 Typgleich
5-823.31 In eine andere Scharnierendoprothese, nicht zementiert
5-823.32 In eine andere Scharnierendoprothese, (teil-)zementiert
5-823.33 In eine Sonderprothese, nicht zementiert
5-823.34 In eine Sonderprothese, (teil-)zementiert
5-823.3x Sonstige
5-823.3y N. n. bez.
5-823.4 Wechsel einer Sonderprothese

Gruppe 17: Operationen an den Bewegungsorganen SE 17.15

Kommentierung:

Das SE 17.15 korrespondiert mit der FP 17.111.

Das SE 17.15 beschreibt den **Ersatz einer Kniegelenksendoprothese durch eine Kniegelenks-Total-Endoprothese.**

Für die Abrechnung des SE ist es also unerheblich, ob eine ein- oder zweiseitige Schlittenprothese oder eine Totalendoprothese ersetzt wird. Ausschlaggebend ist die Implantation/Einbringung einer Kniegelenks-Total-Endoprothese. Darunter fallen bicondyläre Oberflächenprothesen mit oder ohne Patellaersatz (= Ersatz der Kniescheibe), zementiert oder nicht zementiert, sowie Scharnierprothesen, zementiert oder nicht zementiert. Auch der Wechsel einer Sonderprothese fällt unter dieses SE.

Auf Grund der überarbeiteten Zuordnung von Operations-Schlüsseln nach OPS-301 Version 2.0 (s. o.) zum SE 17.15 ändern sich die Vorgaben für die Dokumentation. Die weitere Differenzierung auf der 6. Stelle bei dem Operations-Schlüssel 5-823.2 _ ermöglicht sowohl das eingesetzte Implantat als auch dessen Fixierung exakter abzubilden.

Gelegentlich ist es bei einer Prothesen-Wechseloperation auf Grund eines Knochensubstanzverlustes im Oberschenkelknochen erforderlich, den Oberschenkelknochen ganz oder teilweise durch ein künstliches Implantat zu ersetzen. In diesem Fall kann es sein, dass der Ersatz des Oberschenkelknochens die aufwendigere Operation ist. Bei dieser Konstellation wird die Wechseloperation des Gelenkes als SE in Verbindung mit reduzierten tagesgleichen Pflegesätzen abgerechnet. Der Eingriff am Oberschenkelknochen wird in diesem Fall nicht zusätzlich vergütet.

13. Folgelieferung 07/01

Gruppe 17: Operationen an den Bewegungsorganen SE 17.16

Versorgung durch	Bewertungsrelation		
	Punkte Personal	Punkte Sachmittel	Gesamtpunkte
Hauptabteilung	1.750	1.180	2.930
Belegoperateur	910	1.180	2.090
Belegoperateur und Beleganästhesist	600	1.180	1.780

Operation: Kreuzbandplastik mit Implantat oder Transplantat

ICD-10 (V2.0):

OPS-301 (V2.0):

	Offen chirurgische Bandplastik am Kniegelenk
5-803.0	Vorderes Kreuzband mit autogener Patellarsehne
5-803.1	Vorderes Kreuzband mit sonstiger autogener Sehne
5-803.2	Vorderes Kreuzband mit alloplastischem Bandersatz
5-803.3	Hinteres Kreuzband mit autogener Patellarsehne
5-803.4	Hinteres Kreuzband mit sonstiger autogener Sehne
5-803.5	Hinteres Kreuzband mit alloplastischem Bandersatz
	Arthroskopische Refixation und Plastik am Kapselbandapparat des Kniegelenkes
5-813.3	Plastik vorderes Kreuzband mit autogener Patellarsehne
5-813.4	Plastik vorderes Kreuzband mit sonstiger autogener Sehne
5-813.5	Plastik vorderes Kreuzband mit alloplastischem Bandersatz
5-813.6	Plastik hinteres Kreuzband mit autogener Patellarsehne
5-813.7	Plastik hinteres Kreuzband mit sonstiger autogener Sehne
5-813.8	Plastik hinteres Kreuzband mit alloplastischem Bandersatz

Gruppe 17: Operationen an den Bewegungsorganen SE 17.16

Kommentierung:

Das SE 17.16 korrespondiert mit der FP 17.13.

Das SE 17.16 beschreibt Operationen an den **vorderen oder hinteren Kreuzbändern.** Sowohl Operationen frischer als auch „alter" Kreuzbandrupturen sind unter dem SE abzurechnen.

Bei der Leistungsdefinition umfasst das SE sowohl Transplantate als auch Implantate, d. h. es ist unerheblich, ob für die plastische Operation körpereigenes oder körperfremdes Gewebe verwendet wird.

Voraussetzung für die Abrechnung des SE ist allerdings die **plastische** Operation. Dabei hat der Verordnungsgeber beide Zugangswege, arthroskopisch und auch offen-chirurgisch, zugeordnet. Eine einfache Naht bzw. knöcherne Refixation eines Kreuzbandes kann nicht unter diesem SE abgerechnet werden.

Gruppe 17: Operationen an den Bewegungsorganen SE 17.17

Versorgung durch	Bewertungsrelation		
	Punkte Personal	Punkte Sachmittel	Gesamt-punkte
Hauptabteilung	680	500	1.180
Belegoperateur	420	500	920
Belegoperateur und Beleganästhesist	260	500	760

Operation: Entfernung von Platten und Marknägeln an großen Röhrenknochen (Femur, Tibia, Humerus)

ICD-10 (V2.0):

OPS-301 (V2.0):

Entf. von Osteosynthesematerial
Platte
5-787.31(g) Humerus proximal
5-787.32(g) Humerusschaft
5-787.33(g) Humerus distal
5-787.3e(g) Schenkelhals
5-787.3f(g) Femur proximal
5-787.3g(g) Femurschaft
5-787.3h(g) Femur distal
5-787.3k(g) Tibia proximal
5-787.3m(g) Tibiaschaft
5-787.3n(g) Tibia distal
Winkelplatte/Kondylenplatte
5-787.41(g) Humerus proximal
5-787.43(g) Humerus distal
5-787.4e(g) Schenkelhals
5-787.4f(g) Femur proximal
5-787.4h(g) Femur distal
5-787.4k(g) Tibia proximal
5-787.4n(g) Tibia distal
Dynamische Kompressionsschraube
5-787.51(g) Humerus proximal
5-787.53(g) Humerus distal
5-787.5e(g) Schenkelhals
5-787.5f(g) Femur proximal

5-787.5h(g) Femur distal
5-787.5k(g) Tibia proximal
5-787.5n(g) Tibia distal

Marknagel

5-787.62(g) Humerusschaft
5-787.6g(g) Femurschaft
5-787.6m(g) Tibiaschaft

Marknagel mit Gelenkkomponente

5-787.7e(g) Schenkelhals
5-787.7f(g) Femur proximal
5-787.7g(g) Femurschaft

Verriegelungsnagel

5-787.82(g) Humerusschaft
5-787.8g(g) Femurschaft
5-787.8m(g) Tibiaschaft

Gruppe 17: Operationen an den Bewegungsorganen SE 17.17

Kommentierung:

Das SE 17.17 korrespondiert mit der FP 17.14.

Das SE 17.14 ist eine Sammelpauschale, unter der **mehrere Eingriffe** an **unterschiedlichen Lokalisationen** wegen eines weitgehend einheitlichen Ressourcenverbrauches zusammengefasst worden sind.

Erfasst sind die Entfernung von Platten und Marknägeln an den großen Röhrenknochen des Oberschenkels (= Femur), des Oberarms (= Humerus) und am Schienbein (= Tibia). Die isolierte Entfernung von Stiften, Drähten oder einfachen Schrauben rechtfertigt nicht die Abrechnung des SE.

Nicht erfasst sind wegen des niedrigeren oder höheren Aufwandes Eingriffe am Wadenbein, Schlüsselbein und an anderen kleinen Knochen sowie am Becken oder der Wirbelsäule.

Auf Grund der überarbeiteten Zuordnung von Operations-Schlüsseln nach OPS-301 Version 2.0 (s. o.) zum SE 17.17 ändern sich die Vorgaben für die Dokumentation. Es ist nun möglich, über die Benennung des Knochens hinaus exakt die Lokalisation des zu entfernenden Osteosynthesmaterials zu dokumentieren. Entgegen der wörtlichen Beschreibung und der ursprünglichen Intention wurden dem SE nun auch Operations-Schlüssel zugeordnet, die eine isolierte Entfernung einer Kompressionsschraube abbilden (geringerer Aufwand). Eine Fußnote zu den Operations-Schlüsseln weist darauf hin, dass bei „bereichsübergreifenden Osteosynthesematerialien“ die Schlüssel zur Anwendung kommen sollen, die die Lokalisation „mit dem größten Anteil“ codieren.

13. Folgelieferung 07/01

Gruppe 17: Operationen an den Bewegungsorganen **SE 17.18**

Versorgung durch	Bewertungsrelation		
	Punkte Personal	Punkte Sachmittel	Gesamt-punkte
Hauptabteilung	1.100	410	1.510
Belegoperateur	780	410	1.190
Belegoperateur und Beleganästhesist	530	410	940

Operation: Osteosynthetische Versorgung einer Sprunggelenksfraktur, Typ Weber B + C

ICD-10 (V2.0):

13. Folgelieferung 07/01

OPS-301 (V2.0):

Offene Reposition einer einfachen Fraktur im Gelenkbereich eines langen Röhrenknochens

Durch Schraubenosteosynthese
5-793.1p Fibula proximal
Durch Schraubenosteosynthese
5-793.1r Fibula distal
Durch Draht oder Zuggurtung/Cerclage
5-793.2p Fibula proximal
Durch Draht oder Zuggurtung/Cerclage
5-793.2r Fibula distal
Durch Plattenosteosynthese
5-793.3p Fibula proximal
Durch Plattenosteosynthese
5-793.3r Fibula distal
Durch Materialkombinationenen
5-793.8p Fibula proximal
Durch Materialkombinationenen
5-793.8r Fibula distal
Durch intramedullären Draht
5-793.gr Fibula distal
Sonstige
5-793.xp Fibula proximal
Sonstige
5-793.xr Fibula distal

	Offene Reposition einer Mehrfragment-Fraktur im Gelenkbereich eines langen Röhrenknochens mit Osteosynthese
	Durch Schraube
5-794.0p	Fibula proximal
	Durch Schraube
5-794.0r	Fibula distal
	Durch Draht oder Zuggurtung/Cerclage
5-794.1p	Fibula proximal
	Durch Draht oder Zuggurtung/Cerclage
5-794.1r	Fibula distal
	Durch Platte
5-794.2p	Fibula proximal
	Durch Platte
5-794.2r	Fibula distal
	Durch Materialkombinationen
5-794.7p	Fibula proximal
	Durch Materialkombinationen
5-794.7r	Fibula distal
	Durch intramedullären Draht
5-794.gr	Fibula distal
	Sonstige
5-794.xp	Fibula proximal
	Sonstige
5-794.xr	Fibula distal

Gruppe 17: Operationen an den Bewegungsorganen SE 17.18

Kommentierung:

Das SE 17.18 korrespondiert mit der FP 17.05.

Das SE 17.18 beschreibt die **osteosynthetische Versorgung einer Sprunggelenksfraktur** (= eine die Bruchenden zusammenfügende Operation). Im Gegensatz zur korrespondierenden FP 17.05 ist das SE 17.18 sowohl bei offenen als auch bei geschlossenen Brüchen des Typs Weber B und C (= mit teilweiser oder vollständiger Zerreißung der Bandhaft zwischen dem Schienbein und dem Wadenbein) abzurechnen. Es ist darauf hinzuweisen, dass eine operative Versorgung eines Außenknöchelbruches Typ Weber A (= ohne Verletzung der Bandhaft) von der Abrechnung über dieses SE ausgeschlossen ist.

Auf Grund der überarbeiteten Zuordnung von Operations-Schlüsseln nach OPS-301 Version 2.0 (s. o.) zum SE 17.18 ändern sich die Vorgaben für die Dokumentation. Bei der Überarbeitung des OPS-301 von der Version 1.1 zur Version 2.0 hat sich bei einigen Schlüsseln insofern eine Veränderung ergeben, als die inhaltliche Beschreibung einem anderen Schlüssel zugeordnet wurde. Bei den Operations-Schlüsseln wurden im Austausch Schlüssel neu zugeordnet, die auf der 6. Stelle alternativ die Lokalisation „proximale“ bzw. „distale Fibula“ (= körpernahes bzw. körperfernes [Ende des] Wadenbein[s]) abbilden. Allerdings gehört die proximale Fibula nach landläufiger Meinung nicht zum Sprunggelenk, gemeint war möglicherweise die „hohe distale Fibulafraktur“.

13. Folgelieferung 07/01

Gruppe 17: Operationen an den Bewegungsorganen SE 17.19

Versorgung durch	Bewertungsrelation		
	Punkte Personal	Punkte Sachmittel	Gesamt-punkte
Hauptabteilung	900	430	1.330
Belegoperateur	460	440	900
Belegoperateur und Beleganästhesist	260	440	700

Operation: Operation des Hallux valgus/rigidus durch Resektionsarthroplastik oder Umstellungsosteotomie

ICD-10 (V2.0):

OPS-301 (V2.0):

OPs an Metatarsale und Phalangen des Fußes
Köpfchen- oder Basisresektion
5-788.11 Köpfchen Os metatarsale I und Weichteilkorrektur
Einfache (Korr.-)Osteotomie
5-788.23 Os metatarsale V
Komplexe Korr.osteotomie (z.B. dreidimensional)
5-788.30 Os metatarsale I, basisnah
5-788.31 Os metatarsale I, andere Teile
5-788.33 Os metatarsale V

Köpfchen- oder Basisresektion
5-788.14 Grundgliedbasis Digitus I und Weichteilkorrektur
kombiniert mit:
Resektion (Exostose)
5-788.00 Os metatarsale I
Resektion (Exostose)
5-788.01 Os metatarsale I und Weichteilkorrektur

Gruppe 17: Operationen an den Bewegungsorganen SE 17.19

Kommentierung:

Das SE 17.19 korrespondiert mit der FP 17.12.

Das SE 17.19 beschreibt Operationen am **Großzehengrundgelenk** wegen einer deformierenden Ballenbildung (**Hallux valgus**) oder eines schmerzhaften Gelenkverschleißes (**Hallux rigidus**).

Auf Grund der überarbeiteten Zuordnung von Operations-Schlüsseln nach OPS-301 Version 2.0 (s. o.) zum SE 17.19 ändern sich die Vorgaben für die Dokumentation. Während die wörtliche Beschreibung des SE 17.19 eindeutig und ausschließlich Eingriffe am Großzehenstrahl (Mittelfußknochen, Großzehengrundgelenk und Zehenknochen) beschreibt, sind der Pauschale zusätzlich Operations-Schlüssel zugeordnet, die Eingriffe am 5. Strahl (Kleinzeh) abbilden (5-788.23,33). Diese Schlüssel können ggf. mit einem der beiden für die Abbildung der Hauptleistung am 1. Strahl zugeordneten Operations-Schlüssel kombiniert werden (5-788.00,01). Die verschiedenen möglichen Kombinationen bilden unterschiedliche Eingriffe ab, bei denen der „Großzehenballen“ (Exostose) abgetragen und/oder Mittelfuß- bzw. Zehenknochen verkürzt (Resektion) oder zerteilt (Osteotomie) werden. Eine isolierte korrigierende Weichteiloperation erfüllt nicht die für die Abrechnung geforderte Leistung.

13. Folgelieferung 07/01

Gruppe 18: Operationen an der Mamma

SE 18.01

Versorgung durch	Bewertungsrelation		
	Punkte Personal	Punkte Sachmittel	Gesamtpunkte
Hauptabteilung	1.620	410	2.030
Belegoperateur	1.110	410	1.520
Belegoperateur und Beleganästhesist	740	410	1.150

Operation: Brustdrüsen-Radikaloperation ohne Expandereinlage (Absetzen einer Brustdrüse mit Ausräumung der regionären Lymphstromgebiete), ohne musculocutane Lappen

ICD-10 (V2.0):

13. Folgelieferung 07/01

OPS-301 (V2.0):

	Mastektomie mit axillärer Lymphadenektomie
	Ohne Resektion der M. pectoralis-Faszie
5-873.00	Lymphadenektomie Level 1
5-873.01	Lymphadenektomie Level 1 und 2
5-873.02	Lymphadenektomie Level 1, 2 und 3
5-873.0x	Sonstige
5-873.0y	N. n. bez.
	Mit Resektion der M. pectoralis-Faszie
5-873.10	Lymphadenektomie Level 1
5-873.11	Lymphadenektomie Level 1 und 2
5-873.12	Lymphadenektomie Level 1, 2 und 3
5-873.1x	Sonstige
5-873.1y	N. n. bez.
5-873.x	Sonstige
5-873.y	N. n. bez.
	Erweiterte Mastektomie (mit Resektion an den Mm. pectorales major et minor)
	Mit Teilresektion des M. pectoralis major
5-874.02	Lymphadenektomie Level 1
5-874.03	Lymphadenektomie Level 1 und 2
5-874.04	Lymphadenektomie Level 1, 2 und 3
5-874.0x	Sonstige

	Mit Teilresektion der Mm. pectorales major et minor
5-874.12	Lymphadenektomie Level 1
5-874.13	Lymphadenektomie Level 1 und 2
5-874.14	Lymphadenektomie Level 1, 2 und 3
5-874.1x	Sonstige
	Mit Resektion der Mm. pectorales major et minor
5-874.22	Lymphadenektomie Level 1
5-874.23	Lymphadenektomie Level 1 und 2
5-874.24	Lymphadenektomie Level 1, 2 und 3
5-874.2x	Sonstige

Gruppe 18: Operationen an der Mamma **SE 18.01**

Kommentierung:

Das SE 18.01 korrespondiert mit der FP 18.01.

Das SE 18.01 beschreibt die **Radikaloperation** eines **bösartigen Brustdrüsentumors ohne Expandereinlage**. Eingriffe wegen einer bösartigen Neubildung der männlichen Brustdrüse sind ebenfalls unter diesem SE abzurechnen.

Auf Grund der überarbeiteten Zuordnung von Operations-Schlüsseln nach OPS-301 Version 2.0 (s. o.) zum SE 18.01 ändern sich die Vorgaben für die Dokumentation. Die Zuordnung von 6-stelligen Operations-Schlüsseln ermöglicht nun auch bei OPS-Codes, bei denen das zuvor nicht gefordert war, die Abbildung des Umfangs der Lymphadenektomie.

Die SE 18.01 und SE 18.02 unterscheiden sich lediglich danach, ob eine Expandereinlage für den kosmetischen späteren Aufbau einer Brust erfolgt. Berücksichtigt wird hier der wesentlich höhere Materialaufwand bei einer Expandereinlage. Es ist für die Abrechnung des SE unerheblich, ob die Brustdrüse unter Einschluss oder ohne die darunterliegende Fascie (Muskelhaut) der Brustmuskulatur entfernt wird. Es ist für die Abrechnung ebenfalls unerheblich, ob und in welchem Ausmaß im Rahmen des Eingriffes Brustmuskulatur mit entfernt wird. Beide SE setzen die operative Ausräumung des regionären Lymphstromgebiets (Lymphadenektomie) voraus. Der Umfang dieser Lymphadenektomie wird auf der sechsten Stelle (Level 1, Level 1 + 2, Level 1 + 2 + 3 und „sonstige") codiert.

Falls im Rahmen der Operation ein musculocutaner Lappen (= Muskelhautlappen) gebildet wird, ist der Aufwand beträchtlich höher. Diese Fälle wurden bei der SE-Kalkulation nicht berücksichtigt und können daher in herkömmlicher Weise über tagesgleiche Pflegesätze abgerechnet werden.

13. Folgelieferung 07/01

Gruppe 18: Operationen an der Mamma **SE 18.02**

Versorgung durch	Bewertungsrelation		
	Punkte Personal	Punkte Sachmittel	Gesamtpunkte
Hauptabteilung	1.670	1.420	3.090
Belegoperateur	1.150	1.420	2.570
Belegoperateur und Beleganästhesist	760	1.420	2.180

Operation: Brustdrüsen-Radikaloperation mit Expandereinlage (Absetzen einer Brustdrüse mit Ausräumung der regionären Lymphstromgebiete), ohne musculocutane Lappen

ICD-10 (V2.0):

13. Folgelieferung 07/01

OPS-301 (V2.0):

Mastektomie mit axillärer Lymphadenektomie
Ohne Resektion der M. pectoralis-Faszie
5-873.00 Lymphadenektomie Level 1
5-873.01 Lymphadenektomie Level 1 und 2
5-873.02 Lymphadenektomie Level 1, 2 und 3
5-873.0x Sonstige
5-873.0y N. n. bez.
Mit Resektion der M. pectoralis-Faszie
5-873.10 Lymphadenektomie Level 1
5-873.11 Lymphadenektomie Level 1 und 2
5-873.12 Lymphadenektomie Level 1, 2 und 3
5-873.1x Sonstige
5-873.1y N. n. bez.
5-873.x Sonstige
5-873.y N. n. bez.
Erweiterte Mastektomie (mit Resektion an den Mm. pectorales major et minor)
Mit Teilresektion des M. pectoralis major
5-874.02 Lymphadenektomie Level 1
5-874.03 Lymphadenektomie Level 1 und 2
5-874.04 Lymphadenektomie Level 1, 2 und 3
5-874.0x Sonstige
Mit Teilresektion der Mm. pectorales major et minor
5-874.12 Lymphadenektomie Level 1
5-874.13 Lymphadenektomie Level 1 und 2

5-874.14	Lymphadenektomie Level 1, 2 und 3
5-874.1x	Sonstige
	Mit Resektion der Mm. pectorales major et minor
5-874.22	Lymphadenektomie Level 1
5-874.23	Lymphadenektomie Level 1 und 2
5-874.24	Lymphadenektomie Level 1, 2 und 3
5-874.2x	Sonstige

jeweils kombiniert mit:

Andere OPs an der Mamma

Implantation eines Hautexpanders

5-889.50 Einseitig

Gruppe 18: Operationen an der Mamma SE 18.02

Kommentierung:

Das SE 18.02 korrespondiert mit der FP 18.02.

Das SE 18.02 beschreibt die **Radikaloperation** eines **bösartigen Brustdrüsentumors mit Expandereinlage** bei der Frau.

Auf Grund der überarbeiteten Zuordnung von Operations-Schlüsseln nach OPS-301 Version 2.0 (s. o.) zum SE 18.02 ändern sich die Vorgaben für die Dokumentation. Die Zuordnung von 6-stelligen Operations-Schlüsseln ermöglicht nun auch bei OPS-Codes, bei denen das zuvor nicht gefordert war, die Abbildung des Umfangs der Lymphadenektomie.

Die SE 18.01 und 18.02 unterscheiden sich lediglich danach, ob eine Expandereinlage für den späteren kosmetischen Aufbau einer Brust erfolgt. Berücksichtigt wird hier der wesentlich höhere Materialaufwand bei einer Expandereinlage. Dies wird über einen zweiten OPS-Code dokumentiert. Es ist für die Abrechnung des SE unerheblich, ob die Brustdrüse unter Einschluss oder ohne die darunterliegende Fascie (Muskelhaut) der Brustmuskulatur entfernt wird. Es ist für die Abrechnung ebenfalls unerheblich, ob und in welchem Ausmaß im Rahmen des Eingriffes Brustmuskulatur mit entfernt wird. Beide SE setzen die operative Ausräumung des regionären Lymphstromgebietes (Lymphadenektomie) voraus. Der Umfang dieser Lymphadenektomie wird auf der 6. Stelle (Level 1, Level 1 + 2, Level 1 + 2 + 3 und „sonstige") codiert.

Für die korrekte Abrechnung des SE 18.02 ist die Dokumentation von zwei OPS-Codes erforderlich. Der 1. OPS-Code bezeichnet die Operation (s. o.), der 2. (OPS 5-889.0) dokumentiert die Implantation des Hautexpanders.

Falls im Rahmen der Operation ein muskulocutaner Lappen (= Muskelhautlappen) gebildet wird, ist der Aufwand beträchtlich höher. Diese Fälle wurden bei der SE-Kalkulation nicht berücksichtigt und können daher in herkömmlicher Weise über tagesgleiche Pflegesätze abgerechnet werden.

13. Folgelieferung 07/01

Gruppe 18: Operationen an der Mamma

SE 18.03

Versorgung durch	Bewertungsrelation		
	Punkte Personal	Punkte Sachmittel	Gesamt-punkte
Hauptabteilung	1.360	380	1.740
Belegoperateur	910	380	1.290
Belegoperateur und Beleganästhesist	600	380	980

Operation: ***Brusterhaltende Operation eines bösartigen Tumors mit regionaler Lymphknotenausräumung, ohne musculocutane Lappen***

ICD-10 (V2.0):

13. Folgelieferung 07/01

OPS-301 (V2.0):

Partielle (brusterhaltende) Exz. der Mamma mit axillärer Lymphadenektomie

5-871.0 Lumpektomie (ohne Hautsegment)
5-871.1 Segmentresektion (mit Hautsegment ohne Mamille)
5-871.2 Quadrantenresektion (mit Mamillensegment)
5-871.3 Tumorreduktionsmastektomie
5-871.x Sonstige
5-871.y N. n. bez.

Gruppe 18: Operationen an der Mamma **SE 18.03**

Kommentierung:

Das SE 18.03 korrespondiert mit der FP 18.03.

Das SE 18.03 beschreibt die brusterhaltende Operation bei einem bösartigen Brustdrüsenkrebs der Frau einschließlich regionaler Lymphknotenentfernung.

Auf Grund der überarbeiteten Zuordnung von Operations-Schlüsseln nach OPS-301 Version 2.0 (s. o.) zum SE 18.03 ändern sich die Vorgaben für die Dokumentation. Durch die Neuzuordnung des Operations-Schlüssel 5-871.3 ist unter dem SE ein Palliativeingriff abrechenbar, der das Ziel hat, die Tumormasse zu reduzieren.

13. Folgelieferung 07/01

Gruppe 18: Operationen an der Mamma SE 18.04

Versorgung durch	Bewertungsrelation		
	Punkte Personal	Punkte Sachmittel	Gesamtpunkte
Hauptabteilung	2.330	500	2.830
Belegoperateur	1.450	500	1.950
Belegoperateur und Beleganästhesist	840	500	1.340

Operation: Reduktionsplastik der Mamma, beidseitig

ICD-10 (V2.0):

OPS-301 (V2.0):

Mammareduktionsplastik
Ohne Brustwarzentransplantation
5-884.01 Beidseitig
Mit freiem Brustwarzentransplantat
5-884.11 Beidseitig
Mit gestieltem Brustwarzentransplantat
5-884.21 Beidseitig
Sonstige
5-884.x1 Beidseitig

Gruppe 18: Operationen an der Mamma **SE 18.04**

Kommentierung:

Das SE 18.04 ist vorgesehen für die **beidseitige operative Reduktionsplastik der Mammae** (= Verkleinerung der Brüste).

Für die Abrechnung des SE ist es erforderlich, dass **beide** Brüste durch eine Operation (und nicht durch das bloße Absaugen von Fettgewebe) verkleinert werden.

Auf Grund der überarbeiteten Zuordnung von Operations-Schlüsseln nach OPS-301 Version 2.0 (s. o.) zum SE 18.04 ändern sich die Vorgaben für die Dokumentation. Bei der Überarbeitung des OPS-301 von der Version 1.1 zur Version 2.0 hat sich bei einigen Schlüsseln insofern eine Veränderung ergeben, als die inhaltliche Beschreibung einem anderen Schlüssel zugeordnet wurde. D. h., die inhaltliche Beschreibung eines vormaligen OPS „X“ findet sich nun unter einem neuen Operations-Schlüssel wieder.

13. Folgelieferung 07/01

Gruppe 20: Maßnahmen für den Blutkreislauf **SE 20.01**

Versorgung durch	Bewertungsrelation		
	Punkte Personal	Punkte Sachmittel	**Gesamtpunkte**
Hauptabteilung	690	3.320	4.010
Belegoperateur	330	3.320	3.650

Operation: ***Dilatation der extremitätenversorg. Gefäße einer Seite, PTA: Perkutane, transluminale Dilatation und Rekanalisation von Arterien mit Ausnahme der Koronararterien, einschl. der Kontrastmitteleinbringung und Durchleuchtungen während des Eingriffs, ggf. auch mehrfach während des stationären Aufenthaltes, einschl. der Versorgung von interventionell behandelbaren Komplikationen und Reinterventionen, ggf. mit Dilatation der Beckengefäße in Crossover-Technik bis zur A. femoralis communis***

13. Folgelieferung 07/01

ICD-10 (V2.0):

OPS-301 (V2.0):

Perkutan-transluminale Gefäßintervention
Angioplastie (Ballon)

8-836.09 Andere Gefäße abdominal
8-836.0b Gefäße Oberschenkel
8-836.0c Gefäße Unterschenkel

Gruppe 20: Maßnahmen für den Blutkreislauf SE 20.01

Kommentierung:

Das SE 20.01 ist vorgesehen für die **Erweiterung von Arterien**, die die Extremitäten versorgen, mittels über die Gefäße eingebrachter **Ballonkatheter**. Im Leistungsumfang des SE sind die Einbringung des Röntgenkontrastmittels und die Röntgendurchleuchtung während des Eingriffes enthalten.

Für die Dilatation (= Erweiterung) und Rekanalisation (= Wiedereröffnung) der Gefäße ist ausschließlich die Angioplastie (= Ballondilatation) vorgesehen, nicht dagegen z. B. Laserverfahren und Rotablation (= schnell rotierende Fräsköpfe).

Auf Grund der überarbeiteten Zuordnung von Operations-Schlüsseln nach OPS-301 Version 2.0 (s. o.) zum SE 20.01 ändern sich die Vorgaben für die Dokumentation. Bei der Überarbeitung des OPS-301 von der Version 1.1 zur Version 2.0 hat sich bei einigen Schlüsseln insofern eine Veränderung ergeben, als die inhaltliche Beschreibung einem anderen Schlüssel zugeordnet wurde. D. h., die inhaltliche Beschreibung eines vormaligen OPS „X" findet sich nun unter einem neuen Operations-Schlüssel wieder.

13. Folgelieferung 07/01

Die im Rahmen der 5. Änderungsverordnung zur Bundespflegesatzverordnung vorgenommene Neudefinition dieses Entgelts hat die Diskrepanz zwischen der wörtlichen Beschreibung und den zugeordneten OPS im Hinblick auf den Ort des Eingriffes nicht beseitigt. Während im Text alle extremitätenversorgenden Gefäße benannt werden (also auch die der Arme), können mit den zugeordneten OPS lediglich Eingriffe an den Gefäßen der unteren Extremitäten codiert werden. Da die OPS-Klassifikation hinsichtlich dieser Bestimmung des Leistungsinhalts des SE Vorrang vor der textlichen Definition haben soll, können daher mit diesem Entgelt weiterhin nur Operationen an den unteren Extremitäten abgerechnet werden.

Im Gegensatz zur alten Definition des SE sind nach der neuen Formulierung die Dilatationen aller Gefäße in allen Etagen einer Seite, inklusive der Beckengefäße in Crossovertechnik zur Gegenseite bis hin zur Arteria femoralis communis, erfasst. Dies steht allerdings in einem gewissen Widerspruch zu den jüngst vom Koordinierungsausschuss der Selbstverwaltung erlassenen Abrechnungsbestimmungen im bundesweiten Sonderentgeltkatalog für Krankenhäuser, in denen unter Punkt 5 ausgeführt wird: *„Das SE 20.01 kann **mehrfach** nur abgerechnet werden, wenn Dilatationen auf **beiden Seiten** erfolgen."* Nach der unverändert gültigen textlichen Definition des SE 20.01 ist jedoch **einschränkend festzustellen**, dass das SE 20.01 während eines stationären Krankenhausaufenthaltes höchstens **zweifach** abgerechnet werden kann und dies auch nur dann, wenn zusätzlich zu einer Dilatation im einen Bein eine Dilatation auf der Gegenseite **unterhalb** (= distal) der

Arteria femoralis communis (= rumpfnaher Abschnitt der Oberschenkelschlagader) erfolgt. Die Dilatation der Becken- und Oberschenkelgefäße der Gegenseite bis zur Höhe der Arteria femoralis communis in Crossover-Technik ist dagegen im Leistungsumfang des SE 20.01 enthalten. Eingeschlossen in das SE 20.01 sind auch sämtliche Reinterventionen (= Wiederholungseingriffe mit Kathetern) sowie die Behandlung von Komplikationen während des selben stationären Aufenthaltes. Damit sind die fehlsteuernden und kostentreibenden Anreize zur Mehrfachabrechnung des Entgelts, die Folge der alten Definition des SE waren, gemildert. In der neuen Formulierung nähert sich der Leistungsumfang des SE dem einer FP, insofern als alle mit dem Ersteingriff im Zusammenhang stehenden Interventionen über das SE abgegolten werden.

Das gelegentlich praktizierte Abrechnungsverfahren, bei operativ freigelegten und eröffneten Arterien (d. h. im Rahmen einer offen-chirurgischen Gefäßoperation) eine zusätzlich durchgeführte Dilatation über das SE 20.01 abzurechnen, ist nicht gerechtfertigt, da die zugeordneten Schlüssel des OPS-301 eindeutig die „perkutane" (d. h. durch die Haut geführte) Gefäßpunktion beschreiben.

13. Folgelieferung 07/01

Gruppe 20: Maßnahmen für den Blutkreislauf

SE 20.02

Versorgung durch	Bewertungsrelation		
	Punkte Personal	Punkte Sachmittel	**Gesamtpunkte**
Hauptabteilung	910	5.370	6.280
Belegoperateur	350	5.370	5.720

Operation: *Dilatation eines oder mehrerer koronarer Gefäße (PTCA): Perkutane, transluminale Dilatation und Rekanalisation von Koronararterien, einschl. der Kontrastmitteleinbringung und Durchleuchtungen während des Eingriffs bei Ein- und Mehrgefäßerkrankungen, ggf. auch mehrfach während des stationären Aufenthaltes, einschl. erforderlicher Kontrollangiographien und Reinterventionen*

13. Folgelieferung 07/01

ICD-10 (V2.0):

OPS-301 (V2.0):

Perkutan-transluminale Gefäßintervention an Herz und Koronargefäßen
Angioplastie (Ballon)

8-837.00 Eine Koronararterie
8-837.01 Mehrere Koronararterien
8-837.0y N. n. bez.

Gruppe 20: Maßnahmen für den Blutkreislauf **SE 20.02**

Kommentierung:

Das SE 20.02 ist vorgesehen für die **Ballondilatation** von einem oder mehreren **Herzkranzgefäßen.**

Auf Grund der überarbeiteten Zuordnung von Operations-Schlüsseln nach OPS-301 Version 2.0 (s. o.) zum SE 20.02 ändern sich die Vorgaben für die Dokumentation. Die Neuzuordnung von Operations-Schlüsseln macht es nun möglich, exakt zu dokumentieren, ob die Ballonerweiterung (= Angioplastie) an einem oder an mehreren Gefäßen durchgeführt wurde oder ob darüber keine Aussage gemacht wird (N. n. bez.).

Für die Dilatation (= Erweiterung) und Rekanalisation (= Wiedereröffnung) der Gefäße ist ausschließlich die Angioplastie (= Ballondilatation) vorgesehen, nicht dagegen z. B. Laserverfahren und Rotablation (= schnell rotierende Fräsköpfe).

Im Leistungsumfang des SE sind die Einbringung des Röntgenkontrastmittels und die Röntgendurchleuchtung während des Eingriffes enthalten.

Der OPS-301 enthält in der gegenwärtig gültigen Fassung keinen Schlüssel für die kombinierte Angioplastie mit Stenteinlage. Eine kombinierte Dokumentation der Schlüssel OPS 8-838.0 (Angioplastie (Ballon)) und OPS 8-838.3 (Einlegen eines Stent) hat der Verordnungsgeber nicht gewollt. In einer Stellungnahme des Bundesministeriums für Gesundheit vom 12. Januar 1999 für eine Krankenkasse heißt es dazu: „*Die korrekte Verschlüsselung einer Ballondilatation mit Stenteinlage nach dem OPS-301* [d. h. die Dokumentation beider OPS-Codes] *begründet keinen Ausschluss für die Abrechnung dieser Leistungen mit einem Sonderentgelt der Gruppe 20 und 21*". Und weiter: „*Maßgeblicher Eingriff ist die Ballondilatation, für die auf Grund der derzeitigen Fassung des OPS-301 stets die Schlüsselnummer 8-837.0 anzugeben ist und zwar unabhängig davon, ob dabei ein Stent eingelegt wurde oder nicht.*" Das heißt, auch wenn im Rahmen einer Ballondilatation eine Stenteinlage erfolgt, wird die Gesamtleistung über ein Sonderentgelt abgerechnet (siehe auch SE 21.02).

Eine Besonderheit bei diesem SE besteht darin, dass auch die Dilatation mehrerer Gefäße oder Gefäßabschnitte mit diesem Entgelt erfasst sind, unabhängig davon, ob die Dilatationen in einer oder, wie es bei Mehrgefäßerkrankungen üblich ist, in mehreren Sitzungen, auch an mehreren Tagen, vorgenommen werden. Die in diesen Fällen höheren Kosten wurden bei der Kalkulation des Entgeltes im Fallmix berücksichtigt.

Diese Definition umfasst auch alle möglichen Reinterventionen (= Wiederholungseingriffe) sowie ggf. erforderliche Kontrollangiographien während des gesamten stationären Aufenthaltes. In dieser neuen Formulierung nähert sich der

Leistungsumfang des SE dem einer FP, insofern als alle mit dem Ersteingriff im Zusammenhang stehenden Interventionen über das SE abgegolten werden.

Eine während des selben stationären Aufenthaltes durchgeführte Linksherzkatheteruntersuchung kann nicht gesondert abgerechnet werden. In diesem Fall kommt für die gemeinsame Abrechnung aller Leistungen (Angiographie(n) und Dilatation(en)) das SE 21.02 zur Anwendung (s. SE 21.02).

13. Folgelieferung 07/01

Gruppe 21: Untersuchungen der Körpersysteme **SE 21.01**

Versorgung durch	Bewertungsrelation		
	Punkte Personal	Punkte Sachmittel	Gesamt-punkte
Hauptabteilung	790	850	1.640
Belegoperateur	320	850	1.170

Operation: ***Linksherzkatheteruntersuchung mit Koronarangiographie, ggf. mit Anlage eines temporären Schrittmachers, einschließlich der Kontrastmitteleinbringung und Durchleuchtungen während des Eingriffs, ggf. auch mehrfach während des stationären Aufenthaltes, soweit nicht während des gleichen Eingriffs eine Dilatation durchgeführt wird.***

13. Folgelieferung 07/01

ICD-10 (V2.0):

OPS-301 (V2.0):

Transarterielle Linksherz-Katheteruntersuchung

1-275.0 Koronarangiographie ohne weitere Maßnahmen
1-275.1 Koronarangiographie und Druckmessung im linken Ventrikel
1-275.2 Koronarangiographie, Druckmessung und Ventrikulographie im linken Ventrikel
1-275.3 Koronarangiographie, Druckmessung und Ventrikulographie im linken Ventrikel, Druckmessung in der Aorta und Aortenbogendarstellung
1-275.4 Koronarangiographie, Druckmessung in der Aorta und Aortenbogendarstellung
1-275.5 Koronarangiographie von Bypassgefäßen

Gruppe 21: Untersuchungen der Körpersysteme SE 21.01

Kommentierung:

Mit dem SE 21.01 werden erstmals rein diagnostische Eingriffe über leistungsbezogene Entgelte abrechenbar. Dabei ist das SE 21.01 vorgesehen für die Katheteruntersuchung der Herzkranzgefäße der linken Herzkammer und des Aortenbogens inklusive von Druckmessungen (= Linksherzkatheter, Koronarangiographie). Diese Leistungen werden über die OPS 1-275.0-5 dargestellt. Im Leistungsumfang enthalten, aber über die zugeordneten OPS nicht darstellbar sind die Röntgenkontrastmitteleinbringung, die Röntgendurchleuchtung während des Eingriffes und die ggf. notwendige Anlage eines temporären Herzschrittmachers.

Auf Grund der überarbeiteten Zuordnung von Operations-Schlüsseln nach OPS-301 Version 2.0 (s. o.) zum SE 21.01 ändern sich die Vorgaben für die Dokumentation. Nach der Neuzuordnung von Operations-Schlüsseln ist es nun möglich, eine isolierte Koronarangiographie ohne zusätzliche Leistungen (Druckmessung im Herzen, in der Aorta und begleitende röntgenologische Darstellung der Befunde) durchzuführen. Koronarangiographien in Verbindung mit zusätzlichen Leistungen können nun über andere Schlüssel differenziert dokumentiert werden. Eine zusätzlich aufgenommene Leistung ist die Untersuchung von Bypass-Gefäßen.

Im Rahmen der 5. Änderungsverordnung zur Bundespflegesatzverordnung wurde diese Leistungsbeschreibung präzisiert. Wie bei den anderen Entgelten der SE-Gruppen 20 und 21 sind Wiederholungseingriffe während des selben stationären Aufenthaltes in der Mischkalkulation enthalten und können deshalb nicht gesondert, d. h. zusätzlich, abgerechnet werden.

In der neuen Formulierung nähert sich der Leistungsumfang des SE dem einer FP, insofern als alle mit dem Ersteingriff im Zusammenhang stehenden Interventionen über das SE abgegolten werden.

Werden neben einer oder mehreren Linksherzkatheteruntersuchungen während des selben stationären Aufenthaltes eine oder mehrere Ballondilatation(en) am Herzen durchgeführt, kommt für die gemeinsame Abrechnung aller Leistungen (Angiographie(n) und Dilatation(en)) das SE 21.02 zur Anwendung (s. SE 21.02).

13. Folgelieferung 07/01

Gruppe 21: Untersuchungen der Körpersysteme **SE 21.02**

Versorgung durch	Bewertungsrelation		
	Punkte Personal	Punkte Sachmittel	**Gesamtpunkte**
Hauptabteilung	1.210	5.430	6.640
Belegoperateur	450	5.430	5.880

Operation: ***Linksherzkatheteruntersuchung bei Ein- und Mehrgefäßerkrankungen mit Koronarangiographie und Dilatation eines oder mehrerer koronarer Gefäße (PTCA), ggf. mit Anlage eines temporären Schrittmachers, einschließlich der Kontrastmitteleinbringung und Durchleuchtungen während des Eingriffs, ggf. auch mehrfach während des stationären Aufenthaltes; nicht zusätzlich abrechenbar zu den Sonderentgelten 20.02 und 21.01***

13. Folgelieferung 07/01

ICD-10 (V2.0):

OPS-301 (V2.0):

Transarterielle Linksherz-Katheteruntersuchung

1-275.0 Koronarangiographie ohne weitere Maßnahmen
1-275.1 Koronarangiographie und Druckmessung im linken Ventrikel
1-275.2 Koronarangiographie, Druckmessung und Ventrikulographie im linken Ventrikel
1-275.3 Koronarangiographie, Druckmessung und Ventrikulographie im linken Ventrikel, Druckmessung in der Aorta und Aortenbogendarstellung
1-275.4 Koronarangiographie, Druckmessung in der Aorta und Aortenbogendarstellung
1-275.5 Koronarangiographie von Bypassgefäßen

jeweils kombiniert mit:

Perkutan-transluminale Gefäßintervention an Herz und Koronargefäßen

Angioplastie (Ballon)
8-837.00 Eine Koronararterie
8-837.01 Mehrere Koronararterien
8-837.0y N. n. bez.

Gruppe 21: Untersuchungen der Körpersysteme SE 21.02

Kommentierung:

Der Leistungsumfang des SE 21.02 ist eine **Kombination** der Leistungen des SE 21.01 (**Linksherzkatheteruntersuchung**) und des SE 20.02 (**Dilatation der Herzkranzgefäße**). Daher ist für die Abrechnung dieses Leistungskomplexes die Kombination eines unter der Definition des SE 21.01 aufgeführten OPS (OPS 1-275.0-5) mit einem unter der Definition des SE 20.02 aufgeführten OPS (OPS 8-837.0 0,1,y) zu dokumentieren.

Auf Grund der überarbeiteten Zuordnung von Operations-Schlüsseln nach OPS-301 Version 2.0 (s. o.) zum SE 21.02 ändern sich die Vorgaben für die Dokumentation. Nach der Neuzuordnung von Operations-Schlüsseln ist es nun möglich, bezüglich des diagnostischen Teileingriffes eine isolierte Koronarangiographie ohne zusätzliche Leistungen (Druckmessung im Herzen, in der Aorta und begleitende röntgenologische Darstellung der Befunde) durchzuführen. Koronarangiographien in Verbindung mit zusätzlichen diagnostischen Leistungen können nun über andere Schlüssel differenziert dokumentiert werden. Eine zusätzlich aufgenommene diagnostische Leistung ist die Untersuchung von Bypass-Gefäßen. In allen Fällen ist jeweils ein Schlüssel für den therapeutischen Teileingriff, d. h. eine Ballondilatation zu dokumentieren. Die Neuzuordnung von Schlüsseln macht es nun möglich, exakt zu dokumentieren, ob die Ballonerweiterung (= Angioplastie) an einem oder an mehreren Gefäßen durchgeführt wurde oder ob darüber keine Aussage gemacht wird (N. n. bez.).

13. Folgelieferung 07/01

Der OPS-301 enthält in der gegenwärtig gültigen Fassung keinen Schlüssel für die kombinierte Angioplastie mit Stenteinlage. Eine kombinierte Dokumentation der Schlüssel OPS 8-838.0 (Angioplastie (Ballon)) und OPS 8-838.3 (Einlegen eines Stent) hat der Verordnungsgeber nicht gewollt. In einer Stellungnahme des BMG vom 12. Januar 1999 für eine Krankenkasse heißt es dazu: „*Die korrekte Verschlüsselung einer Ballondilatation mit Stenteinlage nach dem OPS-301* [d. h. die Dokumentation beider OPS-Codes] *begründet keinen Ausschluss für die Abrechnung dieser Leistungen mit einem Sonderentgelt der Gruppe 20 und 21*". Und weiter: „*Maßgeblicher Eingriff ist die Ballondilatation, für die auf Grund der derzeitigen Fassung des OPS-301 stets die Schlüsselnummer 8-837.0 anzugeben ist und zwar unabhängig davon, ob dabei ein Stent eingelegt wurde oder nicht.*" Das heißt, auch wenn im Rahmen einer Ballondilatation eine Stenteinlage erfolgt, wird die Gesamtleistung über ein Sonderentgelt abgerechnet (siehe auch SE 20.02).

Eine Besonderheit bei diesem SE besteht darin, dass auch die Dilatation mehrerer Gefäße oder Gefäßabschnitte mit diesem Entgelt erfasst sind, unabhängig davon, ob die Dilatationen in einer oder, wie es bei Mehrgefäßerkrankungen üblich ist, in mehreren Sitzungen, auch an mehreren Tagen, vorgenommen werden. Die in diesen Fällen höheren Kosten wurden bei der Kalkulation des Entgeltes im Fallmix berücksichtigt.

In der neuen Formulierung nähert sich der Leistungsumfang des SE dem einer FP, insofern als alle mit dem Ersteingriff im Zusammenhang stehenden Interventionen über das SE abgegolten werden. Dies gilt auch, wenn Dilatation und Linksherzkatheteruntersuchung zu unterschiedlichen Zeitpunkten erfolgen.

Werden während des selben stationären Aufenthaltes vor der Ballondilatation Linksherzkatheteruntersuchungen erforderlich, so können diese nicht gesondert abgerechnet werden. In diesem Falle ist das Kombinationsentgelt SE 21.02 abzurechnen.

13. Folgelieferung 07/01

Gruppe 9: Operationen am Herzen SE 09.13

Versorgung durch	Bewertungsrelation		
	Punkte Personal	Punkte Sachmittel	Gesamt-punkte
Hauptabteilung	4.080	12.090	16.170
Belegoperateur	2.850	12.090	14.940
Belegoperateur und Beleganästhesist	1.740	12.090	13.830

Operation: *Herz-Operation unter Einsatz der Herz-Lungen-Maschine mit Ersatz einer Herzklappe und Korrektur einer Herzklappe*

ICD-10 (V2.0):

13. Folgelieferung 07/01

OPS-301 (V2.0):

Valvulotomie
5-350.0 Aortenklappe, geschlossen
5-350.1 Aortenklappe, offen
5-350.2 Mitralklappe, geschlossen
5-350.3 Mitralklappe, offen
5-350.4 Pulmonalklappe, geschlossen
5-350.5 Pulmonalklappe, offen
5-350.6 Trikuspidalklappe, geschlossen
5-350.7 Trikuspidalklappe, offen
5-350.x Sonstige
5-350.y N. n. bez.
Valvuloplastik
5-353.0 Aortenklappenraffung
5-353.1 Mitralklappe, Anuloplastik
5-353.2 Mitralklappe, Segelrekonstruktion
5-353.3 Pulmonalklappe, Anuloplastik
5-353.4 Trikuspidalklappe, Anuloplastik
5-353.5 Trikuspidalklappe, Segelrekonstruktion
5-353.x Sonstige
5-353.y N. n. bez.
Andere OPs an Herzklappen
Aortenklappe
5-354.01 Exploration (mit Thrombektomie)
5-354.02 Subvalvuläre fibröse Resektion
5-354.03 Subvalvuläre muskuläre Resektion
5-354.04 Supravalvuläre Resektion

5-354.05 Prothesenrefixation
5-354.06 Entkalkung
5-354.0x Sonstige
5-354.0y N. n. bez.
Mitralklappe
5-354.11 Exploration (mit Thrombektomie)
5-354.12 Rekonstruktion Chordae tendineae und Papillarmuskeln
5-354.13 Prothesenrefixation
5-354.14 Entkalkung
5-354.1x Sonstige
5-354.1y N. n. bez.
Pulmonalklappe
5-354.21 Exploration (mit Thrombektomie)
5-354.22 Subvalvuläre fibröse Resektion
5-354.23 Subvalvuläre muskuläre Resektion
5-354.24 Supravalvuläre Resektion
5-354.25 Prothesenrefixation
5-354.26 Entkalkung
5-354.2x Sonstige
5-354.2y N. n. bez.
Trikuspidalklappe
5-354.31 Exploration (mit Thrombektomie)
5-354.32 Rekonstruktion Chordae tendineae und Papillarmuskeln
5-354.33 Prothesenrefixation
5-354.34 Entkalkung
5-354.3x Sonstige
5-354.3y N. n. bez.

jeweils kombiniert mit:
Ersatz von Herzklappen durch Prothese
Aortenklappe
5-351.01 Durch Allotransplantat
5-351.02 Durch Xenotransplantat (Bioprothese)
5-351.03 Durch Xenotransplantat stentless
5-351.04 Durch Kunstprothese
Mitralklappe, offen chirurgisch
5-351.11 Durch Allotransplantat
5-351.12 Durch Xenotransplantat (Bioprothese)
5-351.13 Durch Xenotransplantat stentless
5-351.14 Durch Kunstprothese
Mitralklappe, thorakoskopisch
5-351.21 Durch Allotransplantat
5-351.22 Durch Xenotransplantat (Bioprothese)
5-351.23 Durch Xenotransplantat stentless
5-351.24 Durch Kunstprothese
Pulmonalklappe
5-351.31 Durch Allotransplantat
5-351.32 Durch Xenotransplantat (Bioprothese)
5-351.33 Durch Xenotransplantat stentless
5-351.34 Durch Kunstprothese

13. Folgelieferung 07/01

(Fortsetzung zur OPS-Codierung von SE 09.13)

	Trikuspidalklappe
5-351.41	Durch Allotransplantat
5-351.42	Durch Xenotransplantat (Bioprothese)
5-351.43	Durch Xenotransplantat stentless
5-351.44	Durch Kunstprothese

13. Folgelieferung 07/01

Gruppe 9: Operationen am Herzen **SE 09.13**

Kommentierung:

Das SE 09.13 korrespondiert mit der FP 09.101.

Das SE 09.13 beschreibt die **Kombination** einer **Korrektur** einer Herzklappe mit dem **Ersatz** einer anderen Herzklappe.

Die Ursache bzw. die Art der Herzklappenerkrankung ist für die Abrechnung des SE unerheblich, ebenso, welche Herzklappen betroffen sind. Somit werden alle Arten überwiegend rheumatisch bedingter Klappenfehler, wie Mitralklappenfehler, Aortenklappenfehler, kombinierte Aorten- und Mitralklappenfehler, Erkrankungen der beiden anderen Herzklappen, sowie nicht rheumatisch bedingte Klappenfehler erfasst.

Für die Darstellung der Leistung müssen die Teileingriffe durch die Kombination von **zwei OPS-Codes** dokumentiert werden. So wird der **Klappenersatz** über die OPS-Codes **5-351.0-4_** dargestellt. Die Art des Implantates, Allotransplantat (= von einer Leiche), Xenotransplantat (= vom Tier) oder Kunstprothese, wird auf der sechsten Stelle verschlüsselt.

Die **Korrektur** wird je nach Eingriffsart über unterschiedliche OPS dargestellt (Valvuloplastik = Wiederherstellung einer Klappe, Valvulotomie = Klappensprengung/Klappenspaltung, andere Operationen an den Herzklappen, insbesondere die Prothesen/Klappen-Refixation) dargestellt. Auf der 6. Stelle wird der Eingriff differenziert (z. B. Prothesenrefixation, subvalvuläre Resektion, Entkalkung).

Auf Grund der überarbeiteten Zuordnung von Operations-Schlüsseln nach OPS-301 Version 2.0 (s. o.) zum SE 09.13 ändern sich die Vorgaben für die Dokumentation. Die Veränderungen bei den zugeordneten Operations-Schlüsseln erfolgten zur Einhaltung einer stringenteren Systematik, erlauben z. T. eine differenziertere Abbildung der Eingriffe, ändern aber nichts Wesentliches am Umfang des SE.

13. Folgelieferung 07/01

Gruppe 9: Operationen am Herzen

SE 09.14

Versorgung durch	Bewertungsrelation		
	Punkte Personal	Punkte Sachmittel	Gesamtpunkte
Hauptabteilung	5.600	8.150	13.750
Belegoperateur	3.680	6.980	10.660
Belegoperateur und Beleganästhesist	2.200	6.980	9.180

Operation: ***Herzoperation unter Einsatz der Herz-Lungen-Maschine mit Korrektur von zwei Herzklappen***

ICD-10 (V2.0):

OPS-301 (V2.0):

Valvulotomie
5-350.x Sonstige
(isoliert)

Valvulotomie
5-350.0 Aortenklappe, geschlossen
5-350.1 Aortenklappe, offen
5-350.2 Mitralklappe, geschlossen
5-350.3 Mitralklappe, offen
5-350.4 Pulmonalklappe, geschlossen
5-350.5 Pulmonalklappe, offen
5-350.6 Trikuspidalklappe, geschlossen
5-350.7 Trikuspidalklappe, offen
5-350.x Sonstige
5-350.y N. n. bez.

jeweils kombiniert mit:
Valvuloplastik
5-353.0 Aortenklappenraffung
5-353.1 Mitralklappe, Anuloplastik
5-353.2 Mitralklappe, Segelrekonstruktion
5-353.3 Pulmonalklappe, Anuloplastik
5-353.4 Trikuspidalklappe, Anuloplastik
5-353.5 Trikuspidalklappe, Segelrekonstruktion
5-353.x Sonstige
5-353.y N. n. bez.

Kommentierung:

Das SE 09.14 beinhaltet die **Korrektur** (nicht den Ersatz!) **von zwei Herzklappen.**

Die Ursache bzw. die Art der Herzklappenerkrankungen ist für die Abrechnung des SE unerheblich, ebenso, welche Herzklappen betroffen sind. Somit werden alle Arten überwiegend rheumatisch bedingter Klappenfehler, wie Mitralklappenfehler, Aortenklappenfehler, kombinierte Aorten- und Mitralklappenfehler, Erkrankungen der beiden anderen Herzklappen, sowie nicht rheumatisch bedingte Klappenfehler erfasst.

Die Leistungsbeschreibung des SE umfasst die Valvulotomie (= Klappensprengung/Klappenspaltung; OPS **5-350.x** = „sonstige" Valvulotomien, gemeint ist der Kombinationseingriff an zwei Klappen). Im Gegensatz zum SE 09.11 wird bei diesem SE nicht die offene Valvulotomie gefordert. Die Leistungsbeschreibung umfasst ferner die Kombination einer Valvulotomie (OPS **5-350**) mit einer Valvuloplastik an einer anderen Herzklappe (= Wiederherstellung der Klappe; OPS **5-353**).

Gruppe 9: Operationen am Herzen SE 09.15

Versorgung durch	Bewertungsrelation		
	Punkte Personal	Punkte Sachmittel	Gesamt-punkte
Hauptabteilung	4.020	15.430	19.450
Belegoperateur	2.820	15.430	18.250
Belegoperateur und Beleganästhesist	1.730	15.430	17.160

Operation: Herzoperation unter Einsatz der Herz-Lungen-Maschine mit Ersatz von zwei Herzklappen

ICD-10 (V2.0):

OPS-301 (V2.0):

Ersatz von Herzklappen durch Prothese
Mitralklappe, offen chirurgisch
5-351.11 Durch Allotransplantat
5-351.12 Durch Xenotransplantat (Bioprothese)
5-351.13 Durch Xenotransplantat stentless
5-351.14 Durch Kunstprothese
5-351.1x Sonstige
Pulmonalklappe
5-351.31 Durch Allotransplantat
5-351.32 Durch Xenotransplantat (Bioprothese)
5-351.33 Durch Xenotransplantat stentless
5-351.34 Durch Kunstprothese
5-351.3x Sonstige
Trikuspidalklappe
5-351.41 Durch Allotransplantat
5-351.42 Durch Xenotransplantat (Bioprothese)
5-351.43 Durch Xenotransplantat stentless
5-351.44 Durch Kunstprothese
5-351.4x Sonstige
jeweils kombiniert mit:
Ersatz von Herzklappen durch Prothese
Aortenklappe
5-351.01 Durch Allotransplantat
5-351.02 Durch Xenotransplantat (Bioprothese)
5-351.03 Durch Xenotransplantat stentless

5-351.04 Durch Kunstprothese
5-351.0x Sonstige

Ersatz von Herzklappen durch Prothese
Pulmonalklappe

5-351.31 Durch Allotransplantat
5-351.32 Durch Xenotransplantat (Bioprothese)
5-351.33 Durch Xenotransplantat stentless
5-351.34 Durch Kunstprothese
5-351.3x Sonstige

Trikuspidalklappe

5-351.41 Durch Allotransplantat
5-351.42 Durch Xenotransplantat (Bioprothese)
5-351.43 Durch Xenotransplantat stentless
5-351.44 Durch Kunstprothese
5-351.4x Sonstige

jeweils kombiniert mit:

Ersatz von Herzklappen durch Prothese
Mitralklappe, offen chirurgisch

5-351.11 Durch Allotransplantat
5-351.12 Durch Xenotransplantat (Bioprothese)
5-351.13 Durch Xenotransplantat stentless
5-351.14 Durch Kunstprothese
5-351.1x Sonstige

Ersatz von Herzklappen durch Prothese
Trikuspidalklappe

5-351.41 Durch Allotransplantat
5-351.42 Durch Xenotransplantat (Bioprothese)
5-351.43 Durch Xenotransplantat stentless
5-351.44 Durch Kunstprothese
5-351.4x Sonstige

jeweils kombiniert mit:

Ersatz von Herzklappen durch Prothese
Pulmonalklappe

5-351.31 Durch Allotransplantat
5-351.32 Durch Xenotransplantat (Bioprothese)
5-351.33 Durch Xenotransplantat stentless
5-351.34 Durch Kunstprothese
5-351.3x Sonstige

13. Folgelieferung 07/01

Gruppe 9: Operationen am Herzen **SE 09.15**

Kommentierung:

Das SE 09.15 korrespondiert mit der FP 09.111.

Das SE 09.15 beinhaltet den **Ersatz** (nicht die Korrektur!) von zwei erkrankten Herzklappen. Das SE 09.15 entspricht damit dem SE 09.12 mit dem Unterschied, dass ein Ersatzeingriff an **zwei Herzklappen** erfolgt.

Die Ursache bzw. die Art der Herzklappenerkrankungen ist für die Abrechnung des SE unerheblich, ebenso, welche Herzklappen betroffen sind. So werden alle Arten überwiegend rheumatisch bedingter Klappenfehler, wie Mitralklappenfehler, Aortenklappenfehler, kombinierte Aorten- und Mitralklappenfehler, Erkrankungen der beiden anderen Herzklappen, sowie nicht rheumatisch bedingte Klappenfehler erfasst.

Auf Grund der überarbeiteten Zuordnung von Operations-Schlüsseln nach OPS-301 Version 2.0 (s. o.) zum SE 09.15 ändern sich die Vorgaben für die Dokumentation. Die Veränderungen bei den zugeordneten Operations-Schlüsseln betreffen vor allem die Ablösung von Kombinationscodes, die Eingriffe an zwei Herzklappen abgebildet haben, durch Codes, die stringent nur noch Eingriffe an einer Herzklappe abbilden und die dann ihrerseits kombiniert werden müssen. Grundlage ist eine Veränderung der im Text genannten Herzklappe bzw. des Operationsverfahrens bei manchen Schlüsseln.

Die Art des Implantates, Allotransplantat (= von einer Leiche), Xenotransplantat (= vom Tier), Kunstprothese oder Kombinationen, wird auf der sechsten Stelle der jeweilig zugeordneten Operations-Schlüssel dokumentiert.

13. Folgelieferung 07/01

Gruppe 9: Operationen am Herzen SE 09.16

Versorgung durch	Bewertungsrelation		
	Punkte Personal	Punkte Sachmittel	Gesamt-punkte
Hauptabteilung	4.120	18.150	22.270
Belegoperateur	2.690	18.150	20.840
Belegoperateur und Beleganästhesist	1.630	18.150	19.780

Operation: Herzoperation unter Einsatz der Herz-Lungen-Maschine mit Ersatz von zwei Herzklappen und Korrektur weiterer Herzklappen

ICD-10 (V2.0):

13. Folgelieferung 07/01

OPS-301 (V2.0):

Ersatz von Herzklappen durch Prothese
Mitralklappe, offen chirurgisch
5-351.11 Durch Allotransplantat
5-351.12 Durch Xenotransplantat (Bioprothese)
5-351.13 Durch Xenotransplantat stentless
5-351.14 Durch Kunstprothese
Pulmonalklappe
5-351.31 Durch Allotransplantat
5-351.32 Durch Xenotransplantat (Bioprothese)
5-351.33 Durch Xenotransplantat stentless
5-351.34 Durch Kunstprothese
Trikuspidalklappe
5-351.41 Durch Allotransplantat
5-351.42 Durch Xenotransplantat (Bioprothese)
5-351.43 Durch Xenotransplantat stentless
5-351.44 Durch Kunstprothese
jeweils kombiniert mit: (5-350.* oder 5-353.*) und 5-351.0*
Valvulotomie
5-350.0 Aortenklappe, geschlossen
5-350.1 Aortenklappe, offen
5-350.2 Mitralklappe, geschlossen
5-350.3 Mitralklappe, offen
5-350.4 Pulmonalklappe, geschlossen
5-350.5 Pulmonalklappe, offen
5-350.6 Trikuspidalklappe, geschlossen

9

5-350.7 Trikuspidalklappe, offen
5-350.x Sonstige
5-350.y N. n. bez.
Ersatz von Herzklappen durch Prothese
Aortenklappe
5-351.01 Durch Allotransplantat
5-351.02 Durch Xenotransplantat (Bioprothese)
5-351.03 Durch Xenotransplantat stentless
5-351.04 Durch Kunstprothese
5-351.0x Sonstige
Valvuloplastik
5-353.0 Aortenklappenraffung
5-353.1 Mitralklappe, Anuloplastik
5-353.2 Mitralklappe, Segelrekonstruktion
5-353.3 Pulmonalklappe, Anuloplastik
5-353.4 Trikuspidalklappe, Anuloplastik
5-353.5 Trikuspidalklappe, Segelrekonstruktion
5-353.x Sonstige
5-353.y N. n. bez.

Ersatz von Herzklappen durch Prothese
Pulmonalklappe
5-351.31 Durch Allotransplantat
5-351.32 Durch Xenotransplantat (Bioprothese)
5-351.33 Durch Xenotransplantat stentless
5-351.34 Durch Kunstprothese
Trikuspidalklappe
5-351.41 Durch Allotransplantat
5-351.42 Durch Xenotransplantat (Bioprothese)
5-351.43 Durch Xenotransplantat stentless
5-351.44 Durch Kunstprothese
jeweils kombiniert mit: (5-350.* oder 5-353.*) und 5-351.1*
Valvulotomie
5-350.0 Aortenklappe, geschlossen
5-350.1 Aortenklappe, offen
5-350.2 Mitralklappe, geschlossen
5-350.3 Mitralklappe, offen
5-350.4 Pulmonalklappe, geschlossen
5-350.5 Pulmonalklappe, offen
5-350.6 Trikuspidalklappe, geschlossen
5-350.7 Trikuspidalklappe, offen
5-350.x Sonstige
5-350.y N. n. bez.
Ersatz von Herzklappen durch Prothese
Mitralklappe, offen chirurgisch
5-351.11 Durch Allotransplantat
5-351.12 Durch Xenotransplantat (Bioprothese)
5-351.13 Durch Xenotransplantat stentless

13. Folgelieferung 07/01

(Fortsetzung zur OPS-Codierung von SE 09.16)

5-351.14 Durch Kunstprothese
5-351.1x Sonstige
Valvuloplastik
5-353.0 Aortenklappenraffung
5-353.1 Mitralklappe, Anuloplastik
5-353.2 Mitralklappe, Segelrekonstruktion
5-353.3 Pulmonalklappe, Anuloplastik
5-353.4 Trikuspidalklappe, Anuloplastik
5-353.5 Trikuspidalklappe, Segelrekonstruktion
5-353.x Sonstige
5-353.y N. n. bez.

Ersatz von Herzklappen durch Prothese
Trikuspidalklappe
5-351.41 Durch Allotransplantat
5-351.42 Durch Xenotransplantat (Bioprothese)
5-351.43 Durch Xenotransplantat stentless
5-351.44 Durch Kunstprothese
jeweils kombiniert mit: (5-350.* oder 5-353.*) und 5-351.3*
Valvulotomie
5-350.0 Aortenklappe, geschlossen
5-350.1 Aortenklappe, offen
5-350.2 Mitralklappe, geschlossen
5-350.3 Mitralklappe, offen
5-350.4 Pulmonalklappe, geschlossen
5-350.5 Pulmonalklappe, offen
5-350.6 Trikuspidalklappe, geschlossen
5-350.7 Trikuspidalklappe, offen
5-350.x Sonstige
5-350.y N. n. bez.
Ersatz von Herzklappen durch Prothese
Pulmonalklappe
5-351.31 Durch Allotransplantat
5-351.32 Durch Xenotransplantat (Bioprothese)
5-351.33 Durch Xenotransplantat stentless
5-351.34 Durch Kunstprothese
5-351.3x Sonstige
Valvuloplastik
5-353.0 Aortenklappenraffung
5-353.1 Mitralklappe, Anuloplastik
5-353.2 Mitralklappe, Segelrekonstruktion
5-353.3 Pulmonalklappe, Anuloplastik
5-353.4 Trikuspidalklappe, Anuloplastik
5-353.5 Trikuspidalklappe, Segelrekonstruktion
5-353.x Sonstige
5-353.y N. n. bez.

Gruppe 9: Operationen am Herzen SE 09.16

Kommentierung:

Das SE 09.16 ist vorgesehen für Eingriffe, bei denen **zwei** beliebige **Herzklappen ersetzt** werden und **Korrekturen** an einer oder zwei **weiteren Herzklappen** erfolgen.

Die Art der Transplantate wird auf der sechsten Stelle des OPS-Codes dokumentiert. Diese Ersatzoperationen werden kombiniert mit Valvulotomien (= Klappensprengung/Klappenspaltung) oder Valvuloplastiken (= Wiederherstellung einer Herzklappe).

Die Ursache bzw. die Art der Herzklappenerkrankungen ist für die Abrechnung des SE unerheblich, ebenso, welche Herzklappen betroffen sind. So werden alle Arten überwiegend rheumatisch bedingter Klappenfehler, wie Mitralklappenfehler, Aortenklappenfehler, kombinierte Aorten- und Mitralklappenfehler, Erkrankungen der beiden anderen Herzklappen, sowie nicht rheumatisch bedingte Klappenfehler erfasst.

Auf Grund der überarbeiteten Zuordnung von Operations-Schlüsseln nach OPS-301 Version 2.0 (s. o.) zum SE 09.16 ändern sich die Vorgaben für die Dokumentation. Die Veränderungen bei den zugeordneten Operations-Schlüsseln betreffen vor allem die Ablösung von Kombinationscodes, die Eingriffe an zwei Herzklappen abgebildet haben, durch Codes, die stringent nur noch Eingriffe an einer Herzklappe abbilden und die dann ihrerseits kombiniert werden müssen. Grundlage ist eine Veränderung der im Text genannten Herzklappe bzw. des Operationsverfahrens bei manchen Schlüsseln.

13. Folgelieferung 07/01

Gruppe 9: Operationen am Herzen SE 09.17

Versorgung durch	Bewertungsrelation		
	Punkte Personal	Punkte Sachmittel	**Gesamtpunkte**
Hauptabteilung	3.940	11.820	15.760
Belegoperateur	2.850	11.820	14.670
Belegoperateur und Beleganästhesist	1.810	11.820	13.630

Operation: Herzoperation unter Einsatz der Herz-Lungen-Maschine als Rezidiveingriff mit Ersatz einer Herzklappe

ICD-10 (V2.0):

OPS-301 (V2.0):

	Wechsel von Herzklappen
	Aortenklappe
5-352.00	Xenotransplantat durch Kunstprothese
5-352.01	Kunstprothese durch Xenotransplantat
5-352.0x	Sonstige
5-352.0y	N. n. bez.
	Mitralklappe
5-352.10	Xenotransplantat durch Kunstprothese
5-352.11	Kunstprothese durch Xenotransplantat
5-352.1x	Sonstige
5-352.1y	N. n. bez.
	Pulmonalklappe
5-352.20	Xenotransplantat durch Kunstprothese
5-352.21	Kunstprothese durch Xenotransplantat
5-352.2x	Sonstige
5-352.2y	N. n. bez.
	Trikuspidalklappe
5-352.30	Xenotransplantat durch Kunstprothese
5-352.31	Kunstprothese durch Xenotransplantat
5-352.3x	Sonstige
5-352.3y	N. n. bez.
	(jeweils isoliert)

	Ersatz von Herzklappen durch Prothese
	Aortenklappe
5-351.01	Durch Allotransplantat
5-351.02	Durch Xenotransplantat (Bioprothese)
5-351.03	Durch Xenotransplantat stentless
5-351.04	Durch Kunstprothese
	Mitralklappe, offen chirurgisch
5-351.11	Durch Allotransplantat
5-351.12	Durch Xenotransplantat (Bioprothese)
5-351.13	Durch Xenotransplantat stentless
5-351.14	Durch Kunstprothese
	Mitralklappe, thorakoskopisch
5-351.21	Durch Allotransplantat
5-351.22	Durch Xenotransplantat (Bioprothese)
5-351.23	Durch Xenotransplantat stentless
5-351.24	Durch Kunstprothese
	Pulmonalklappe
5-351.31	Durch Allotransplantat
5-351.32	Durch Xenotransplantat (Bioprothese)
5-351.33	Durch Xenotransplantat stentless
5-351.34	Durch Kunstprothese
	Trikuspidalklappe
5-351.41	Durch Allotransplantat
5-351.42	Durch Xenotransplantat (Bioprothese)
5-351.43	Durch Xenotransplantat stentless
5-351.44	Durch Kunstprothese
	jeweils kombiniert mit:

	Andere OPs an Herz und Perikard
5-379.5	Reoperation

13. Folgelieferung 07/01

Gruppe 9: Operationen am Herzen SE 09.17

Kommentierung:

Das SE 09.17 korrespondiert mit der FP 09.121.

Das SE 09.17 beschreibt einen **Rezidiveingriff** an **einer** voroperierten Herzklappe, der zum **Klappenersatz** führt. Insofern unterscheidet sich der Begriff „Rezidiv“ hier nach der Interpretation der Arbeitsgruppe Entgeltsysteme des Bundesministeriums für Gesundheit von dem Begriffsverständnis bei dem SE 09.10, wo allgemein von einem Wiederholungseingriff an einem voroperierten Herzen ausgegangen wird.

Die Ursache bzw. die Art der Herzklappenerkrankung ist für die Abrechnung des SE unerheblich, ebenso, welche Herzklappe betroffen ist. So werden alle Arten überwiegend rheumatisch bedingter Klappenfehler, wie Mitralklappenfehler, Aortenklappenfehler, kombinierte Aorten- und Mitralklappenfehler, Erkrankungen der beiden anderen Herzklappen, sowie nicht rheumatisch bedingte Klappenfehler erfasst.

Verschlüsselt wird der Ersatz einer Herzklappe durch eine Prothese über den OPS-Code **5-351.0-4_** in **Kombination mit** dem OPS-Code **5-379.5**, der die Reoperation - den Rezidiveingriff - spezifiziert. Die Art des Implantates, Allotransplantat (= von einer Leiche), Xenotransplantat (= vom Tier) oder Kunstprothese, wird auf der sechsten Stelle verschlüsselt. **Alternativ** kann als **Einzelcode** der OPS **5-352.0-3_** dokumentiert werden, der verschiedene Klappenwechseloperationen spezifiziert.

Auf Grund der überarbeiteten Zuordnung von Operations-Schlüsseln nach OPS-301 Version 2.0 (s. o.) zum SE 09.17 ändern sich die Vorgaben für die Dokumentation. Die Veränderungen bei den zugeordneten Operations-Schlüsseln erfolgten zur Einhaltung einer stringenteren Systematik, erlauben z. T. eine differenziertere Abbildung der Eingriffe, ändern aber nichts Wesentliches am Umfang des SE.

13. Folgelieferung 07/01

Gruppe 9: Operationen am Herzen

SE 09.18

Versorgung durch	Bewertungsrelation		
	Punkte Personal	Punkte Sachmittel	Gesamt-punkte
Hauptabteilung	4.440	16.340	20.780
Belegoperateur	3.310	16.340	19.650
Belegoperateur und Beleganästhesist	2.230	16.340	18.570

Operation: Herzoperation unter Einsatz der Herz-Lungen-Maschine als Rezidiveingriff an zwei Herzklappen

9

ICD-10 (V2.0):

13. Folgelieferung 07/01

OPS-301 (V2.0):

Valvulotomie
5-350.x Sonstige
5-350.y N. n. bez.
Valvuloplastik
5-353.x Sonstige
5-353.y N. n. bez.

jeweils kombiniert mit 5-379.5 und 5-351.0*, .1*, .3* oder .4*:

Andere OPs an Herz und Perikard
5-379.5 Reoperation
Ersatz von Herzklappen durch Prothese
Aortenklappe
5-351.01 Durch Allotransplantat
5-351.02 Durch Xenotransplantat (Bioprothese)
5-351.03 Durch Xenotransplantat stentless
5-351.04 Durch Kunstprothese
5-351.0x Sonstige
Mitralklappe, offen chirurgisch
5-351.11 Durch Allotransplantat
5-351.12 Durch Xenotransplantat (Bioprothese)
5-351.13 Durch Xenotransplantat stentless
5-351.14 Durch Kunstprothese
5-351.1x Sonstige

		Pulmonalklappe
	5-351.31	Durch Allotransplantat
	5-351.32	Durch Xenotransplantat (Bioprothese)
	5-351.33	Durch Xenotransplantat stentless
	5-351.34	Durch Kunstprothese
	5-351.3x	Sonstige
		Trikuspidalklappe
	5-351.41	Durch Allotransplantat
	5-351.42	Durch Xenotransplantat (Bioprothese)
	5-351.43	Durch Xenotransplantat stentless
	5-351.44	Durch Kunstprothese
	5-351.4x	Sonstige

	Valvulotomie
5-350.6	Trikuspidalklappe, geschlossen
5-350.7	Trikuspidalklappe, offen
	Valvuloplastik
5-353.4	Trikuspidalklappe, Anuloplastik
5-353.5	Trikuspidalklappe, Segelrekonstruktion

jeweils kombiniert mit 5-379.5 und 5-351.0*, .1* oder .3*:

	Andere OPs an Herz und Perikard
5-379.5	Reoperation
	Ersatz von Herzklappen durch Prothese
	Aortenklappe
5-351.01	Durch Allotransplantat
5-351.02	Durch Xenotransplantat (Bioprothese)
5-351.03	Durch Xenotransplantat stentless
5-351.04	Durch Kunstprothese
5-351.0x	Sonstige
	Mitralklappe, offen chirurgisch
5-351.11	Durch Allotransplantat
5-351.12	Durch Xenotransplantat (Bioprothese)
5-351.13	Durch Xenotransplantat stentless
5-351.14	Durch Kunstprothese
5-351.1x	Sonstige
	Pulmonalklappe
5-351.31	Durch Allotransplantat
5-351.32	Durch Xenotransplantat (Bioprothese)
5-351.33	Durch Xenotransplantat stentless
5-351.34	Durch Kunstprothese
5-351.3x	Sonstige

	Valvulotomie
5-350.4	Pulmonalklappe, geschlossen
5-350.5	Pulmonalklappe, offen
	Valvuloplastik
5-353.3	Pulmonalklappe, Anuloplastik

(Fortsetzung zur OPS-Codierung von SE 09.18)

jeweils kombiniert mit 5-379.5 und 5-351.0*, 1* oder 4*:

	Andere OPs an Herz und Perikard
5-379.5	Reoperation
	Ersatz von Herzklappen durch Prothese
	Aortenklappe
5-351.01	Durch Allotransplantat
5-351.02	Durch Xenotransplantat (Bioprothese)
5-351.03	Durch Xenotransplantat stentless
5-351.04	Durch Kunstprothese
5-351.0x	Sonstige
	Mitralklappe, offen chirurgisch
5-351.11	Durch Allotransplantat
5-351.12	Durch Xenotransplantat (Bioprothese)
5-351.13	Durch Xenotransplantat stentless
5-351.14	Durch Kunstprothese
5-351.1x	Sonstige
	Trikuspidalklappe
5-351.41	Durch Allotransplantat
5-351.42	Durch Xenotransplantat (Bioprothese)
5-351.43	Durch Xenotransplantat stentless
5-351.44	Durch Kunstprothese
5-351.4x	Sonstige

13. Folgelieferung 07/01

	Valvulotomie
5-350.2	Mitralklappe, geschlossen
5-350.3	Mitralklappe, offen
	Valvuloplastik
5-353.1	Mitralklappe, Anuloplastik
5-353.2	Mitralklappe, Segelrekonstruktion

jeweils kombiniert mit 5-379.5 und 5-351.0*, 3* oder 4*:

	Andere OPs an Herz und Perikard
5-379.5	Reoperation
	Ersatz von Herzklappen durch Prothese
	Aortenklappe
5-351.01	Durch Allotransplantat
5-351.02	Durch Xenotransplantat (Bioprothese)
5-351.03	Durch Xenotransplantat stentless
5-351.04	Durch Kunstprothese
5-351.0x	Sonstige
	Pulmonalklappe
5-351.31	Durch Allotransplantat
5-351.32	Durch Xenotransplantat (Bioprothese)
5-351.33	Durch Xenotransplantat stentless
5-351.34	Durch Kunstprothese
5-351.3x	Sonstige

		Trikuspidalklappe
	5-351.41	Durch Allotransplantat
	5-351.42	Durch Xenotransplantat (Bioprothese)
	5-351.43	Durch Xenotransplantat stentless
	5-351.44	Durch Kunstprothese
	5-351.4x	Sonstige
	Valvulotomie	
5-350.0	Aortenklappe, geschlossen	
5-350.1	Aortenklappe, offen	
	Valvuloplastik	
5-353.0	Aortenklappenraffung	
	jeweils kombiniert mit 5-379.5 und 5-351.1*, 3* oder 4*:	
		Andere OPs an Herz und Perikard
	5-379.5	Reoperation
		Ersatz von Herzklappen durch Prothese
		Mitralklappe, offen chirurgisch
	5-351.11	Durch Allotransplantat
	5-351.12	Durch Xenotransplantat (Bioprothese)
	5-351.13	Durch Xenotransplantat stentless
	5-351.14	Durch Kunstprothese
	5-351.1x	Sonstige
		Pulmonalklappe
	5-351.31	Durch Allotransplantat
	5-351.32	Durch Xenotransplantat (Bioprothese)
	5-351.33	Durch Xenotransplantat stentless
	5-351.34	Durch Kunstprothese
	5-351.3x	Sonstige
		Trikuspidalklappe
	5-351.41	Durch Allotransplantat
	5-351.42	Durch Xenotransplantat (Bioprothese)
	5-351.43	Durch Xenotransplantat stentless
	5-351.44	Durch Kunstprothese
	5-351.4x	Sonstige

	Ersatz von Herzklappen durch Prothese
	Mitralklappe, offen chirurgisch
5-351.11	Durch Allotransplantat
5-351.12	Durch Xenotransplantat (Bioprothese)
5-351.13	Durch Xenotransplantat stentless
5-351.14	Durch Kunstprothese
5-351.1x	Sonstige
	Pulmonalklappe
5-351.31	Durch Allotransplantat
5-351.32	Durch Xenotransplantat (Bioprothese)
5-351.33	Durch Xenotransplantat stentless
5-351.34	Durch Kunstprothese
5-351.3x	Sonstige

(Fortsetzung zur OPS-Codierung von SE 09.18)

	Trikuspidalklappe
5-351.41	Durch Allotransplantat
5-351.42	Durch Xenotransplantat (Bioprothese)
5-351.43	Durch Xenotransplantat stentless
5-351.44	Durch Kunstprothese
5-351.4x	Sonstige

jeweils kombiniert mit 5-379.5 und 5-351.0*:

	Andere OPs an Herz und Perikard
5-379.5	Reoperation
	Ersatz von Herzklappen durch Prothese
	Aortenklappe
5-351.01	Durch Allotransplantat
5-351.02	Durch Xenotransplantat (Bioprothese)
5-351.03	Durch Xenotransplantat stentless
5-351.04	Durch Kunstprothese
5-351.0x	Sonstige

	Ersatz von Herzklappen durch Prothese
	Pulmonalklappe
5-351.31	Durch Allotransplantat
5-351.32	Durch Xenotransplantat (Bioprothese)
5-351.33	Durch Xenotransplantat stentless
5-351.34	Durch Kunstprothese
5-351.3x	Sonstige
	Trikuspidalklappe
5-351.41	Durch Allotransplantat
5-351.42	Durch Xenotransplantat (Bioprothese)
5-351.43	Durch Xenotransplantat stentless
5-351.44	Durch Kunstprothese
5-351.4x	Sonstige

jeweils kombiniert mit 5-379.5 und 5-351.1*:

	Andere OPs an Herz und Perikard
5-379.5	Reoperation
	Ersatz von Herzklappen durch Prothese
	Mitralklappe, offen chirurgisch
5-351.11	Durch Allotransplantat
5-351.12	Durch Xenotransplantat (Bioprothese)
5-351.13	Durch Xenotransplantat stentless
5-351.14	Durch Kunstprothese
5-351.1x	Sonstige

Ersatz von Herzklappen durch Prothese
Trikuspidalklappe

5-351.41 Durch Allotransplantat
5-351.42 Durch Xenotransplantat (Bioprothese)
5-351.43 Durch Xenotransplantat stentless
5-351.44 Durch Kunstprothese
5-351.4x Sonstige

jeweils kombiniert mit 5-379.5 und 5-351.3*:

Andere OPs an Herz und Perikard

5-379.5 Reoperation

Ersatz von Herzklappen durch Prothese
Pulmonalklappe

5-351.31 Durch Allotransplantat
5-351.32 Durch Xenotransplantat (Bioprothese)
5-351.33 Durch Xenotransplantat stentless
5-351.34 Durch Kunstprothese
5-351.3x Sonstige

Wechsel von Herzklappen
Mitralklappe

5-352.10 Xenotransplantat durch Kunstprothese
5-352.11 Kunstprothese durch Xenotransplantat
5-352.1x Sonstige
5-352.1y N. n. bez.

Pulmonalklappe

5-352.20 Xenotransplantat durch Kunstprothese
5-352.21 Kunstprothese durch Xenotransplantat
5-352.2x Sonstige
5-352.2y N. n. bez.

Trikuspidalklappe

5-352.30 Xenotransplantat durch Kunstprothese
5-352.31 Kunstprothese durch Xenotransplantat
5-352.3x Sonstige
5-352.3y N. n. bez.

jeweils kombiniert mit 5-352.0*:

Wechsel von Herzklappen
Aortenklappe

5-352.00 Xenotransplantat durch Kunstprothese
5-352.01 Kunstprothese durch Xenotransplantat
5-352.0x Sonstige
5-352.0y N. n. bez.

Wechsel von Herzklappen
Pulmonalklappe

5-352.20 Xenotransplantat durch Kunstprothese
5-352.21 Kunstprothese durch Xenotransplantat
5-352.2x Sonstige
5-352.2y N. n. bez.

13. Folgelieferung 07/01

(Fortsetzung zur OPS-Codierung von SE 09.18)

	Trikuspidalklappe
5-352.30	Xenotransplantat durch Kunstprothese
5-352.31	Kunstprothese durch Xenotransplantat
5-352.3x	Sonstige
5-352.3y	N. n. bez.

jeweils kombiniert mit 5-352.1*:

	Wechsel von Herzklappen **Mitralklappe**
5-352.10	Xenotransplantat durch Kunstprothese
5-352.11	Kunstprothese durch Xenotransplantat
5-352.1x	Sonstige
5-352.1y	N. n. bez.

	Wechsel von Herzklappen **Trikuspidalklappe**
5-352.30	Xenotransplantat durch Kunstprothese
5-352.31	Kunstprothese durch Xenotransplantat
5-352.3x	Sonstige
5-352.3y	N. n. bez.

jeweils kombiniert mit 5-352.2*:

	Wechsel von Herzklappen **Pulmonalklappe**
5-352.20	Xenotransplantat durch Kunstprothese
5-352.21	Kunstprothese durch Xenotransplantat
5-352.2x	Sonstige
5-352.2y	N. n. bez.

Gruppe 9: Operationen am Herzen SE 09.18

Kommentierung:

Das SE 09.18 korrespondiert mit der FP 09.131.

Das SE 09.18 beschreibt einen **Rezidiveingriff** an **zwei voroperierten Herzklappen**. Insofern unterscheidet sich der Begriff „Rezidiv" hier nach der Interpretation der Arbeitsgruppe Entgeltsysteme von dem Begriffsverständnis bei dem SE 09.10, wo allgemein von einem Wiederholungseingriff an einem voroperierten Herzen ausgegangen wird.

Auf Grund der überarbeiteten Zuordnung von Operations-Schlüsseln nach OPS-301 Version 2.0 (s. o.) zu dem SE 09.18 ändern sich die Vorgaben für die Dokumentation. Die Veränderungen bei den zugeordneten Operations-Schlüsseln betreffen vor allem die Ablösung von Kombinationscodes, die Eingriffe an zwei Herzklappen abgebildet haben, durch Codes, die stringent nur noch Eingriffe an einer Herzklappe abbilden und die dann ihrerseits kombiniert werden müssen. Grundlage ist eine Veränderung der im Text genannten Herzklappe bzw. des Operationsverfahrens bei manchen Schlüsseln.

Die Codiermöglichkeiten bei diesem SE sind vielfältig und sehr komplex, wobei nun durchgehend mindestens zwei OPS kombiniert zu dokumentieren sind.

Die Ursache bzw. die Art der Herzklappenerkrankungen ist für die Abrechnung des SE unerheblich, ebenso, welche Herzklappen betroffen sind. So werden alle Arten überwiegend rheumatisch bedingter Klappenfehler, wie Mitralklappenfehler, Aortenklappenfehler, kombinierte Aorten- und Mitralklappenfehler, Erkrankungen der beiden anderen Herzklappen, sowie nicht rheumatisch bedingte Klappenfehler erfasst.

13. Folgelieferung 07/01

Gruppe 9: Operationen am Herzen SE 09.19

Versorgung durch	Bewertungsrelation		
	Punkte Personal	Punkte Sachmittel	**Gesamt-punkte**
Hauptabteilung	5.050	6.180	11.230
Belegoperateur	3.530	6.180	9.710
Belegoperateur und Beleganästhesist	1.950	6.180	8.130

9

Operation: Herzoperation unter Einsatz der Herz-Lungen-Maschine als Kombination von Koronarchirurgie und Klappenrekonstruktion

ICD-10 (V2.0):

13. Folgelieferung 07/01

OPS-301 (V2.0):

Anlegen eines aortokoronaren Bypass
Bypass einfach
5-361.01 Mit autogenen Venen
5-361.03 Mit autogenen Arterien
5-361.04 Mit autogenen Venen und Arterien
5-361.05 Mit Xenotransplantat
5-361.06 Mit Prothese
5-361.0x Sonstige
5-361.0y N. n. bez.
Bypass zweifach
5-361.11 Mit autogenen Venen
5-361.13 Mit autogenen Arterien
5-361.14 Mit autogenen Venen und Arterien
5-361.15 Mit Xenotransplantat
5-361.16 Mit Prothese
5-361.1x Sonstige
5-361.1y N. n. bez.
Bypass dreifach
5-361.21 Mit autogenen Venen
5-361.23 Mit autogenen Arterien
5-361.24 Mit autogenen Venen und Arterien
5-361.25 Mit Xenotransplantat
5-361.26 Mit Prothese
5-361.2x Sonstige
5-361.2y N. n. bez.

	Bypass vierfach
5-361.31	Mit autogenen Venen
5-361.33	Mit autogenen Arterien
5-361.34	Mit autogenen Venen und Arterien
5-361.35	Mit Xenotransplantat
5-361.36	Mit Prothese
5-361.3x	Sonstige
5-361.3y	N. n. bez.
	Bypass fünffach
5-361.41	Mit autogenen Venen
5-361.43	Mit autogenen Arterien
5-361.44	Mit autogenen Venen und Arterien
5-361.45	Mit Xenotransplantat
5-361.46	Mit Prothese
5-361.4x	Sonstige
5-361.4y	N. n. bez.
	Bypass sechsfach und mehr
5-361.51	Mit autogenen Venen
5-361.53	Mit autogenen Arterien
5-361.54	Mit autogenen Venen und Arterien
5-361.55	Mit Xenotransplantat
5-361.56	Mit Prothese
5-361.5x	Sonstige
5-361.5y	N. n. bez.
	Andere Revaskularisation des Herzens
5-363.4	Revaskularisation mit freiem A. mammaria interna-Transplantat (IMA-Transplantat)

jeweils kombiniert mit 5-350 oder 5-353:

	Valvulotomie
5-350.0	Aortenklappe, geschlossen
5-350.1	Aortenklappe, offen
5-350.2	Mitralklappe, geschlossen
5-350.3	Mitralklappe, offen
5-350.4	Pulmonalklappe, geschlossen
5-350.5	Pulmonalklappe, offen
5-350.6	Trikuspidalklappe, geschlossen
5-350.7	Trikuspidalklappe, offen
5-350.x	Sonstige
5-350.y	N. n. bez.
	Valvuloplastik
5-353.0	Aortenklappenraffung
5-353.1	Mitralklappe, Anuloplastik
5-353.2	Mitralklappe, Segelrekonstruktion
5-353.3	Pulmonalklappe, Anuloplastik
5-353.4	Trikuspidalklappe, Anuloplastik
5-353.5	Trikuspidalklappe, Segelrekonstruktion
5-353.x	Sonstige
5-353.y	N. n. bez.

13. Folgelieferung 07/01

Gruppe 9: Operationen am Herzen SE 09.19

Kommentierung:

Das SE 09.19 korrespondiert mit der FP 09.051.

Die SE-Leistung beschreibt einen **koronarchirurgischen** und einen **Klappeneingriff.** Der operative Aufwand bei dem SE 09.19 kann sehr unterschiedlich sein, da weder die Anzahl noch die Art der Bypässe definiert sind, noch vorgegeben ist, welche **Herzklappe** auf welche Art **rekonstruiert** wurde. Unter Klappenrekonstruktion versteht man **klappenerhaltende Operationen.** Klappen**ersatzoperationen** sind von diesem SE **nicht** erfasst.

Für die Dokumentation des koronarchirurgischen Eingriffes und des Klappeneingriffes bei dem SE 09.19 sind **zwei OPS-Codes** erforderlich, einer für den koronarchirurgischen Eingriff und ein zweiter für die Rekonstruktion an einer der Herzklappen. Dabei erlauben die neu zugeordneten Schlüssel die Verwendung aller möglichen Transplantate, auch in Kombination (z. B. Vene, Arterie, künstliche Gefäßprothese), für den Eingriff an den Herzkranzgefäßen. Ebenso sind über den zweiten Schlüssel alle möglichen rekonstruktiven Eingriffe an den Herzklappen erfasst (Valvulotomie = Klappensprengung/Klappenspaltung; Valvuloplastik = aufbauende Rekonstruktion).

13. Folgelieferung 07/01

Gruppe 9: Operationen am Herzen SE 09.20

Versorgung durch	Bewertungsrelation		
	Punkte Personal	Punkte Sachmittel	Gesamt-punkte
Hauptabteilung	4.250	12.470	16.720
Belegoperateur	2.970	12.470	15.440
Belegoperateur und Beleganästhesist	1.830	12.470	14.300

Operation: Herzoperation unter Einsatz der Herz-Lungen-Maschine als Kombination von Koronarchirurgie und Ersatz einer Herzklappe

13. Folgelieferung 07/01

ICD-10 (V2.0):

OPS-301 (V2.0):

Anlegen eines aortokoronaren Bypass
Bypass einfach
5-361.01 Mit autogenen Venen
5-361.03 Mit autogenen Arterien
5-361.04 Mit autogenen Venen und Arterien
5-361.05 Mit Xenotransplantat
5-361.06 Mit Prothese
5-361.0x Sonstige
5-361.0y N. n. bez.
Bypass zweifach
5-361.11 Mit autogenen Venen
5-361.13 Mit autogenen Arterien
5-361.14 Mit autogenen Venen und Arterien
5-361.15 Mit Xenotransplantat
5-361.16 Mit Prothese
5-361.1x Sonstige
5-361.1y N. n. bez.
Bypass dreifach
5-361.21 Mit autogenen Venen
5-361.23 Mit autogenen Arterien
5-361.24 Mit autogenen Venen und Arterien
5-361.25 Mit Xenotransplantat
5-361.26 Mit Prothese
5-361.2x Sonstige
5-361.2y N. n. bez.

	Bypass vierfach
5-361.31	Mit autogenen Venen
5-361.33	Mit autogenen Arterien
5-361.34	Mit autogenen Venen und Arterien
5-361.35	Mit Xenotransplantat
5-361.36	Mit Prothese
5-361.3x	Sonstige
5-361.3y	N. n. bez.
	Bypass fünffach
5-361.41	Mit autogenen Venen
5-361.43	Mit autogenen Arterien
5-361.44	Mit autogenen Venen und Arterien
5-361.45	Mit Xenotransplantat
5-361.46	Mit Prothese
5-361.4x	Sonstige
5-361.4y	N. n. bez.
	Bypass sechsfach und mehr
5-361.51	Mit autogenen Venen
5-361.53	Mit autogenen Arterien
5-361.54	Mit autogenen Venen und Arterien
5-361.55	Mit Xenotransplantat
5-361.56	Mit Prothese
5-361.5x	Sonstige
5-361.5y	N. n. bez.
	Andere Revaskularisation des Herzens
5-363.4	Revaskularisation mit freiem A. mammaria interna-Transplantat (IMA-Transplantat)

jeweils kombiniert mit:

	Ersatz von Herzklappen durch Prothese
	Aortenklappe
5-351.01	Durch Allotransplantat
5-351.02	Durch Xenotransplantat (Bioprothese)
5-351.03	Durch Xenotransplantat stentless
5-351.04	Durch Kunstprothese
	Mitralklappe, offen chirurgisch
5-351.11	Durch Allotransplantat
5-351.12	Durch Xenotransplantat (Bioprothese)
5-351.13	Durch Xenotransplantat stentless
5-351.14	Durch Kunstprothese
	Pulmonalklappe
5-351.31	Durch Allotransplantat
5-351.32	Durch Xenotransplantat (Bioprothese)
5-351.33	Durch Xenotransplantat stentless
5-351.34	Durch Kunstprothese
	Trikuspidalklappe
5-351.41	Durch Allotransplantat
5-351.42	Durch Xenotransplantat (Bioprothese)
5-351.43	Durch Xenotransplantat stentless
5-351.44	Durch Kunstprothese

13. Folgelieferung 07/01

Gruppe 9: Operationen am Herzen **SE 09.20**

Kommentierung:

Das SE 09.20 korrespondiert mit der FP 09.061.

Das SE 09.20 unterscheidet sich von dem SE 09.19 nur dadurch, dass neben dem koronarchirurgischen Eingriff eine **Herzklappe nicht rekonstruiert**, sondern **ersetzt** wird. Es ist dabei in Bezug auf den Teileingriff an den Herzkranzgefäßen unerheblich, ob einfache oder mehrfache Bypässe angelegt werden.

Auf Grund der überarbeiteten Zuordnung von Operations-Schlüsseln nach OPS-301 Version 2.0 (s. o.) zum SE 09.20 ändern sich die Vorgaben für die Dokumentation. So ist der Kombinationsschlüssel 5-362, der in der alten Version des OPS Eingriffe an den Herzkranzgefäßen und an einer Herzklappe in einem Schlüssel abbildete, entfallen. Nun ist es erforderlich, jeweils einen Schlüssel für den Teileingriff an den Herzkranzgefäßen und einen anderen für den Teileingriff an einer Herzklappe kombiniert zu dokumentieren. Dabei erlauben die neu zugeordneten Schlüssel die Verwendung aller möglichen Transplantate, auch in Kombination (z. B. Vene, Arterie, künstliche Gefäßprothese), für den Eingriff an den Herzkranzgefäßen. Ebenso sind über den zweiten Schlüssel alle möglichen ersetzenden Eingriffe an den Herzklappen erfasst (Valvulotomie = Klappensprengung / Klappenspaltung; Valvuloplastik = aufbauende Rekonstruktion).

13. Folgelieferung 07/01

Gruppe 9: Operationen am Herzen **SE 09.21**

Versorgung durch	Bewertungsrelation		
	Punkte Personal	Punkte Sachmittel	Gesamt-punkte
Hauptabteilung	5.130	17.320	22.450
Belegoperateur	3.550	17.320	20.870
Belegoperateur und Beleganästhesist	2.200	17.320	19.520

Operation: ***Herzoperation unter Einsatz der Herz-Lungen-Maschine als Kombination von Koronarchirurgie, ggf. kombiniert mit TEA, und Ersatz von zwei Klappen***

ICD-10 (V2.0):

13. Folgelieferung 07/01

OPS-301 (V2.0):

Ersatz von Herzklappen durch Prothese
Mitralklappe, offen chirurgisch
5-351.11 Durch Allotransplantat
5-351.12 Durch Xenotransplantat (Bioprothese)
5-351.13 Durch Xenotransplantat stentless
5-351.14 Durch Kunstprothese
5-351.1x Sonstige
Pulmonalklappe
5-351.31 Durch Allotransplantat
5-351.32 Durch Xenotransplantat (Bioprothese)
5-351.33 Durch Xenotransplantat stentless
5-351.34 Durch Kunstprothese
5-351.3x Sonstige
Trikuspidalklappe
5-351.41 Durch Allotransplantat
5-351.42 Durch Xenotransplantat (Bioprothese)
5-351.43 Durch Xenotransplantat stentless
5-351.44 Durch Kunstprothese
5-351.4x Sonstige

jeweils kombiniert mit: 5-351.0* und (5-361.** oder 5-363.4)
Ersatz von Herzklappen durch Prothese
Aortenklappe
5-351.01 Durch Allotransplantat
5-351.02 Durch Xenotransplantat (Bioprothese)

5-351.03	Durch Xenotransplantat stentless
5-351.04	Durch Kunstprothese
5-351.0x	Sonstige
	Anlegen eines aortokoronaren Bypass
	Bypass einfach
5-361.01	Mit autogenen Venen
5-361.03	Mit autogenen Arterien
5-361.04	Mit autogenen Venen und Arterien
5-361.05	Mit Xenotransplantat
5-361.06	Mit Prothese
5-361.0x	Sonstige
5-361.0y	N. n. bez.
	Bypass zweifach
5-361.11	Mit autogenen Venen
5-361.13	Mit autogenen Arterien
5-361.14	Mit autogenen Venen und Arterien
5-361.15	Mit Xenotransplantat
5-361.16	Mit Prothese
5-361.1x	Sonstige
5-361.1y	N. n. bez.
	Bypass dreifach
5-361.21	Mit autogenen Venen
5-361.23	Mit autogenen Arterien
5-361.24	Mit autogenen Venen und Arterien
5-361.25	Mit Xenotransplantat
5-361.26	Mit Prothese
5-361.2x	Sonstige
5-361.2y	N. n. bez.
	Bypass vierfach
5-361.31	Mit autogenen Venen
5-361.33	Mit autogenen Arterien
5-361.34	Mit autogenen Venen und Arterien
5-361.35	Mit Xenotransplantat
5-361.36	Mit Prothese
5-361.3x	Sonstige
5-361.3y	N. n. bez.
	Bypass fünffach
5-361.41	Mit autogenen Venen
5-361.43	Mit autogenen Arterien
5-361.44	Mit autogenen Venen und Arterien
5-361.45	Mit Xenotransplantat
5-361.46	Mit Prothese
5-361.4x	Sonstige
5-361.4y	N. n. bez.
	Bypass sechsfach und mehr
5-361.51	Mit autogenen Venen
5-361.53	Mit autogenen Arterien
5-361.54	Mit autogenen Venen und Arterien

(Fortsetzung zur OPS-Codierung von SE 09.21)

5-361.55 Mit Xenotransplantat
5-361.56 Mit Prothese
5-361.5x Sonstige
5-361.5y N. n. bez.
Andere Revaskularisation des Herzens
5-363.4 Revaskularisation mit freiem A. mammaria interna-Transplantat (IMA-Transplantat)

Ersatz von Herzklappen durch Prothese
Pulmonalklappe
5-351.31 Durch Allotransplantat
5-351.32 Durch Xenotransplantat (Bioprothese)
5-351.33 Durch Xenotransplantat stentless
5-351.34 Durch Kunstprothese
5-351.3x Sonstige
Trikuspidalklappe
5-351.41 Durch Allotransplantat
5-351.42 Durch Xenotransplantat (Bioprothese)
5-351.43 Durch Xenotransplantat stentless
5-351.44 Durch Kunstprothese
5-351.4x Sonstige

jeweils kombiniert mit: 5-351.1* und (5-361.** oder 5-363.4)
Ersatz von Herzklappen durch Prothese
Mitralklappe, offen chirurgisch
5-351.11 Durch Allotransplantat
5-351.12 Durch Xenotransplantat (Bioprothese)
5-351.13 Durch Xenotransplantat stentless
5-351.14 Durch Kunstprothese
5-351.1x Sonstige
Anlegen eines aortokoronaren Bypass
Bypass einfach
5-361.01 Mit autogenen Venen
5-361.03 Mit autogenen Arterien
5-361.04 Mit autogenen Venen und Arterien
5-361.05 Mit Xenotransplantat
5-361.06 Mit Prothese
5-361.0x Sonstige
5-361.0y N. n. bez.
Bypass zweifach
5-361.11 Mit autogenen Venen
5-361.13 Mit autogenen Arterien
5-361.14 Mit autogenen Venen und Arterien
5-361.15 Mit Xenotransplantat
5-361.16 Mit Prothese
5-361.1x Sonstige
5-361.1y N. n. bez.

	Bypass dreifach
5-361.21	Mit autogenen Venen
5-361.23	Mit autogenen Arterien
5-361.24	Mit autogenen Venen und Arterien
5-361.25	Mit Xenotransplantat
5-361.26	Mit Prothese
5-361.2x	Sonstige
5-361.2y	N. n. bez.
	Bypass vierfach
5-361.31	Mit autogenen Venen
5-361.33	Mit autogenen Arterien
5-361.34	Mit autogenen Venen und Arterien
5-361.35	Mit Xenotransplantat
5-361.36	Mit Prothese
5-361.3x	Sonstige
5-361.3y	N. n. bez.
	Bypass fünffach
5-361.41	Mit autogenen Venen
5-361.43	Mit autogenen Arterien
5-361.44	Mit autogenen Venen und Arterien
5-361.45	Mit Xenotransplantat
5-361.46	Mit Prothese
5-361.4x	Sonstige
5-361.4y	N. n. bez.
	Bypass sechsfach und mehr
5-361.51	Mit autogenen Venen
5-361.53	Mit autogenen Arterien
5-361.54	Mit autogenen Venen und Arterien
5-361.55	Mit Xenotransplantat
5-361.56	Mit Prothese
5-361.5x	Sonstige
5-361.5y	N. n. bez.
	Andere Revaskularisation des Herzens
5-363.4	Revaskularisation mit freiem A. mammaria interna-Transplantat (IMA-Transplantat)

Ersatz von Herzklappen durch Prothese
Trikuspidalklappe

5-351.41	Durch Allotransplantat
5-351.42	Durch Xenotransplantat (Bioprothese)
5-351.43	Durch Xenotransplantat stentless
5-351.44	Durch Kunstprothese
5-351.4x	Sonstige

13. Folgelieferung 07/01

(Fortsetzung zur OPS-Codierung von SE 09.21)

jeweils kombiniert mit: 5-351.3* und (5-361.** oder 5-363.4)	
	Ersatz von Herzklappen durch Prothese
	Pulmonalklappe
5-351.31	Durch Allotransplantat
5-351.32	Durch Xenotransplantat (Bioprothese)
5-351.33	Durch Xenotransplantat stentless
5-351.34	Durch Kunstprothese
5-351.3x	Sonstige
	Anlegen eines aortokoronaren Bypass
	Bypass einfach
5-361.01	Mit autogenen Venen
5-361.03	Mit autogenen Arterien
5-361.04	Mit autogenen Venen und Arterien
5-361.05	Mit Xenotransplantat
5-361.06	Mit Prothese
5-361.0x	Sonstige
5-361.0y	N. n. bez.
	Bypass zweifach
5-361.11	Mit autogenen Venen
5-361.13	Mit autogenen Arterien
5-361.14	Mit autogenen Venen und Arterien
5-361.15	Mit Xenotransplantat
5-361.16	Mit Prothese
5-361.1x	Sonstige
5-361.1y	N. n. bez.
	Bypass dreifach
5-361.21	Mit autogenen Venen
5-361.23	Mit autogenen Arterien
5-361.24	Mit autogenen Venen und Arterien
5-361.25	Mit Xenotransplantat
5-361.26	Mit Prothese
5-361.2x	Sonstige
5-361.2y	N. n. bez.
	Bypass vierfach
5-361.31	Mit autogenen Venen
5-361.33	Mit autogenen Arterien
5-361.34	Mit autogenen Venen und Arterien
5-361.35	Mit Xenotransplantat
5-361.36	Mit Prothese
5-361.3x	Sonstige
5-361.3y	N. n. bez.
	Bypass fünffach
5-361.41	Mit autogenen Venen
5-361.43	Mit autogenen Arterien
5-361.44	Mit autogenen Venen und Arterien

5-361.45	Mit Xenotransplantat
5-361.46	Mit Prothese
5-361.4x	Sonstige
5-361.4y	N. n. bez.
	Bypass sechsfach und mehr
5-361.51	Mit autogenen Venen
5-361.53	Mit autogenen Arterien
5-361.54	Mit autogenen Venen und Arterien
5-361.55	Mit Xenotransplantat
5-361.56	Mit Prothese
5-361.5x	Sonstige
5-361.5y	N. n. bez.
	Andere Revaskularisation des Herzens
5-363.4	Revaskularisation mit freiem A. mammaria interna-Transplantat (IMA-Transplantat)

13. Folgelieferung 07/01

Gruppe 9: Operationen am Herzen **SE 09.21**

Kommentierung:

Das SE 09.21 beschreibt einen Kombinationseingriff am Herzen unter Einsatz der Herz-Lungen-Maschine, wobei ein koronarchirurgischer Eingriff (= Bypass-Operation) mit dem **Ersatz** von **zwei** Herzklappen durchgeführt wird.

Bezüglich des koronarchirurgischen Eingriffes gilt, dass Anzahl und Art der Bypässe für die Abrechnung unerheblich sind.

Auf Grund der überarbeiteten Zuordnung von Operations-Schlüsseln nach OPS-301 Version 2.0 (s. o.) zum SE 09.21 ändern sich die Vorgaben für die Dokumentation. Die Veränderungen bei den zugeordneten Operations-Schlüsseln erfolgten zur Einhaltung einer stringenteren Systematik. So ist der Kombinationsschlüssel 5-362, der in der alten Version des OPS Eingriffe an den Herzkranzgefäßen und an einer Herzklappe in einem Schlüssel abbildete, entfallen. Nun ist es erforderlich, jeweils einen Schlüssel für den Teileingriff an den Herzkranzgefäßen und jeweils einen anderen für die Teileingriffe an den Herzklappen kombiniert zu dokumentieren. Dabei erlauben die neu zugeordneten Schlüssel die Verwendung aller möglichen Transplantate, auch in Kombination (z. B. Vene, Arterie, künstliche Gefäßprothese), für den Eingriff an den Herzkranzgefäßen. Ebenso sind über die weiteren Schlüssel alle möglichen ersetzenden Eingriffe an den Herzklappen erfasst (Valvulotomie = Klappensprengung / Klappenspaltung; Valvuloplastik = aufbauende Rekonstruktion).

13. Folgelieferung 07/01

Gruppe 9: Operationen am Herzen — SE 09.22

Versorgung durch	Bewertungsrelation		
	Punkte Personal	Punkte Sachmittel	Gesamt-punkte
Hauptabteilung	4.320	6.680	11.000
Belegoperateur	3.130	6.680	9.810
Belegoperateur und Beleganästhesist	1.930	6.680	8.610

Operation: ***Herzoperation unter Einsatz der Herz-Lungen-Maschine als Kombinationseingriff von Koronarchirurgie (z. B. mit Aneurysmaresektion oder ASD/ VSD) ohne Klappenchirurgie***

ICD-10 (V2.0):

OPS-301 (V2.0):

Anlegen eines aortokoronaren Bypass
Bypass einfach
5-361.01 Mit autogenen Venen
5-361.03 Mit autogenen Arterien
5-361.04 Mit autogenen Venen und Arterien
5-361.05 Mit Xenotransplantat
5-361.06 Mit Prothese
5-361.0x Sonstige
5-361.0y N. n. bez.
Bypass zweifach
5-361.11 Mit autogenen Venen
5-361.13 Mit autogenen Arterien
5-361.14 Mit autogenen Venen und Arterien
5-361.15 Mit Xenotransplantat
5-361.16 Mit Prothese
5-361.1x Sonstige
5-361.1y N. n. bez.
Bypass dreifach
5-361.21 Mit autogenen Venen
5-361.23 Mit autogenen Arterien
5-361.24 Mit autogenen Venen und Arterien
5-361.25 Mit Xenotransplantat
5-361.26 Mit Prothese
5-361.2x Sonstige
5-361.2y N. n. bez.

	Bypass vierfach
5-361.31	Mit autogenen Venen
5-361.33	Mit autogenen Arterien
5-361.34	Mit autogenen Venen und Arterien
5-361.35	Mit Xenotransplantat
5-361.36	Mit Prothese
5-361.3x	Sonstige
5-361.3y	N. n. bez.
	Bypass fünffach
5-361.41	Mit autogenen Venen
5-361.43	Mit autogenen Arterien
5-361.44	Mit autogenen Venen und Arterien
5-361.45	Mit Xenotransplantat
5-361.46	Mit Prothese
5-361.4x	Sonstige
5-361.4y	N. n. bez.
	Bypass sechsfach und mehr
5-361.51	Mit autogenen Venen
5-361.53	Mit autogenen Arterien
5-361.54	Mit autogenen Venen und Arterien
5-361.55	Mit Xenotransplantat
5-361.56	Mit Prothese
5-361.5x	Sonstige
5-361.5y	N. n. bez.
	Andere Revaskularisation des Herzens
5-363.4	Revaskularisation mit freiem A. mammaria interna-Transplantat (IMA-Transplantat)

jeweils kombiniert mit:

	Plastische Rekonstruktion des Herzseptums (bei angeborenen Herzfehlern)
5-356.0	Vorhofseptumdefekt, Verschluss N. n. bez.
5-356.1	Vorhofseptumdefekt, Verschluss partiell
5-356.2	Vorhofseptumdefekt, Verschluss total
5-356.3	Ventrikelseptumdefekt, Verschluss N. n. bez.
5-356.4	Ventrikelseptumdefekt, Verschluss partiell
5-356.5	Ventrikelseptumdefekt, Verschluss total
5-356.6	Atrioventrikulärer Defekt, Verschluss N. n. bez.
5-356.7	Atrioventrikulärer Defekt, Verschluss partiell
5-356.8	Atrioventrikulärer Defekt, Verschluss total
5-356.x	Sonstige
5-356.y	N. n. bez.
	Andere Revaskularisation des Herzens
5-363.0	Koronararterienpatch
	Andere OPs an den Koronargefäßen
5-369.1	Korr. eines Aneurysmas
	Perikardiotomie und Kardiotomie
5-370.3	Kardiotomie

13. Folgelieferung 07/01

(Fortsetzung zur OPS-Codierung von SE 09.22)

	Exz. und Destruktion von erkranktem Gewebe des Herzens
5-373.0	Exz. am Vorhof
5-373.1	Exz. am Ventrikel
5-373.3	Resektion eines Aneurysmas, am Vorhof
5-373.4	Resektion eines Aneurysmas, am Ventrikel
	Rekonstruktion des Perikardes und des Herzens
5-374.6	Verschluss eines erworbenen Ventrikelseptumdefektes (z.B. nach Herzinfarkt)

Gruppe 9: Operationen am Herzen SE 09.22

Kommentierung:

Das SE 09.22 korrespondiert mit der FP 09.071.

Das SE 09.22 beschreibt **komplexe Eingriffe am Herzen**, bei denen koronarchirurgische Eingriffe mit Eingriffen an den Herzsepten (= Trennwände zwischen Vorhöfen und Herzkammern), am Herzmuskel, an Koronaraneurysmen (= Aussackungen der Herzkranzgefäße) und an der Aorta (= große Körperschlagader) kombiniert werden. Die sprachliche Beschreibung des Sonderentgeltes ist etwas missverständlich formuliert.

Auf Grund der überarbeiteten Zuordnung von Operations-Schlüsseln nach OPS-301 Version 2.0 (s. o.) zum SE 09.22 ändern sich die Vorgaben für die Dokumentation. Die Veränderungen bei den zugeordneten Operations-Schlüsseln erfolgten zur Einhaltung einer stringenteren Systematik, erlauben z. T. eine differenziertere Abbildung der Eingriffe, ändern aber nichts Wesentliches am Umfang des SE.

Die Eingriffe sind jeweils durch die **Kombination von zwei OPS-Codes** abzubilden. Die Anlage von Bypässen ist hinsichtlich Anzahl und Art für die Abrechnung dieses SE unerheblich. Die Bypassoperationen müssen bei dieser FP mit einem herzchirurgischen Eingriff z. B. am Herzseptum (Trennwand), an einem Aneurysma oder am Herzmuskel kombiniert sein. Ausgenommen sind Kombinationen mit Eingriffen an den Herzklappen, die über andere Entgelte vergütet werden.

13. Folgelieferung 07/01

Gruppe 9: Operationen am Herzen SE 09.24

Versorgung durch	Bewertungsrelation		
	Punkte Personal	Punkte Sachmittel	Gesamtpunkte
Hauptabteilung	1.460	1.790	3.250
Belegoperateur	1.010	1.790	2.800
Belegoperateur und Beleganästhesist	720	1.790	2.510

Operation: ***Herzoperation ohne Einsatz der Herz- Lungen- Maschine: Panzerherzoperation, Eingriffe am Perikard, Reoperation am schlagenden Herzen***

9

ICD-10 (V2.0):

13. Folgelieferung 07/01

OPS-301 (V2.0):

Perikardiotomie und Kardiotomie

5-370.0 Perikarddrainage
5-370.1 Perikardiotomie
5-370.2 Adhäsiolyse am Perikard
5-370.3 Kardiotomie
5-370.4 Epikardiale Inz.
5-370.5 Endokardiale Inz.
5-370.6 Epimyokardiale Inz.
5-370.x Sonstige
5-370.y N. n. bez.

Exz. und Destruktion von erkranktem Gewebe des Perikardes und Perikardektomie

5-372.0 Lokale Exz., offen chirurgisch
5-372.1 Lokale Exz., thorakoskopisch
5-372.2 Perikardektomie, partiell (Perikardfenster), offen chirurgisch
5-372.3 Perikardektomie, partiell (Perikardfenster), thorakoskopisch
5-372.4 Perikardektomie, subtotal
5-372.5 Perikardektomie, total (Dekortikation)
5-372.6 Perikardpatchentnahme
5-372.7 Destruktion
5-372.x Sonstige
5-372.y N. n. bez.

	Exz. und Destruktion von erkranktem Gewebe des Herzens
5-373.0	Exz. am Vorhof
5-373.1	Exz. am Ventrikel
5-373.2	Partielle linksventrikuläre Reduktionsplastik (Batista)
5-373.3	Resektion eines Aneurysmas, am Vorhof
5-373.4	Resektion eines Aneurysmas, am Ventrikel
5-373.5	MAZE-Verfahren (Alternative Verfahren)
5-373.6	Exz. am Reizleitungssystem, am Ventrikel
5-373.7	Destruktion am Reizleitungssystem, am Vorhof
5-373.8	Destruktion am Reizleitungssystem, am Ventrikel
5-373.x	Sonstige
5-373.y	N. n. bez.
	Rekonstruktion des Perikardes und des Herzens
5-374.0	Naht des Perikardes (nach Verletzung)
5-374.1	Plastische Rekonstruktion des Perikardes ohne Implantat
5-374.2	Plastische Rekonstruktion des Perikardes mit Implantat
5-374.3	Naht des Myokardes (nach Verletzung)
5-374.4	Plastische Rekonstruktion des Myokardes ohne Implantat
5-374.5	Plastische Rekonstruktion des Myokardes mit Implantat
5-374.6	Verschluss eines erworbenen Ventrikelseptumdefektes (z.B. nach Herzinfarkt)
5-374.x	Sonstige
5-374.y	N. n. bez.

13. Folgelieferung 07/01

Gruppe 9: Operationen am Herzen SE 09.24

Kommentierung:

Das SE 09.24 beschreibt **verschiedene Eingriffe** am Herzen **ohne Herz-Lungen-Maschine**, d. h. am schlagenden Herzen, sowie die entsprechenden **Wiederholungseingriffe**. Erfasst sind Eingriffe am Herzbeutel (= Perikard) und am Herzmuskel, die einhergehen können mit der Entfernung von erkranktem Gewebe und ggf. der Rekonstruktion entstandener Defekte.

Auf Grund der überarbeiteten Zuordnung von Operations-Schlüsseln nach OPS-301 Version 2.0 (s. o.) zum SE 09.24 ändern sich die Vorgaben für die Dokumentation. Die Veränderungen bei den zugeordneten Operations-Schlüsseln erlauben eine differenziertere Abbildung der Eingriffe, ändern aber nichts Wesentliches am Umfang des SE.

Zu bemerken ist eine Inkonsistenz, dass nämlich der OPS 5-374 die Anwendung der Herz-Lungen-Maschine beinhaltet, während das SE 09.24 ausdrücklich eine Operation am schlagenden Herzen, d. h. ohne Einsatz der Herz-Lungen-Maschine, definiert.

13. Folgelieferung 07/01

Gruppe 9: Operationen am Herzen SE 09.25

Versorgung durch	Bewertungsrelation		
	Punkte Personal	Punkte Sachmittel	Gesamtpunkte
Hauptabteilung	1.750	3.630	5.380
Belegoperateur	1.220	3.630	4.850
Belegoperateur und Beleganästhesist	820	3.630	4.450

Operation: ***Herzoperation ohne Einsatz der Herz- Lungen- Maschine: Herzoperationen bei angeborenen Herzfehlern und/oder an den großen herznahen Gefäßen als Korrekturoperation z.B. Aortenisthmusstenose, offener Ductus arteriosus***

ICD-10 (V2.0):

OPS-301 (V2.0):

Herstellung und Vergrößerung eines Septumdefektes des Herzens
5-355.1 Herstellung eines Septumdefektes (Blalock-Hanlon)
OPs bei kongenitalen Gefäßanomalien
5-357.0 Ductus arteriosus apertus (Botalli)
5-357.1 Aortenisthmus(stenose)
5-357.2 A. lusoria
5-357.3 A. pulmonalis (Schlingen)
5-357.4 V. cava
5-357.5 V. pulmonalis
5-357.6 Koronargefäße
5-357.7 Unterbrochener Aortenbogen
5-357.8 Kollateralgefäße, Unifokalisierung
5-357.x Sonstige
5-357.y N. n. bez.
Andere OPs am Herzen bei kongenitalen Anomalien
OP an einem funktionell/morphologisch univentrikulären Herzen
5-359.60 Glenn-OP, unidirektional
5-359.61 Glenn-OP, bidirektional
5-359.62 Glenn-OP, bilateral

	Shuntoperationen zwischen großem und kleinem Kreislauf [Links-Rechts-Shunt]
5-390.0	Anastomose zwischen A. subclavia und A. pulmonalis (Blalock-Taussig)
5-390.1	Anastomose zwischen Aorta und A. pulmonalis dextra (Waterston-Cooley)
5-390.2	Anastomose zwischen Aorta descendens und A. pulmonalis sinistra (Potts-Smith)
5-390.3	Prothesenshunt zwischen A. pulmonalis und Aorta, zentral
5-390.4	Prothesenshunt zwischen A. pulmonalis und Aorta, peripher
5-390.x	Sonstige

Gruppe 9: Operationen am Herzen **SE 09.25**

Kommentierung:

Das SE 09.25 beschreibt **Eingriffe** am Herzen **ohne Herz-Lungen-Maschine**, d. h. am schlagenden Herzen. Dabei werden Eingriffe am Herzseptum (= Trennwand zwischen dem rechten und dem linken Herz), bei angeborenen Gefäßmissbildungen, wie z. B. beim offenen Ductus arteriosus Botalli (= Kurzschluss zwischen der Hauptschlagader und dem Lungenvenenstamm), sowie verschiedene Shunt-Operationen (= Herstellung einer Kurzschlussverbindung) zwischen dem Körperkreislauf und dem Lungenkreislauf erfasst. Die spezifischen Eingriffe werden jeweils über die fünfte Stelle des OPS-Codes codiert.

Auf Grund der überarbeiteten Zuordnung von Operations-Schlüsseln nach OPS-301 Version 2.0 (s. o.) zum SE 09.25 ändern sich die Vorgaben für die Dokumentation. Bei der Überarbeitung des OPS-301 von der Version 1.1 zur Version 2.0 hat sich bei einigen Schlüsseln insofern eine Veränderung ergeben, als die inhaltliche Beschreibung sinngemäß einem anderen Schlüssel zugeordnet wurde. Die Veränderungen ändern nichts Wesentliches am Umfang des SE.

13. Folgelieferung 07/01

Gruppe 9: Operationen am Herzen SE 09.26

Versorgung durch	Bewertungsrelation		
	Punkte Personal	Punkte Sachmittel	Gesamt-punkte
Hauptabteilung	540	2.630	3.170
Belegoperateur	310	2.630	2.940
Belegoperateur und Beleganästhesist	210	2.630	2.840

***Operation:* Einsatz einer intraaortalen Ballonpumpe, offen chirurgisch im Zusammenhang mir einer Herzoperation oder perkutan; Hinweis: Der offen chirurgische Eingriff ist nur im Zusammenhang mit einem herzchirurgischen Eingriff abrechenbar**

ICD-10 (V2.0):

OPS-301 (V2.0):

Implantation und Entf. eines herzunterstützenden Systems, offen chirurgisch
5-376.0 Intraaortale Ballonpumpe
Andere therapeutische Katheterisierung und Kanüleneinlage in Herz und Blutgefäße
8-839.0 Perkutane Einführung einer intraaortalen Ballonpumpe

Gruppe 9: Operationen am Herzen **SE 09.26**

Kommentierung:

Das SE 09.26 ist vorgesehen für das Einbringen einer **intraaortalen Ballonpumpe,** einem in die absteigende Körperschlagader eingebrachten Gerät zur Unterstützung der Pumpfunktion des Herzens. Das SE 09.26 kann einerseits **im Zusammenhang mit einer Herzoperation** und andererseits als **selbständiger Eingriff** abgerechnet werden. Wird das SE 09.26 im Zusammenhang mit einer offen-chirurgischen Herzoperation eingebracht, so geschieht dies ebenfalls offen-chirurgisch, was über den OPS 5-376.0 dokumentiert wird.

Als selbständiger Eingriff kann eine intraaortale Ballonpumpe perkutan (= eigentlich „durch die Haut", d. h. hier durch einen Zugang über eine Arterie in der Leiste) eingebracht werden. In diesem Fall wird die Leistung mit einem OPS-Code aus dem Kapitel 8 dokumentiert: OPS 8-839.0.

13. Folgelieferung 07/01

Gruppe 9: Operationen am Herzen

SE 09.27

Versorgung durch	Bewertungsrelation		
	Punkte Personal	Punkte Sachmittel	Gesamt-punkte
Hauptabteilung	6.090	32.170	38.260

Operation: Herztransplantation, auch sekundär oder nach einem offen-chirurgischen Eingriff am Herzen, inklusive Organbeschaffung

ICD-10 (V2.0):

OPS-301 (V2.0):

Herz- und Herz-Lungen-Transplantation

5-375.0 Herztransplantation, orthotop
5-375.1 Herztransplantation, heterotop (Assistenzherz)

Gruppe 10: Operationen an den Blutgefäßen — SE 10.01

Versorgung durch	Bewertungsrelation		
	Punkte Personal	Punkte Sachmittel	Gesamtpunkte
Hauptabteilung	1.490	830	2.320
Belegoperateur	980	830	1.810
Belegoperateur und Beleganästhesist	600	830	1.430

Operation: ***Rekonstruktive Operation an den extrakraniellen hirnversorgenden Gefäßen einer Seite – auch mit Einlegen eines Shunts, ggf. mit Patch-Plastik***

ICD-10 (V2.0):

13. Folgelieferung 07/01

OPS-301 (V2.0):

Inz., Embolektomie und Thrombektomie von Blutgefäßen
Arterien Kopf, extrakraniell, und Hals
5-380.00 A. carotis N. n. bez.
5-380.01 A. carotis communis
5-380.02 A. carotis interna extrakraniell
5-380.03 A. carotis externa
5-380.04 A. vertebralis extrakraniell
5-380.05 A. carotis, Stent
5-380.0x Sonstige
5-380.0y N. n. bez.
Endarteriektomie
Arterien Kopf, extrakraniell, und Hals
5-381.00 A. carotis N. n. bez.
5-381.01 A. carotis communis
5-381.02 A. carotis interna extrakraniell
5-381.03 A. carotis externa
5-381.04 A. vertebralis extrakraniell
5-381.05 A. carotis, Stent
5-381.0x Sonstige
5-381.0y N. n. bez.
Resektion von Blutgefäßen mit Reanastomosierung
Arterien Kopf, extrakraniell, und Hals
5-382.00 A. carotis N. n. bez.
5-382.01 A. carotis communis

5-382.02 A. carotis interna extrakraniell
5-382.03 A. carotis externa
5-382.04 A. vertebralis extrakraniell
5-382.05 A. carotis, Stent
5-382.0x Sonstige
5-382.0y N. n. bez.

Resektion und Ersatz (Interposition) von (Teilen von) Blutgefäßen
Arterien Kopf, extrakraniell, und Hals

5-383.00 A. carotis N. n. bez.
5-383.01 A. carotis communis
5-383.02 A. carotis interna extrakraniell
5-383.03 A. carotis externa
5-383.04 A. vertebralis extrakraniell
5-383.05 A. carotis, Stent
5-383.0x Sonstige
5-383.0y N. n. bez.

Anlegen eines anderen Shuntes und Bypasses an Blutgefäßen
Arterien Kopf, extrakraniell, und Hals

5-393.00 A. carotis
5-393.01 A. carotis – A. carotis
5-393.02 A. carotis – A. subclavia
5-393.03 A. carotis – A. vertebralis
5-393.0x Sonstige
5-393.0y N. n. bez.

Patchplastik an Blutgefäßen
Arterien Kopf, extrakraniell, und Hals

5-395.00 A. carotis N. n. bez.
5-395.01 A. carotis communis
5-395.02 A. carotis interna extrakraniell
5-395.03 A. carotis externa
5-395.04 A. vertebralis extrakraniell
5-395.05 A. carotis, Stent
5-395.0x Sonstige
5-395.0y N. n. bez.

Transposition von Blutgefäßen
Arterien Kopf, extrakraniell, und Hals

5-396.00 A. carotis N. n. bez.
5-396.01 A. carotis communis
5-396.02 A. carotis interna extrakraniell
5-396.03 A. carotis externa
5-396.04 A. vertebralis extrakraniell
5-396.05 A. carotis, Stent
5-396.0x Sonstige
5-396.0y N. n. bez.

13. Folgelieferung 07/01

(Fortsetzung zur OPS-Codierung von SE 10.01)

	Andere plastische Rekonstruktion von Blutgefäßen **Arterien Kopf, extrakraniell, und Hals**
5-397.00	A. carotis N. n. bez.
5-397.01	A. carotis communis
5-397.02	A. carotis interna extrakraniell
5-397.03	A. carotis externa
5-397.04	A. vertebralis extrakraniell
5-397.05	A. carotis, Stent
5-397.0x	Sonstige
5-397.0y	

Gruppe 10: Operationen an den Blutgefäßen SE 10.01

Kommentierung:

Das SE 10.01 beschreibt Eingriffe an den hirnversorgenden Arterien außerhalb des Hirnschädels (= extrakraniell). Dabei werden Thrombektomien und Embolektomien (= Entfernung von lokal entstandenen und verschleppten Blutgerinnseln), Endarteriektomien (= Ausschälung von Arterien), Resektion und Reanastomosierung von Gefäßen (= Herausschneiden von Abschnitten eines Gefäßes und Verbindung der Enden) sowie die Resektion und Interposition (= Herausschneiden eines Abschnitts und Einsetzen eines Zwischenstückes) erfasst, wobei die Art des eingesetzten „Zwischenstückes" für die Abrechnung unerheblich ist. Erfasst werden weiter das Anlegen eines Shunts oder Bypasses (= Kurzschlussverbindung oder Umgehung), Patch-Plastiken (= Aufnähen eines „Flicken" zur Erweiterung einer Gefäßengstelle), die Transposition von Blutgefäßen (= Umlagerung) sowie andere plastische Rekonstruktionen. Neu ist die Zuordnung von Schlüsseln, die den Einsatz eines „stents" (= gefäßaussteifende Hülse) dokumentieren.

Auf Grund der überarbeiteten Zuordnung von Operations-Schlüsseln nach OPS-301 Version 2.0 (s. o.) zum SE 10.01 ändern sich die Vorgaben für die Dokumentation. Die Veränderungen bei den zugeordneten Operations-Schlüsseln erlauben z. T. eine differenziertere Abbildung der Eingriffe, ändern aber nichts Wesentliches am Umfang des SE.

13. Folgelieferung 07/01

Gruppe 10: Operationen an den Blutgefäßen **SE 10.02**

Versorgung durch	Bewertungsrelation		
	Punkte Personal	Punkte Sachmittel	**Gesamt-punkte**
Hauptabteilung	2.320	2.560	4.880
Belegoperateur	1.570	2.560	4.130
Belegoperateur und Beleganästhesist	990	2.560	3.550

Operation: Rekonstruktionsoperation an der Aorta bei Stenose oder Verschluss und Ersatz durch Rohrprothese

ICD-10 (V2.0):

OPS-301 (V2.0):

	Resektion und Ersatz (Interposition) an der Aorta
	Aorta abdominalis, N. n. bez.
5-384.51	Mit Rohrprothese
	Aorta abdominalis, suprarenal
5-384.61	Mit Rohrprothese
	Aorta abdominalis, infrarenal
5-384.71	Mit Rohrprothese
	Sonstige
5-384.x1	Mit Rohrprothese
	Anlegen eines anderen Shuntes und Bypasses an Blutgefäßen
	Aorta
5-393.32	Aortoaortal

Gruppe 10: Operationen an den Blutgefäßen SE 10.02

Kommentierung:

Das SE 10.02 dient zur Abrechnung von Eingriffen an der **verengten oder verschlossenen Aorta** (= Hauptschlagader). Dabei kommt für die Überbrückung der Engstelle eine **Rohrprothese** zum Einsatz. Über die fünfte Stelle des OPS-Codes 5-384._1 wird die Lokalisation der eingesetzten Prothese angegeben. Durch die zugelassenen OPS-Codes ist theoretisch die Abrechnung von Eingriffen an allen Abschnitten der Hauptschlagader möglich. Auf der sechsten Stelle wird bei diesen OPS-Codes mit der Ziffer „1" die Rohrprothese dokumentiert. Alternativ zum OPS 5-384.__ kann der OPS 5-393.32 angegeben werden. Damit wird ein Shunt bzw. Bypass (= Kurzschlussverbindung bzw. Umgehung) zur Überbrückung der Engstelle bezeichnet.

Auf Grund der überarbeiteten Zuordnung von Operations-Schlüsseln nach OPS-301 Version 2.0 (s. o.) zum SE 10.02 ändern sich die Vorgaben für die Dokumentation. Bei der Überarbeitung des OPS-301 von der Version 1.1 zur Version 2.0 hat sich bei einigen Schlüsseln insofern eine Veränderung ergeben, als die inhaltliche Beschreibung einem anderen Schlüssel zugeordnet wurde. D. h., die inhaltliche Beschreibung eines vormaligen OPS „X" findet sich nun unter einem neuen Operations-Schlüssel wieder.

13. Folgelieferung 07/01

Gruppe 10: Operationen an den Blutgefäßen SE 10.03

Versorgung durch	Bewertungsrelation		
	Punkte Personal	Punkte Sachmittel	Gesamt-punkte
Hauptabteilung	3.000	3.430	6.430
Belegoperateur	1.850	3.430	5.280
Belegoperateur und Beleganästhesist	1.130	3.430	4.560

Operation: Rekonstruktionsoperation an der Aorta bei Stenose oder Verschluss und Ersatz durch Y-Prothese

ICD-10 (V2.0):

OPS-301 (V2.0):

Resektion und Ersatz (Interposition) an der Aorta
Aorta abdominalis, N. n. bez.
5-384.53 Mit Bifurkationsprothese biiliakal
5-384.55 Mit Bifurkationsprothese bifemoral
Aorta abdominalis, suprarenal
5-384.63 Mit Bifurkationsprothese biiliakal
5-384.65 Mit Bifurkationsprothese bifemoral
Aorta abdominalis, infrarenal
5-384.73 Mit Bifurkationsprothese biiliakal
5-384.75 Mit Bifurkationsprothese bifemoral
Sonstige
5-384.x3 Mit Bifurkationsprothese biiliakal
5-384.x5 Mit Bifurkationsprothese bifemoral
Anlegen eines anderen Shuntes und Bypasses an Blutgefäßen
Aorta
5-393.34 Aortobiiliakal
5-393.37 Aortobifemoral

Gruppe 10: Operationen an den Blutgefäßen SE 10.03

Kommentierung:

Mit dem SE 10.03 wird ein Eingriff zur **Überbrückung einer verengten oder verschlossenen Aorta** abgerechnet, wobei die verwendete Rohrprothese die Aortenbifurkation (= Gabelung der Hauptschlagader in die beiden Beckenarterien) überwinden muss (= **Y-Prothese**). Nach oben hin kann die Prothese bis über die Abgangsstelle der Nierenarterien reichen, nach unten hin bis in den Bereich der Oberschenkelarterien (biiliacal = bis zu den beiden Beckenarterien; bifemoral = bis zu den beiden Oberschenkelarterien). Auf der fünften Stelle wird dokumentiert, wo die Prothese im oberen Bereich beginnt, auf der sechsten Stelle, wie weit die Prothesenenden nach distal (= unten) reichen.

Auf Grund der überarbeiteten Zuordnung von Operations-Schlüsseln nach OPS-301 Version 2.0 (s. o.) zum SE 10.03 ändern sich die Vorgaben für die Dokumentation. Bei der Überarbeitung des OPS-301 von der Version 1.1 zur Version 2.0 hat sich bei einigen Schlüsseln insofern eine Veränderung ergeben, als die inhaltliche Beschreibung einem anderen Schlüssel zugeordnet wurde. D. h., die inhaltliche Beschreibung eines vormaligen OPS „X“ findet sich nun unter einem neuen Operations-Schlüssel wieder.

Alternativ zum OPS 5-384._ _ kann der OPS 5-393.3_ dokumentiert werden. Damit wird ein Shunt bzw. Bypass (= Kurzschlussverbindung bzw. Umgehung) zur Überbrückung der Engstelle bezeichnet.

Auf der sechsten Stelle wird dokumentiert, ob die Prothese bis zu den Beckenarterien oder bis zu den Oberschenkelarterien reicht.

13. Folgelieferung 07/01

Gruppe 10: Operationen an den Blutgefäßen SE 10.04

Versorgung durch	Bewertungsrelation		
	Punkte Personal	Punkte Sachmittel	Gesamt-punkte
Hauptabteilung	2.545	2.880	5.425
Belegoperateur	1.590	2.880	4.470
Belegoperateur und Beleganästhesist	970	2.880	3.850

Operation: Rekonstruktionsoperation an der Aorta bei Aneurysma und Ersatz durch Rohrprothese

ICD-10 (V2.0):

13. Folgelieferung 07/01

OPS-301 (V2.0):

Resektion und Ersatz (Interposition) an der Aorta
Aorta abdominalis, N. n. bez.
5-384.52 Mit Rohrprothese bei Aneurysma
Aorta abdominalis, suprarenal
5-384.62 Mit Rohrprothese bei Aneurysma
Aorta abdominalis, infrarenal
5-384.72 Mit Rohrprothese bei Aneurysma
Sonstige
5-384.x2 Mit Rohrprothese bei Aneurysma

Gruppe 10: Operationen an den Blutgefäßen SE 10.04

Kommentierung:

Das SE 10.04 korrespondiert mit dem SE 10.02 mit dem Unterschied, dass nicht eine Verengung, sondern eine **Aussackung der Hauptschlagader** (= Aortenaneurysma) durch Überbrückung mit einer **Rohrprothese** behandelt wird. Nach kranial (= oben) hin kann die Prothese bis über die Abgangsstelle der Nierenarterien reichen. Aus der Definition des folgenden SE 10.05 ergibt sich trotz der offenen Formulierung der fünften Stelle bei manchen der zugelassenen OPS-Codes, dass an Prothesen gedacht ist, die nach distal (= unten) vor der Aortengabelung enden.

Auf Grund der überarbeiteten Zuordnung von Operations-Schlüsseln nach OPS-301 Version 2.0 (s. o.) zum SE 10.04 ändern sich die Vorgaben für die Dokumentation. Bei der Überarbeitung des OPS-301 von der Version 1.1 zur Version 2.0 hat sich bei einigen Schlüsseln insofern eine Veränderung ergeben, als die inhaltliche Beschreibung einem anderen Schlüssel zugeordnet wurde. D. h., die inhaltliche Beschreibung eines vormaligen OPS „X" findet sich nun unter einem neuen Operations-Schlüssel wieder. Die Modifikationen ändern nichts am Umfang des SE.

Auf der **sechsten Stelle** des **OPS-Codes** wird bei diesem Sonderentgelt durchgängig über die **Ziffer 2** die Verwendung einer „Rohrprothese bei Aneurysma" dokumentiert.

Gruppe 10: Operationen an den Blutgefäßen SE 10.05

Versorgung durch	Bewertungsrelation		
	Punkte Personal	Punkte Sachmittel	Gesamtpunkte
Hauptabteilung	2.730	3.080	5.810
Belegoperateur	1.660	3.080	4.740
Belegoperateur und Beleganästhesist	1.010	3.080	4.090

Operation: Rekonstruktionsoperation an der Bauchaorta bei Aneurysma und Ersatz durch Y-Prothese

ICD-10 (V2.0):

OPS-301 (V2.0):

Resektion und Ersatz (Interposition) an der Aorta
Aorta abdominalis, N. n. bez.
5-384.54 Mit Bifurkationsprothese biiliakal bei Aneurysma
5-384.56 Mit Bifurkationsprothese bifemoral bei Aneurysma
Aorta abdominalis, suprarenal
5-384.64 Mit Bifurkationsprothese biiliakal bei Aneurysma
5-384.66 Mit Bifurkationsprothese bifemoral bei Aneurysma
Aorta abdominalis, infrarenal
5-384.74 Mit Bifurkationsprothese biiliakal bei Aneurysma
5-384.76 Mit Bifurkationsprothese bifemoral bei Aneurysma
Sonstige
5-384.x4 Mit Bifurkationsprothese biiliakal bei Aneurysma
5-384.x6 Mit Bifurkationsprothese bifemoral bei Aneurysma

Gruppe 10: Operationen an den Blutgefäßen **SE 10.05**

Kommentierung:

Das SE 10.05 unterscheidet sich vom SE 10.04 lediglich dadurch, dass die eingesetzte **Gefäßprothese über die Aortengabel hinaus** nach distal (= unten) reicht. Wiederum ist die Operation wegen einer Aussackung der Hauptschlagader (= Aortenaneurysma) notwendig. Die zugeordneten **OPS-Codes** unterscheiden sich bei den SE 10.05 und SE 10.04 lediglich in der sechsten Stelle. Bei dem SE 10.05 wird auf der **sechsten Stelle** mit der **Ziffer 4** die „Bifurkationsprothese, biiliacal bei Aneurysma" (= Prothese, die über die Aortengabel bis zu den Beckenarterien reicht) oder mit der **Ziffer 6** die „Bifurkationsprothese, bifemoral bei Aneurysma" (= Prothese, die über die Aortengabel bis zu den Oberschenkelarterien reicht) dokumentiert.

Auf Grund der überarbeiteten Zuordnung von Operations-Schlüsseln nach OPS-301 Version 2.0 (s. o.) zum SE 10.05 ändern sich die Vorgaben für die Dokumentation. Bei der Überarbeitung des OPS-301 von der Version 1.1 zur Version 2.0 hat sich bei einigen Schlüsseln insofern eine Veränderung ergeben, als die inhaltliche Beschreibung einem anderen Schlüssel zugeordnet wurde. D. h., die inhaltliche Beschreibung eines vormaligen OPS „X" findet sich nun unter einem neuen Operations-Schlüssel wieder. Die Modifikationen ändern nichts am Umfang des SE.

Gruppe 10: Operationen an den Blutgefäßen

SE 10.06

Versorgung durch	Bewertungsrelation		
	Punkte Personal	Punkte Sachmittel	**Gesamt-punkte**
Hauptabteilung	2.470	2.540	5.010
Belegoperateur	1.680	2.540	4.220
Belegoperateur und Beleganästhesist	960	2.540	3.500

Operation: Rekonstruktive Operation an einem Viszeralgefäß, einschl. Nierenarterie

ICD-10 (V2.0):

OPS-301 (V2.0):

Endarteriektomie
Arterien viszeral
5-381.60 Truncus coeliacus
5-381.61 A. hepatica
5-381.62 A. gastrica
5-381.63 A. lienalis
5-381.64 A. renalis
5-381.65 A. mesenterica superior
5-381.66 A. mesenterica inferior
5-381.6x Sonstige
5-381.6y N. n. bez.
Resektion von Blutgefäßen mit Reanastomosierung
Arterien viszeral
5-382.60 Truncus coeliacus
5-382.61 A. hepatica
5-382.62 A. gastrica
5-382.63 A. lienalis
5-382.64 A. renalis
5-382.65 A. mesenterica superior
5-382.66 A. mesenterica inferior
5-382.6x Sonstige
5-382.6y N. n. bez.
Resektion und Ersatz (Interposition) von (Teilen von) Blutgefäßen
Arterien viszeral
5-383.60 Truncus coeliacus
5-383.61 A. hepatica

5-383.62 A. gastrica
5-383.63 A. lienalis
5-383.64 A. renalis
5-383.65 A. mesenterica superior
5-383.66 A. mesenterica inferior
5-383.6x Sonstige
5-383.6y N. n. bez.

Anlegen eines anderen Shuntes und Bypasses an Blutgefäßen

A. iliaca und viszerale Arterien

5-393.48 A. renalis
5-393.49 Sonstige viszerale Arterien

Patchplastik an Blutgefäßen

Arterien viszeral

5-395.60 Truncus coeliacus
5-395.61 A. hepatica
5-395.62 A. gastrica
5-395.63 A. lienalis
5-395.64 A. renalis
5-395.65 A. mesenterica superior
5-395.66 A. mesenterica inferior
5-395.6x Sonstige
5-395.6y N. n. bez.

Transposition von Blutgefäßen

Arterien viszeral

5-396.60 Truncus coeliacus
5-396.61 A. hepatica
5-396.62 A. gastrica
5-396.63 A. lienalis
5-396.64 A. renalis
5-396.65 A. mesenterica superior
5-396.66 A. mesenterica inferior
5-396.6x Sonstige
5-396.6y N. n. bez.

Andere plastische Rekonstruktion von Blutgefäßen

Arterien viszeral

5-397.60 Truncus coeliacus
5-397.61 A. hepatica
5-397.62 A. gastrica
5-397.63 A. lienalis
5-397.64 A. renalis
5-397.65 A. mesenterica superior
5-397.66 A. mesenterica inferior
5-397.6x Sonstige
5-397.6y N. n. bez.

13. Folgelieferung 07/01

Gruppe 10: Operationen an den Blutgefäßen SE 10.06

Kommentierung:

Das SE 10.06 beschreibt Eingriffe an **viszeralen Blutgefäßen** (= Blutgefäße der Eingeweide) **einschließlich der Nierenarterien.** Erfasst werden Endarteriektomien (= Ausschälung von Arterien), die Resektion und Reanastomosierung von Gefäßen (= Herausschneiden von Abschnitten eines Gefäßes und Verbindung der Enden) sowie die Resektion und Interposition (= Herausschneiden eines Abschnittes und Einsetzen eines Zwischenstückes), wobei die Art des eingesetzten „Zwischenstückes" für die Abrechnung unerheblich ist. Erfasst werden weiter das Anlegen eines Shunts oder Bypasses (= Kurzschlussverbindung oder Umgehung), die Ausführung von Patch-Plastiken (= Aufnähen eines"Flickens" zur Erweiterung einer Gefäßengstelle), die Transposition von Blutgefäßen (= Umlagerung) sowie andere plastische Rekonstruktionen.

Auf Grund der überarbeiteten Zuordnung von Operations-Schlüsseln nach OPS-301 Version 2.0 (s. o.) zum SE 10.06 ändern sich die Vorgaben für die Dokumentation. Während der Umfang der von dem SE erfassten Leistungen gleich geblieben ist, ist nun die differenzierte Dokumentation des operierten Gefäßes gefordert.

13. Folgelieferung 07/01

Gruppe 10: Operationen an den Blutgefäßen **SE 10.07**

Versorgung durch	Bewertungsrelation		
	Punkte Personal	Punkte Sachmittel	Gesamt-punkte
Hauptabteilung	2.015	2.300	4.315
Belegoperateur	1.240	2.300	3.540
Belegoperateur und Beleganästhesist	770	2.300	3.070

Operation: Rekonstruktive Operation an den Beckenarterien, einseitig mit Gefäßprothese

ICD-10 (V2.0):

10

OPS-301 (V2.0):

Resektion und Ersatz (Interposition) von (Teilen von) Blutgefäßen
Arterien abdominal und pelvin
5-383.52 A. iliaca N. n. bez.
5-383.53 A. iliaca communis
5-383.54 A. iliaca externa
5-383.55 A. iliaca interna
Anlegen eines anderen Shuntes und Bypasses an Blutgefäßen
Aorta
5-393.33 Aortoiliakal (einseitig)
5-393.36 Aortofemoral (einseitig)
5-393.38 Aortopopliteal (einseitig)
A. iliaca und viszerale Arterien
5-393.41 Ilioiliakal
5-393.42 Iliofemoral
5-393.47 Obturator-Bypass, extraanatomisch

Gruppe 10: Operationen an den Blutgefäßen SE 10.07

Kommentierung:

Das SE 10.07 ist vorgesehen für Eingriffe an den **Beckenarterien**, wobei an einer Seite eine Gefäßprothese implantiert wird. Die Art der implantierten Prothese ist für die Abrechnung unerheblich. Erfasst werden die Resektion und Interposition (= Herausschneiden eines Abschnittes und Einsetzen eines Zwischenstückes im Bereich der Arteria iliaca (= Beckenarterie)) in allen Abschnitten einer Beckenarterie, von einer Beckenarterie zur Beckenarterie der anderen Seite (= ilioiliacal), von einer Beckenarterie zur Oberschenkelarterie (= iliofemoral) und aus dem Becken in den Hüftbereich (= Obturator-Bypass). Ebenfalls erfasst sind Shunts und Bypässe von der Hauptschlagader zur Beckenarterie (= aortoiliacal), zur Oberschenkelarterie (= aortofemoral) sowie zur Kniearterie (= aortopopliteal), jeweils einseitig.

Auf Grund der überarbeiteten Zuordnung von Operations-Schlüsseln nach OPS-301 Version 2.0 (s. o.) zum SE 10.07 ändern sich die Vorgaben für die Dokumentation. Bei der Überarbeitung des OPS-301 von der Version 1.1 zur Version 2.0 hat sich bei einigen Schlüsseln insofern eine Veränderung ergeben, als die inhaltliche Beschreibung einem anderen Schlüssel zugeordnet wurde. D. h., die inhaltliche Beschreibung eines vormaligen OPS "X" findet sich nun unter einem neuen Operations-Schlüssel wieder.

13. Folgelieferung 07/01

Gruppe 10: Operationen an den Blutgefäßen **SE 10.08**

Versorgung durch	Bewertungsrelation		
	Punkte Personal	Punkte Sachmittel	**Gesamtpunkte**
Hauptabteilung	1.615	800	2.415
Belegoperateur	1.090	800	1.890
Belegoperateur und Beleganästhesist	660	800	1.460

Operation: Rekonstruktive Operation an den Beckenarterien, einseitig ohne Gefäßprothese

ICD-10 (V2.0):

OPS-301 (V2.0):

Inz., Embolektomie und Thrombektomie von Blutgefäßen
Arterien abdominal und pelvin
5-380.52 A. iliaca N. n. bez.
5-380.53 A. iliaca communis
5-380.54 A. iliaca externa
5-380.55 A. iliaca interna
Endarteriektomie
Arterien abdominal und pelvin
5-381.52 A. iliaca N. n. bez.
5-381.53 A. iliaca communis
5-381.54 A. iliaca externa
5-381.55 A. iliaca interna
Resektion von Blutgefäßen mit Reanastomosierung
Arterien abdominal und pelvin
5-382.52 A. iliaca N. n. bez.
5-382.53 A. iliaca communis
5-382.54 A. iliaca externa
5-382.55 A. iliaca interna
Patchplastik an Blutgefäßen
Arterien abdominal und pelvin
5-395.52 A. iliaca N. n. bez.
5-395.53 A. iliaca communis
5-395.54 A. iliaca externa
5-395.55 A. iliaca interna

	Transposition von Blutgefäßen
	Arterien abdominal und pelvin
5-396.52	A. iliaca N. n. bez.
5-396.53	A. iliaca communis
5-396.54	A. iliaca externa
5-396.55	A. iliaca interna
	Andere plastische Rekonstruktion von Blutgefäßen
	Arterien abdominal und pelvin
5-397.52	A. iliaca N. n. bez.
5-397.53	A. iliaca communis
5-397.54	A. iliaca externa
5-397.55	A. iliaca interna

Gruppe 10: Operationen an den Blutgefäßen

SE 10.08

Kommentierung:

Das SE 10.08 umfasst **rekonstruktive Eingriffe** an den **Beckenarterien, ohne** dass **Gefäßprothesen** zum Einsatz kommen. Dabei handelt es sich um Embolektomien und Thrombektomien (= Entfernung von Blutgerinnseln, OPS 5-380.5_), um Endarteriektomien (= Ausschälung von Arterien, OPS 5-381.5_), um die Resektion und Reanastomosierung von Gefäßen (= Herausschneiden von Abschnitten eines Gefäßes und Verbindung der Enden, OPS 5-382.5_), um Patch-Plastiken (= Aufnähen eines „Flickens" zur Erweiterung einer Gefäßengstelle, OPS 5-395.5_), um die Transposition von Blutgefäßen (= Umlagerung, OPS 5-396.5_) sowie andere plastische Rekonstruktionen (OPS 5-397.5_), jeweils in den verschiedenen Abschnitten der Arteria iliaca (= Beckenarterie). Die **genaue Lokalisation** wird auf den **sechsten Stellen** der OPS-Codes jeweils mit den **Ziffern 2, 3, 4, 5** dokumentiert.

Gruppe 10: Operationen an den Blutgefäßen SE 10.09

Versorgung durch	Bewertungsrelation		
	Punkte Personal	Punkte Sachmittel	**Gesamt-punkte**
Hauptabteilung	2.260	3.060	5.320
Belegoperateur	1.470	3.060	4.530
Belegoperateur und Beleganästhesist	880	3.060	3.940

Operation: Anlage einer Gefäßprothese: axillo-femoral und femoro-femoral

ICD-10 (V2.0):

OPS-301 (V2.0):

	Anlegen eines anderen Shuntes und Bypasses an Blutgefäßen
	Arterien Schulter
5-393.17	Axillofemoral, extraanatomisch
	A. femoralis
5-393.57	Femorofemoral, extraanatomisch

10

Gruppe 10: Operationen an den Blutgefäßen SE 10.09

Kommentierung:

Das SE 10.09 ist vorgesehen für die Anlage **langstreckiger, extraanatomischer** (= nicht dem natürlichen Verlauf von Gefäßen folgender) **Gefäßprothesen.** Erfasst sind künstliche Verbindungen von der Achselarterie zur Oberschenkelarterie oder von der Oberschenkelarterie des einen Beins zur Oberschenkelarterie des anderen Beins.

Auf Grund der überarbeiteten Zuordnung von Operations-Schlüsseln nach OPS-301 Version 2.0 (s. o.) zum SE 10.09 ändern sich die Vorgaben für die Dokumentation. Bei der Überarbeitung des OPS-301 von der Version 1.1 zur Version 2.0 hat sich bei einigen Schlüsseln insofern eine Veränderung ergeben, als die inhaltliche Beschreibung einem anderen Schlüssel zugeordnet wurde. D. h., die inhaltliche Beschreibung eines vormaligen OPS „X" findet sich nun unter einem neuen Operations-Schlüssel wieder.

Gruppe 10: Operationen an den Blutgefäßen

SE 10.10

Versorgung durch	Bewertungsrelation		
	Punkte Personal	Punkte Sachmittel	**Gesamt-punkte**
Hauptabteilung	1.520	910	2.430
Belegoperateur	1.000	910	1.910
Belegoperateur und Beleganästhesist	610	910	1.520

Operation: Oberschenkelarterien-Rekonstruktionsoperation, ohne Anlegung einer Gefäßprothese

ICD-10 (V2.0):

OPS-301 (V2.0):

13. Folgelieferung 07/01

Endarteriektomie
Arterien Oberschenkel

5-381.70 A. femoralis
5-381.71 A. profunda femoris
5-381.72 A. poplitea N. n. bez.
5-381.73 A. genus superior lateralis
5-381.74 A. genus superior medialis
5-381.75 A. genus medialis
5-381.76 A. genus inferior lateralis
5-381.77 A. genus inferior medialis
5-381.7x Sonstige
5-381.7y N. n. bez.

Patchplastik an Blutgefäßen
Arterien Oberschenkel

5-395.70 A. femoralis
5-395.71 A. profunda femoris
5-395.72 A. poplitea N. n. bez.
5-395.73 A. genus superior lateralis
5-395.74 A. genus superior medialis
5-395.75 A. genus medialis
5-395.76 A. genus inferior lateralis
5-395.77 A. genus inferior medialis
5-395.7x Sonstige
5-395.7y N. n. bez.

	Transposition von Blutgefäßen
	Arterien Oberschenkel
5-396.70	A. femoralis
5-396.71	A. profunda femoris
5-396.72	A. poplitea N. n. bez.
5-396.73	A. genus superior lateralis
5-396.74	A. genus superior medialis
5-396.75	A. genus medialis
5-396.76	A. genus inferior lateralis
5-396.77	A. genus inferior medialis
5-396.7x	Sonstige
5-396.7y	N. n. bez.
	(jeweils isoliert)

	Resektion und Ersatz (Interposition) von (Teilen von) Blutgefäßen
	Arterien Oberschenkel
5-383.70	A. femoralis
5-383.71	A. profunda femoris
5-383.72	A. poplitea N. n. bez.
5-383.73	A. genus superior lateralis
5-383.74	A. genus superior medialis
5-383.75	A. genus medialis
5-383.76	A. genus inferior lateralis
5-383.77	A. genus inferior medialis
5-383.7x	Sonstige
5-383.7y	N. n. bez.
	Anlegen eines anderen Shuntes und Bypasses an Blutgefäßen
	A. femoralis
5-393.51	Femorofemoral
5-393.53	Femoropopliteal, oberhalb des Kniegelenkes

kombiniert mit:

	Art der Transplantation
5-930.0	Autogen

Gruppe 10: Operationen an den Blutgefäßen SE 10.10

Kommentierung:

Das SE 10.10 ist vorgesehen für **rekonstruktive Eingriffe** an den **Oberschenkelarterien ohne** den Einsatz einer **künstlichen Gefäßprothese.** Erfasst werden Endarteriektomien (= Ausschälung von Arterien), Patch-Plastiken (= Aufnähen eines „Flickens“ zur Erweiterung einer Gefäßengstelle) und die Transposition von Blutgefäßen (= Umlagerung). Bei der Resektion und Interposition (= Herausschneiden eines Abschnittes und Einsetzen eines Zwischenstückes) sowie beim Anlegen eines Shunts oder Bypasses (= Kurzschlussverbindung und Umgehungsverbindung, entweder als femorofemoraler Bypass = kurzstreckig, an der Oberschenkelarterie eines Beines oder als femoropoplitealer Bypass = von der Oberschenkelarterie zur Kniegelenksarterie oberhalb des Kniegelenkes) ist die Kombination mit einem **zweiten OPS-Code** erforderlich. Mit diesem zweiten Schlüssel wird die Art des Transplantates, nämlich eines körpereigenen Gefäßes (= autogenes Transplantat), dokumentiert.

Auf Grund der überarbeiteten Zuordnung von Operations-Schlüsseln nach OPS-301 Version 2.0 (s. o.) zum SE 10.10 ändern sich die Vorgaben für die Dokumentation. Während der Umfang der von dem SE erfassten Leistungen gleich geblieben ist, ist nun die differenzierte Dokumentation des operierten Gefäßes gefordert.

Gruppe 10: Operationen an den Blutgefäßen **SE 10.11**

Versorgung durch	Bewertungsrelation		
	Punkte Personal	Punkte Sachmittel	Gesamt-punkte
Hauptabteilung	1.790	2.670	4.460
Belegoperateur	1.190	2.670	3.860
Belegoperateur und Beleganästhesist	740	2.670	3.410

Operation: ***Oberschenkelarterien-Rekonstruktionsoperation, mit Anlegung eines nichtkörpereignen Gefäßersatzes***

ICD-10 (V2.0):

OPS-301 (V2.0):

Resektion und Ersatz (Interposition) von (Teilen von) Blutgefäßen
Arterien Oberschenkel

5-383.70 A. femoralis
5-383.71 A. profunda femoris
5-383.72 A. poplitea N. n. bez.
5-383.73 A. genus superior lateralis
5-383.74 A. genus superior medialis
5-383.75 A. genus medialis
5-383.76 A. genus inferior lateralis
5-383.77 A. genus inferior medialis
5-383.7x Sonstige
5-383.7y N. n. bez.

Anlegen eines anderen Shuntes und Bypasses an Blutgefäßen
A. femoralis

5-393.51 Femorofemoral
5-393.53 Femoropopliteal, oberhalb des Kniegelenkes

jeweils kombiniert mit:

Art der Transplantation

5-930.2 Allogen
5-930.4 Alloplastisch

Gruppe 10: Operationen an den Blutgefäßen SE 10.11

Kommentierung:

Das SE 10.11 ist vorgesehen für **rekonstruktive Eingriffe** an den **Oberschenkelarterien,** wobei **körperfremde Gefäßprothesen** zum Einsatz kommen (allogene Prothesen = von einem anderen Menschen stammend bzw. alloplastische Prothesen = Kunststoffprothesen).

Für die Dokumentation dieser Leistungen sind jeweils **zwei OPS-Codes** notwendig, wobei neben dem Eingriff die Art des Gefäßtransplantates über einen der beiden genannten Schlüssel erfasst wird. Als Leistungen werden in der Anlage zur Bundespflegesatzverordnung aufgeführt die Resektion und der Ersatz (= Interposition) von Abschnitten der Oberschenkelarterie sowie die Anlage eines Shunts oder eines Bypasses (= Kurzschlussverbindung bzw. Umgehungsverbindung) im Bereich der Oberschenkelarterien eines Beines bzw. von der Oberschenkelarterie zur Kniegelenksarterie oberhalb des Kniegelenks.

Auf Grund der überarbeiteten Zuordnung von Operations-Schlüsseln nach OPS-301 Version 2.0 (s. o.) zum SE 10.11 ändern sich die Vorgaben für die Dokumentation. Während der Umfang der von dem SE erfassten Leistungen gleich geblieben ist, ist nun die differenzierte Dokumentation des operierten Gefäßes gefordert.

13. Folgelieferung 07/01

Gruppe 10: Operationen an den Blutgefäßen SE 10.12

Versorgung durch	Bewertungsrelation		
	Punkte Personal	Punkte Sachmittel	Gesamt-punkte
Hauptabteilung	1.900	1.350	3.250
Belegoperateur	1.200	1.350	2.550
Belegoperateur und Beleganästhesist	740	1.350	2.090

Operation: Kniekehlenarterien-Rekonstruktionsoperation, mit Anlegung einer femoro-poplitealen Umleitung, ohne Gefäßprothese

ICD-10 (V2.0):

OPS-301 (V2.0):

Anlegen eines anderen Shuntes und Bypasses an Blutgefäßen
A. femoralis
5-393.54 Femoropopliteal, unterhalb des Kniegelenkes
kombiniert mit:
Art der Transplantation
5-930.0 Autogen

10

Gruppe 10: Operationen an den Blutgefäßen **SE 10.12**

Kommentierung:

Das SE 10.12 ist vorgesehen für **rekonstruktive Eingriffe** an **Beingefäßen,** wobei mit einem **körpereigenen Gefäß** eine neue Verbindung zwischen der Oberschenkelarterie und der Kniegelenksarterie unterhalb des Kniegelenks geschaffen wird. Für die Dokumentation der Leistung sind **zwei OPS-Codes** zu kombinieren: OPS 5-393.54 (= femoropoplitealer Bypass) und OPS 5-390.0 (= autogenes Transplantat).

13. Folgelieferung 07/01

Gruppe 10: Operationen an den Blutgefäßen **SE 10.13**

Versorgung durch	Bewertungsrelation		
	Punkte Personal	Punkte Sachmittel	**Gesamtpunkte**
Hauptabteilung	1.930	3.120	5.050
Belegoperateur	1.210	3.120	4.330
Belegoperateur und Beleganästhesist	750	3.120	3.870

Operation: ***Kniekehlenarterien-Rekonstruktionsoperation, mit Anlegung einer femoro-poplitealen Umleitung, mit nichtkörpereigenem Gefäßersatz***

ICD-10 (V2.0):

OPS-301 (V2.0):

Anlegen eines anderen Shuntes und Bypasses an Blutgefäßen
A. femoralis
5-393.54 Femoropopliteal, unterhalb des Kniegelenkes
kombiniert mit:
Art der Transplantation
5-930.2 Allogen
5-930.4 Alloplastisch

Gruppe 10: Operationen an den Blutgefäßen — SE 10.13

Kommentierung:

Das SE 10.13 ist vorgesehen für **rekonstruktive Eingriffe** an **Beingefäßen**, wobei mit einer **körperfremden Prothese** eine Verbindung zwischen der Oberschenkelarterie und der Kniegelenksarterie unterhalb des Kniegelenks geschaffen wird. Das SE entspricht somit dem vorangegangenen SE 10.12 mit dem Unterschied, dass körperfremdes Prothesenmaterial eingesetzt wird (allogene Prothesen = von einem anderen Menschen stammend; OPS 5-930.2, bzw. alloplastische Prothesen = Kunststoffprothesen; OPS 5-930.4).

Für die Dokumentation der Leistung sind **OPS-Codes** zu kombinieren: OPS 5-393.54 (= femoropoplitealer Bypass) entweder mit OPS 5-930.2 (= allogenes Transplantat) oder mit OPS 5-930.4 (= alloplastisches Transplantat).

13. Folgelieferung 07/01

Gruppe 10: Operationen an den Blutgefäßen SE 10.14

Versorgung durch	Bewertungsrelation		
	Punkte Personal	Punkte Sachmittel	Gesamt-punkte
Hauptabteilung	2.270	940	3.210
Belegoperateur	1.460	940	2.400
Belegoperateur und Beleganästhesist	920	940	1.860

Operation: Unterschenkelarterien-Rekonstruktionsoperation, mit Anlegung einer femoro-cruralen Umleitung, ohne Gefäßprothese

ICD-10 (V2.0):

13. Folgelieferung 07/01

OPS-301 (V2.0):

Anlegen eines anderen Shuntes und Bypasses an Blutgefäßen
A. femoralis
5-393.55 Femorocrural
kombiniert mit:
Art der Transplantation
5-930.0 Autogen

Gruppe 10: Operationen an den Blutgefäßen SE 10.14

Kommentierung:

Das SE 10.14 umfasst **rekonstruktive Eingriffe** an den **Beingefäßen**, wobei mit einem **körpereigenen Gefäß** eine neue Verbindung zwischen der Oberschenkelarterie und der Unterschenkelarterie geschaffen wird. Für die Dokumentation der Leistung sind **zwei OPS-Codes** zu kombinieren: OPS 5-393.55 (femorocruraler Bypass) und OPS 5-390.0 (autogenes Transplantat = an anderer Stelle beim Patienten entnommenes Gefäßtransplantat).

Gruppe 10: Operationen an den Blutgefäßen **SE 10.15**

Versorgung durch	Bewertungsrelation		
	Punkte Personal	Punkte Sachmittel	**Gesamt-punkte**
Hauptabteilung	2.510	3.240	5.750
Belegoperateur	1.730	3.240	4.970
Belegoperateur und Beleganästhesist	1.080	3.240	4.320

Operation: *Unterschenkelarterien-Rekonstruktionsoperation, mit Anlegung einer femoro-cruralen Umleitung, mit nichtkörpereigenem Gefäßersatz*

ICD-10 (V2.0):

13. Folgelieferung 07/01

10

OPS-301 (V2.0):

Anlegen eines anderen Shuntes und Bypasses an Blutgefäßen
A. femoralis
5-393.55 Femorocrural
kombiniert mit:
Art der Transplantation
5-930.2 Allogen
5-930.4 Alloplastisch

Gruppe 10: Operationen an den Blutgefäßen **SE 10.15**

Kommentierung:

Das SE 10.15 erfasst **rekonstruktive Eingriffe** an den **Beingefäßen,** wobei mit einer **körperfremden Gefäßprothese** eine neue Verbindung zwischen der Oberschenkelarterie und der Unterschenkelarterie geschaffen wird. Zum Einsatz kommen allogene oder alloplastische Prothesen (allogen = von einem anderen Menschen stammend, OPS 5-930.2, bzw. alloplastische Prothesen = Kunststoffprothesen, OPS 5-930.4).

Für die Dokumentation der Leistung sind **zwei OPS-Codes** zu kombinieren: Die Anlage einer Gefäßverbindung über OPS 5-393.55 und die Art des Transplantates entweder über OPS 5-930.2 oder OPS 5-930.4.

13. Folgelieferung 07/01

Gruppe 10: Operationen an den Blutgefäßen **SE 10.16**

Versorgung durch	Bewertungsrelation		
	Punkte Personal	Punkte Sachmittel	Gesamtpunkte
Hauptabteilung	1.185	340	1.525
Belegoperateur	790	340	1.130
Belegoperateur und Beleganästhesist	510	340	850

Operation: Venenexhairese durch Stripping mit Unterbrechung der Venae perforantes, ein Bein, einschl. Crossektomie

ICD-10 (V2.0):

OPS-301 (V2.0):

Unterbindung, Exz. und Stripping von Varizen
Crossektomie und Stripping

5-385.70 V. saphena magna, einseitig
5-385.74 Vv. saphena magna et parva, einseitig

Gruppe 10: Operationen an den Blutgefäßen SE 10.16

Kommentierung:

Das SE 10.16 korrespondiert mit der FP 10.01.

Das SE 10.16 beschreibt die **Venenexhairese** (= operative Entfernung von Krampfadern am Bein). Es ist grundsätzlich erforderlich, dass sowohl eine „**Crossektomie**" (= Entfernung der Einmündungsstelle des großen oberflächlichen Venenhauptstammes in das tiefe Venensystem) als auch ein „**Stripping**" (= Herausziehen) des großen und ggf. kleinen Venenhauptstammes (Vena saphena magna; Vena saphena parva) mit einer **Unterbrechnung der Verbindungsvenen** (Venae perforantes) durchgeführt wird.

Es muss darauf hingewiesen werden, dass die stadiengerechte Teilentfernung der Vena saphena magna nicht erlaubt, das SE 10.16 oder die korrespondierende FP 10.01 abzurechnen, da der Leistungsinhalt der zugeordneten Operationsschlüssel nicht erfüllt ist. Gemäß den Abrechnungsbestimmungen für die Entgelte ist der Operationsschlüssel das dominierende Kriterium für die Abrechenbarkeit einer Pauschale. Die bei bestimmten Indikationen sinnvolle, stadiengerechte Teilresektion kann zur Zeit, bis ein entsprechendes pauschaliertes Entgelt definiert ist, nur über tagesgleiche Pflegesätze abgerechnet werden.

Die sechste Stelle des OPS 5-385.70,74 gibt an, dass der Eingriff einseitig erfolgt. Werden während eines Krankenhausaufenthaltes Krampfadern an beiden Beinen operiert, so ist diese Leistung derzeit an der einen Seite als FP 10.01 und an der anderen Seite als SE 10.16 abzurechnen. Erfolgt die Varizenoperation im Rahmen der Behandlung eines offenen Unterschenkelgeschwürs (Ulcus cruris) und liegt der Schwerpunkt damit auf der Behandlung des Ulcus cruris, so kann der Eingriff als SE 10.16 in Verbindung mit tagesgleichen Pflegesätzen abgerechnet werden.

Auf Grund der überarbeiteten Zuordnung von Operations-Schlüsseln nach OPS-301 Version 2.0 (s. o.) zum SE 10.16 ändern sich die Vorgaben für die Dokumentation. Bei der Überarbeitung des OPS-301 von der Version 1.1 zur Version 2.0 hat sich insofern eine Veränderung ergeben, als die inhaltliche Beschreibung einem anderen Schlüssel zugeordnet wurde.

13. Folgelieferung 07/01

Gruppe 10: Operationen an den Blutgefäßen **SE 10.17**

Versorgung durch	Bewertungsrelation		
	Punkte Personal	Punkte Sachmittel	**Gesamtpunkte**
Hauptabteilung	1.060	900	1.960
Belegoperateur	690	900	1.590
Belegoperateur und Beleganästhesist	420	900	1.320

Operation: Thrombektomie der Bein- und/oder Beckenvenen, einseitig, ggf. auch mit Anlage einer a. v.-Fistel

ICD-10 (V2.0):

OPS-301 (V2.0):

Inz., Embolektomie und Thrombektomie von Blutgefäßen
Tiefe Venen
5-380.98 V. iliaca communis
5-380.99 V. iliaca externa
5-380.9a V. iliaca interna
5-380.9b V. femoralis
5-380.9c V. poplitea

Gruppe 10: Operationen an den Blutgefäßen SE 10.17

Kommentierung:

Das SE 10.17 erfasst Eingriffe am **Venensystem des Beckens und/oder des Beines** an einer Körperseite, wobei nach der wörtlichen Definition des SE auch die Anlage einer arterio-venösen Fistel (= Kurzschlussverbindung zwischen dem Arterien- und Venensystem) im Leistungsumfang eingeschlossen ist. Die Anlage einer arterio-venösen Fistel lässt sich allerdings mit den dem SE zugeordneten OPS-Codes nicht abbilden.

Der Eingriff wird über den OPS 5-380.9 dokumentiert, wobei die Lokalisation über einen hier alphanumerisch aufgebauten Schlüssel auf der sechsten Stelle erfolgt: OPS 5-380.9 **8,9,a,b,c.**

Gruppe 11: Operationen am hämatopoetischen und Lymphgefäßsystem SE 11.01

Versorgung durch	Bewertungsrelation		
	Punkte Personal	Punkte Sachmittel	Gesamt-punkte
Hauptabteilung	2.590	1.340	3.930
Belegoperateur	1.610	1.340	2.950
Belegoperateur und Beleganästhesist	960	1.340	2.300

Operation: Retroperitoneale Lymphadenektomie, ggf. einschl. Entfernung der iliacalen Lymphknoten

ICD-10 (V2.0):

OPS-301 (V2.0):

Regionale Lymphadenektomie (Ausräumung mehrerer Lymphknoten einer Region) als selbständiger Eingriff

5-402.2 Paraaortal, offen chirurgisch
5-402.7 Paraaortal, laparoskopisch

Radikale (systematische) Lymphadenektomie als selbständiger Eingriff

5-404.2 Retroperitoneal (iliakal, paraaortal, parakaval), einseitig, offen chirurgisch
5-404.3 Retroperitoneal (iliakal, paraaortal, parakaval), beidseitig, offen chirurgisch
5-404.4 Pelvin, einseitig, offen chirurgisch
5-404.5 Pelvin, beidseitig, offen chirurgisch
5-404.9 Retroperitoneal (iliakal, paraaortal), einseitig, laparoskopisch
5-404.a Retroperitoneal (iliakal, paraaortal), beidseitig, laparoskopisch
5-404.b Pelvin, einseitig, laparoskopisch
5-404.c Pelvin, beidseitig, laparoskopisch

13. Folgelieferung 07/01

Gruppe 11: Operationen am hämatopoetischen und Lymphgefäßsystem SE 11.01

Kommentierung:

Das SE 11.01 ist vorgesehen für die **Entfernung der Lymphknoten** aus dem Retroperitonealraum (= Raum hinter dem rückseitigen Bauchfell), aus dem Bereich der Hauptschlagader und des Beckens, sowohl einseitig als auch beidseitig. Voraussetzung ist, dass es sich bei der Lymphadenektomie um einen **selbständigen Eingriff** handelt.

Eine Kombination des SE 11.01 mit dem SE 13.05 (Nephrektomie = Nierenentfernung) ist nicht möglich, da diese Kombination über das SE 13.06 (Radikaloperation eines Nieren- oder Nebennierentumors mit Entfernung des regionären Lymphstromgebietes [...]) erfasst ist, das in diesen Fällen abgerechnet werden muss.

Auf Grund der überarbeiteten Zuordnung von Operations-Schlüsseln nach OPS-301 Version 2.0 (s. o.) zum SE 11.01 ändern sich die Vorgaben für die Dokumentation. Es wurden nun auch Schlüssel zugeordnet, die den laparoskopischen Eingriff (= „minimal-invasiv“, endoskopisch) dokumentieren.

13. Folgelieferung 07/01

Erläuterungen zur Sonderentgeltgruppe 12:

Probleme bei der kombinierten Abrechnung von FP und SE der Gruppen 12 machen es erforderlich, die Abrechnungsbestimmungen zu diesen Pauschalen in einem Punkt übergreifend zu erläutern. Eine Fehlentwicklung nach der Einführung von FP und SE bei der Kombinationsabrechnung hat den Verordnungsgeber dazu veranlasst, in der 5. Änderungsverordnung zur Bundespflegesatzverordnung die Abrechnungsregeln stringenter zu fassen (Bundesweiter SE-Katalog für Krankenhäuser; Abrechnungsbestimmungen, Ziffer 3). Die Kombinationsabrechnung von FP und SE hatte in einigen Einrichtungen in einem Ausmaß zugenommen, die weder medizinisch noch kalkulatorisch nachvollziehbar war. Zur Klarstellung seiner Intention und zur Beendigung dieser Fehlentwicklung hat der Verordnungsgeber die Kombination von FP und SE daraufhin explizit auf wenige Möglichkeiten begrenzt.

Zugelassen ist die Kombinationsabrechnung von FP und SE bei einem Krankenhausfall, wenn die Leistungen an unterschiedlichen Terminen erbracht wurden. Nicht zugelassen ist die Kombinationsabrechnung, wenn die Teileingriffe am selben Termin und durch einen gemeinsamen Zugang erfolgen. Diese Regel gilt nicht nur für offen-chirurgische Eingriffe, sondern auch für minimal-invasive Techniken. Dabei ist es unerheblich, ob für einen Teileingriff das Einführen eines zusätzlichen Trokars notwendig ist oder ob über den primären Bauchhöhlenzugang hinaus andere z.B. extraperitoneale Räume eröffnet werden müssen. Beispielhaft sei die laparoskopische Entfernung der Gallenblase und die gleichzeitige endoskopische Einbringung eines Kunststoffnetzes in den Präperitonealraum (= Bauchwandraum vor dem Bauchfell) zur Behandlung eines Eingeweidebruches genannt. Diese Regelung der Abrechnungsbestimmungen kann gelegentlich in Einzelfällen zu einer nicht finanzierten Mehrbelastung des Krankenhauses führen. Dies wurde aus systematischen Gründen und der Möglichkeit eines Ausgleiches über den Fallmix bewusst in Kauf genommen.

13. Folgelieferung 07/01

Gruppe 12: Operationen am Verdauungstrakt — SE 12.01

Versorgung durch	Bewertungsrelation		
	Punkte Personal	Punkte Sachmittel	Gesamt-punkte
Hauptabteilung	3.450	2.520	5.970
Belegoperateur	2.250	2.520	4.770
Belegoperateur und Beleganästhesist	1.380	2.520	3.900

Operation: Operative Bildung eines Kolon- oder Ileum-Conduits

ICD-10 (V2.0):

OPS-301 (V2.0):

	Kutane Harnableitung mit Darminterponat [Conduit] (nicht kontinentes Stoma)
	Ureteroileokutaneostomie [Ileum-Conduit]
5-565.00	Offen chirurgisch
5-565.0x	Sonstige
5-565.0y	N. n. bez.
	Ureterokolokutaneostomie [Kolon-/Sigma-Conduit]
5-565.10	Offen chirurgisch
5-565.1x	Sonstige
5-565.1y	N. n. bez.
	Umwandlung einer anderen supravesikalen Harnableitung in eine Harnableitung mit Darminterponat
5-565.50	Offen chirurgisch
5-565.5x	Sonstige
5-565.5y	N. n. bez

Gruppe 12: Operationen am Verdauungstrakt SE 12.01

Kommentierung:

Das SE 12.01 ist vorgesehen für Eingriffe, bei denen aus **Darmteilen** ein neues **Harnableitungssystem nach außen** geschaffen wird. Dabei wird zwischen einem oder beiden Harnleitern und üblicherweise der Bauchhaut ein Dünndarmabschnitt (OPS 5-565.0_, Ileum-Conduit[*1]) oder ein Dickdarmabschnitt (OPS 5-565.1_, Kolon-Conduit[*2]) eingefügt. Es versteht sich von selbst, dass die operative Einpflanzung eines oder mehrerer Harnleiter in das Reservoir im Leistungsumfang der Pauschale enthalten ist und nicht zusätzlich über ein Sonderentgelt (SE 13.01 bzw. SE 13.02) abgerechnet werden kann.

Eingeschlossen in die Definition der Leistung sind auch **Umwandlungsoperationen**, bei denen andere bestehende, operativ hergestellte Harnableitungssysteme durch ein Darminterponat (= Einfügen eines Zwischenstückes) ersetzt werden, wobei die Urinableitung auch hier über eine Öffnung in der Bauchwand erfolgt.

Zusätzliche Eingriffe im Bauchraum, wie z. B. Appendektomien (= Entfernung des „Blinddarms", SE 12.16) können als zusätzliches SE nicht abgerechnet werden, wenn der Eingriff über den gleichen Zugang erfolgt.

Auf Grund der überarbeiteten Zuordnung von Operations-Schlüsseln nach OPS-301 Version 2.0 (s. o.) zum SE 12.01 ändern sich die Vorgaben für die Dokumentation. Die 6-stelligen Schlüssel sind jeweils explizit zugeordnet, was eine differenziertere Dokumentation der OP-Technik ermöglicht.

*1 = Ureteroileokutaneostomie (= „Harnleiter-Dünndarm-Haut-Ableitung")
= Ileum-Conduit

*2 = Ureterokolokutaneostomie (= „Harnleiter-Dickdarm-Haut-Ableitung")
= Kolon-Conduit

Gruppe 12: Operationen am Verdauungstrakt SE 12.02

Versorgung durch	Bewertungsrelation		
	Punkte Personal	Punkte Sachmittel	Gesamt-punkte
Hauptabteilung	4.720	3.830	8.550
Belegoperateur	2.980	3.830	6.810
Belegoperateur und Beleganästhesist	1.850	3.830	5.680

Operation: Operativer Eingriff am Oesophagus bei abdomino-thorakalem Zugang mit intrathorakaler Verlagerung von Magen und Darmanteilen

ICD-10 (V2.0):

13. Folgelieferung 07/01

OPS-301 (V2.0):

(Totale) Ösophagektomie mit Wiederherstellung der Kontinuität
Thorakoabdominal, ohne Lymphadenektomie
5-426.11 Mit Magenhochzug (Schlauchmagen) und intrathorakaler Anastomose
5-426.12 Mit Magenhochzug (Schlauchmagen) und zervikaler Anastomose
5-426.13 Mit freier Dünndarminterposition
5-426.14 Mit Koloninterposition
Thorakoabdominal, mit Lymphadenektomie (En-bloc-Ösophagektomie)
5-426.21 Mit Magenhochzug (Schlauchmagen) und intrathorakaler Anastomose
5-426.22 Mit Magenhochzug (Schlauchmagen) und zervikaler Anastomose
5-426.23 Mit freier Dünndarminterposition
5-426.24 Mit Koloninterposition

Gruppe 12: Operationen am Verdauungstrakt SE 12.02

Kommentierung:

Das SE 12.02 ist vorgesehen für Eingriffe, bei denen der **Ösophagus** (= Speiseröhre) entfernt und der entstandene Defekt durch Magen-Dünndarm- oder Dickdarmteile überbrückt wird. Das Ausmaß der Lymphknotenentfernung bei bösartigen Erkrankungen ist für die Abrechnung des SE unerheblich.

Zusätzliche Eingriffe im Bauchraum, wie z. B. Gallenblasenentfernungen (Cholezystektomien, SE 12.10), können als zusätzliches SE nicht abgerechnet werden, wenn der Eingriff über den gleichen Zugang erfolgt.

13. Folgelieferung 07/01

Gruppe 12: Operationen am Verdauungstrakt **SE 12.03**

Versorgung durch	Bewertungsrelation		
	Punkte Personal	Punkte Sachmittel	Gesamt-punkte
Hauptabteilung	2.270	1.620	3.890
Belegoperateur	1.420	1.620	3.040
Belegoperateur und Beleganästhesist	890	1.620	2.510

Operation: Teilresektion des Magens (Prinzip B I oder B II)

ICD-10 (V2.0):

OPS-301 (V2.0):

Partielle Magenresektion (2/3-Resektion)
5-435.0 Mit Gastroduodenostomie [Billroth I]
5-435.1 Mit Gastrojejunostomie [Billroth II]
5-435.2 Mit Gastrojejunostomie durch Roux-Y-Anastomose
Subtotale Magenresektion (4/5-Resektion)
Mit Gastrojejunostomie analog Billroth II
5-436.01 Ohne Lymphadenektomie
5-436.02 Exz. einzelner Lymphknoten des Kompartimentes II oder III
Mit Gastrojejunostomie durch Roux-Y-Anastomose
5-436.11 Ohne Lymphadenektomie
5-436.12 Exz. einzelner Lymphknoten des Kompartimentes II oder III

13. Folgelieferung 07/01

Gruppe 12: Operationen am Verdauungstrakt SE 12.03

Kommentierung:

Mit dem SE 12.03 werden **Magenteilresektionen** (= Entfernungen) nach den Operationsmethoden Billroth I oder Billroth II bzw. Modifikationen dieser Operationstechniken abgerechnet.

Zusätzliche Eingriffe im Bauchraum, wie z. B. Gallenblasenentfernungen (Cholezystektomien, SE 12.10), können als zusätzliches SE nicht abgerechnet werden, wenn der Eingriff über den gleichen Zugang erfolgt.

Auf Grund der überarbeiteten Zuordnung von Operations-Schlüsseln nach OPS-301 Version 2.0 (s. o.) zum SE 12.03 ändern sich die Vorgaben für die Dokumentation. Die Veränderungen bei den zugeordneten Operations-Schlüsseln erlauben z. T. eine differenziertere Abbildung der Eingriffe. So kann nun dokumentiert werden, ob eine Lymphadenenktomie (= Entfernung von Lymphknoten) durchgeführt wurde.

13. Folgelieferung 07/01

Gruppe 12: Operationen am Verdauungstrakt SE 12.04

Versorgung durch	Bewertungsrelation		
	Punkte Personal	Punkte Sachmittel	Gesamtpunkte
Hauptabteilung	2.640	2.520	5.160
Belegoperateur	1.660	2.520	4.180
Belegoperateur und Beleganästhesist	1.050	2.520	3.570

Operation: Totale oder erweiterte Magenentfernung, einschl. Lymphknoten-Dissektion und ggf. Teilresektion von Nachbarorganen, auch mit Milzexstirpation

ICD-10 (V2.0):

OPS-301 (V2.0):

(Totale) Gastrektomie
Mit Ösophagojejunostomie analog Billroth II, ohne Reservoirbildung
5-437.02 Exz. einzelner Lymphknoten des Kompartimentes II oder III
5-437.03 Systematische Lymphadenektomie Kompartiment II
5-437.04 Systematische Lymphadenektomie Kompartiment II und partiell III
5-437.05 Systematische Lymphadenektomie Kompartiment II und III
Mit Ösophagojejunostomie analog Billroth II, mit Reservoirbildung
5-437.12 Exz. einzelner Lymphknoten des Kompartimentes II oder III
5-437.13 Systematische Lymphadenektomie Kompartiment II
5-437.14 Systematische Lymphadenektomie Kompartiment II und partiell III
5-437.15 Systematische Lymphadenektomie Kompartiment II und III
Mit Ösophagojejunostomie durch Roux-Y-Anastomose, ohne Reservoirbildung
5-437.22 Exz. einzelner Lymphknoten des Kompartimentes II oder III
5-437.23 Systematische Lymphadenektomie Kompartiment II
5-437.24 Systematische Lymphadenektomie Kompartiment II und partiell III
5-437.25 Systematische Lymphadenektomie Kompartiment II und III
Mit Ösophagojejunostomie durch Roux-Y-Anastomose, mit Reservoirbildung
5-437.32 Exz. einzelner Lymphknoten des Kompartimentes II oder III
5-437.33 Systematische Lymphadenektomie Kompartiment II
5-437.34 Systematische Lymphadenektomie Kompartiment II und partiell III
5-437.35 Systematische Lymphadenektomie Kompartiment II und III

	Mit Dünndarminterposition, ohne Reservoirbildung
5-437.42	Exz. einzelner Lymphknoten des Kompartimentes II oder III
5-437.43	Systematische Lymphadenektomie Kompartiment II
5-437.44	Systematische Lymphadenektomie Kompartiment II und partiell III
5-437.45	Systematische Lymphadenektomie Kompartiment II und III
	Mit Dünndarminterposition, mit Reservoirbildung
5-437.52	Exz. einzelner Lymphknoten des Kompartimentes II oder III
5-437.53	Systematische Lymphadenektomie Kompartiment II
5-437.54	Systematische Lymphadenektomie Kompartiment II und partiell III
5-437.55	Systematische Lymphadenektomie Kompartiment II und III
	Ektomie eines Restmagens
5-437.62	Exz. einzelner Lymphknoten des Kompartimentes II oder III
5-437.63	Systematische Lymphadenektomie Kompartiment II
5-437.64	Systematische Lymphadenektomie Kompartiment II und partiell III
5-437.65	Systematische Lymphadenektomie Kompartiment II und III
	Sonstige
5-437.x2	Exz. einzelner Lymphknoten des Kompartimentes II oder III
5-437.x3	Systematische Lymphadenektomie Kompartiment II
5-437.x4	Systematische Lymphadenektomie Kompartiment II und partiell III
5-437.x5	Systematische Lymphadenektomie Kompartiment II und III
	Erweiterte Gastrektomie mit systematischer Lymphadenektomie
5-443.0	Mit Ösophagojejunostomie analog Billroth II, ohne Reservoirbildung
5-443.1	Mit Ösophagojejunostomie analog Billroth II, mit Reservoirbildung
5-443.2	Mit Ösophagojejunostomie durch Roux-Y-Anastomose, ohne Reservoirbildung
5-443.3	Mit Ösophagojejunostomie durch Roux-Y-Anastomose, mit Reservoirbildung
5-443.4	Mit Dünndarminterposition, ohne Reservoirbildung
5-443.5	Mit Dünndarminterposition, mit Reservoirbildung
5-443.6	Ektomie eines Restmagens
5-443.x	Sonstige
5-443.y	N. n. bez.

13. Folgelieferung 07/01

Gruppe 12: Operationen am Verdauungstrakt SE 12.04

Kommentierung:

Das SE 12.04 beschreibt die **vollständige Entfernung des Magens,** ggf. auch eines voroperierten (Rest-)Magens einschließlich der unterschiedlichen Möglichkeiten der Defektüberbrückung durch Dünndarmteile mit oder ohne Bildung eines Ersatzmagens. Das Ausmaß der Lymphknotenentfernung wird dabei auf der sechsten Stelle des OPS-Codes dokumentiert.

Die erweiterte Magenresektion, bei der Teile benachbarter oder ganze benachbarte Organe, wie z. B. die Milz, mit entfernt werden, wird mit dem OPS 5-443.__ dokumentiert, wobei auf der fünften Stelle alle möglichen Schlüssel zugelassen sind. Da bei dieser Leistung gemäß Sonderentgeltkatalog die sechste Stelle des OPS-Codes nicht gefordert wird, muss allerdings die Resektion der Milz oder anderer Nachbarorgane für die Abrechnung nicht abgebildet werden.

Zusätzliche Eingriffe im Bauchraum, wie z. B. Gallenblasenentfernungen (Cholezystektomien, SE 12.10), können als zusätzliches SE nicht abgerechnet werden, wenn der Eingriff über den gleichen Zugang erfolgt.

Auf Grund der überarbeiteten Zuordnung von Operations-Schlüsseln nach OPS-301 Version 2.0 (s. o.) zum SE 12.04 ändern sich die Vorgaben für die Dokumentation. Einige Schlüssel, die eine im Umfang „nicht näher bezeichnete Lymphadenektomie" kennzeichneten, sind entfallen. Die Präzisierung macht deutlich, dass eine systematische Lymphadenektomie durchgeführt werden muss.

13. Folgelieferung 07/01

Gruppe 12: Operationen am Verdauungstrakt **SE 12.05**

Versorgung durch	Bewertungsrelation		
	Punkte Personal	Punkte Sachmittel	Gesamt-punkte
Hauptabteilung	1.910	700	2.610
Belegoperateur	1.190	700	1.890
Belegoperateur und Beleganästhesist	710	700	1.410

***Operation:* Vagotomie am Magen mit zusätzlichem Drainageverfahren (z. B. Anastomose, Pyloruserweiterung, einschl. Plastik)**

ICD-10 (V2.0):

OPS-301 (V2.0):

Vagotomie
Selektiv, gastrisch
5-444.12 Mit Pyloroplastik
Selektiv, proximal
5-444.22 Mit Pyloroplastik

Gruppe 12: Operationen am Verdauungstrakt **SE 12.05**

Kommentierung:

Das SE 12.05 ist vorgesehen für Eingriffe, mit denen die **Nervenversorgung des Magens unterbrochen** wird. Dabei sind verschiedene Techniken erfasst, wobei jeweils eine Pyloroplastik (= eine den Magenpförtnermuskelring erweiternde Plastik) oder andere, den Abfluss fördernde Eingriffe in der Leistungsbeschreibung enthalten sind.

Zusätzliche Eingriffe im Bauchraum, wie z. B. Gallenblasenentfernungen (Cholezystektomien, SE 12.10), können als zusätzliches SE nicht abgerechnet werden, wenn der Eingriff über den gleichen Zugang erfolgt.

Gruppe 12: Operationen am Verdauungstrakt **SE 12.06**

Versorgung durch	Bewertungsrelation		
	Punkte Personal	Punkte Sachmittel	Gesamt-punkte
Hauptabteilung	1.960	1.710	3.670
Belegoperateur	1.250	1.710	2.960
Belegoperateur und Beleganästhesist	800	1.710	2.510

Operation: Teilresektion des Kolons – ggf. auch mit Anlage eines Anus praeter

ICD-10 (V2.0):

OPS-301 (V2.0):

13. Folgelieferung 07/01

Partielle Resektion des Dickdarmes
Segmentresektion
5-455.01 Offen chirurgisch mit Anastomose
5-455.02 Offen chirurgisch mit Enterostoma und Blindverschluss
5-455.03 Offen chirurgisch mit zwei Enterostomata
5-455.04 Offen chirurgisch mit Anastomosen-Anus praeter
Multiple Segmentresektionen
5-455.11 Offen chirurgisch mit Anastomose
5-455.12 Offen chirurgisch mit Enterostoma und Blindverschluss
5-455.13 Offen chirurgisch mit zwei Enterostomata
5-455.14 Offen chirurgisch mit Anastomosen-Anus praeter
Ileozäkalresektion
5-455.21 Offen chirurgisch mit Anastomose
5-455.22 Offen chirurgisch mit Enterostoma und Blindverschluss
5-455.23 Offen chirurgisch mit zwei Enterostomata
5-455.24 Offen chirurgisch mit Anastomosen-Anus praeter
Zäkumresektion
5-455.31 Offen chirurgisch mit Anastomose
5-455.32 Offen chirurgisch mit Enterostoma und Blindverschluss
5-455.33 Offen chirurgisch mit zwei Enterostomata
5-455.34 Offen chirurgisch mit Anastomosen-Anus praeter
Hemikolektomie rechts
5-455.41 Offen chirurgisch mit Anastomose
5-455.42 Offen chirurgisch mit Enterostoma und Blindverschluss
5-455.43 Offen chirurgisch mit zwei Enterostomata
5-455.44 Offen chirurgisch mit Anastomosen-Anus praeter

Transversumresektion
5-455.51 Offen chirurgisch mit Anastomose
5-455.52 Offen chirurgisch mit Enterostoma und Blindverschluss
5-455.53 Offen chirurgisch mit zwei Enterostomata
5-455.54 Offen chirurgisch mit Anastomosen-Anus praeter
Hemikolektomie links
5-455.61 Offen chirurgisch mit Anastomose
5-455.62 Offen chirurgisch mit Enterostoma und Blindverschluss
5-455.63 Offen chirurgisch mit zwei Enterostomata
5-455.64 Offen chirurgisch mit Anastomosen-Anus praeter
Sigmaresektion
5-455.71 Offen chirurgisch mit Anastomose
5-455.72 Offen chirurgisch mit Enterostoma und Blindverschluss
5-455.73 Offen chirurgisch mit zwei Enterostomata
5-455.74 Offen chirurgisch mit Anastomosen-Anus praeter

13. Folgelieferung 07/01

Gruppe 12: Operationen am Verdauungstrakt **SE 12.06**

Kommentierung:

Das SE 12.06 beschreibt **unterschiedliche Resektionen** (= Entfernungsoperationen) **am Dickdarm**, von der Entfernung eines oder mehrerer Abschnitte bis zur Hemikolektomie rechts oder links (= halbseitige Entfernung des Dickdarms).

Auf der sechsten Stelle des OPS 5-455.0-7_ werden das offen-chirurgische Vorgehen und die Art der durchgeführten Anastomosen (= Wiederherstellung der Kontinuität) sowie ggf. die Anlage eines Anus Praeter (= künstlicher Darmausgang) dokumentiert.

Zusätzliche Eingriffe im Bauchraum, wie z. B. Appendektomien (= Entfernung des „Blinddarms", SE 12.16) oder Ovarektomien (= Entfernung eines Eierstocks, SE 15.03), können als zusätzliches SE nicht abgerechnet werden, wenn der Eingriff über den gleichen Zugang erfolgt.

Gruppe 12: Operationen am Verdauungstrakt SE 12.07

Versorgung durch	Bewertungsrelation		
	Punkte Personal	Punkte Sachmittel	Gesamtpunkte
Hauptabteilung	2.670	1.930	4.600
Belegoperateur	1.770	1.930	3.700
Belegoperateur und Beleganästhesist	1.100	1.930	3.030

Operation: Totale Kolektomie mit Ileostomie oder subtotale Kolektomie

ICD-10 (V2.0):

OPS-301 (V2.0):

13. Folgelieferung 07/01

Partielle Resektion des Dickdarmes
Resektion mehrerer benachbarter Dickdarmabschnitte [Subtotale Kolonresektion]
5-455.81 Offen chirurgisch mit Anastomose
5-455.82 Offen chirurgisch mit Enterostoma und Blindverschluss
5-455.83 Offen chirurgisch mit zwei Enterostomata
5-455.84 Offen chirurgisch mit Anastomosen-Anus praeter
(Totale) Kolektomie und Proktokolektomie
Kolektomie
5-456.00 Offen chirurgisch mit Ileostoma
5-456.07 Laparoskopisch mit Ileostoma
5-456.08 Umsteigen laparoskopisch – offen chirurgisch
5-456.0x Sonstige

Gruppe 12: Operationen am Verdauungstrakt **SE 12.07**

Kommentierung:

Das SE 12.07 ist vorgesehen für die **fast vollständige** (= subtotale) **oder die vollständige Entfernung des Kolons** (= Dickdarm). Bei der subtotalen Dickdarmentfernung werden auf der sechsten Stelle das offen-chirurgische Vorgehen und die Art der durchgeführten Anastomose (= Wiederherstellung der Kontinuität) sowie ggf. die Anlage eines Anus Praeter (= künstlicher Darmausgang) dokumentiert.

Auf Grund der überarbeiteten Zuordnung von Operations-Schlüsseln nach OPS-301 Version 2.0 (s. o.) zum SE 12.07 ändern sich die Vorgaben für die Dokumentation. Die neu zugeordneten Schlüssel erlauben eine Unterscheidung, ob der Eingriff offen-chirurgisch oder laparoskopisch durchgeführt wurde. Mit einem anderen Schlüssel kann eine sog. „Umsteigeoperation" vom laparoskopischen zum offen-chirurgischen Eingriff dokumentiert werden.

Bei der totalen Dickdarmentfernung wird die Entfernung bis zum blind verschlossenen Mastdarm hin durchgeführt. Der Stuhlgang wird über ein Ileostoma (= künstlicher Dünndarmausgang) abgeleitet.

Zusätzliche Eingriffe im Bauchraum, wie z. B. Gallenblasenentfernungen (= Cholezystektomien, SE 12.10) oder Ovarektomien (= Entfernung eines Eierstocks, SE 15.03), können als zusätzliches SE nicht abgerechnet werden, wenn der Eingriff über den gleichen Zugang erfolgt.

13. Folgelieferung 07/01

Gruppe 12: Operationen am Verdauungstrakt SE 12.08

Versorgung durch	Bewertungsrelation		
	Punkte Personal	Punkte Sachmittel	Gesamtpunkte
Hauptabteilung	2.200	1.750	3.950
Belegoperateur	1.370	1.750	3.120
Belegoperateur und Beleganästhesist	840	1.750	2.590

Operation: Abdomino-perineale Rektumexstirpation mit Anus praeter naturalis

ICD-10 (V2.0):

OPS-301 (V2.0):

Rektumresektion ohne Sphinktererhaltung
Abdominoperineal
5-485.01 Offen chirurgisch
Abdominosakral
5-485.21 Offen chirurgisch

Gruppe 12: Operationen am Verdauungstrakt SE 12.08

Kommentierung:

Das SE 12.08 beinhaltet die Ausrottung des Mastdarmkrebses durch **Entfernung des gesamten Mastdarmes** (= Rektum) und der **unteren Teile des angrenzenden Sigmoids** (= S-Darm).

Die beiden zugeordneten OPS-Codes beschreiben den gleichzeitigen operativen Zugang vom Damm und vom Bauchraum her.

Die erforderliche Anlage eines Anus Praeter (= künstlicher Darmausgang) ist im Leistungsumfang enthalten.

Zusätzliche Eingriffe im Bauchraum, wie z. B. Appendektomien (= Entfernung des „Blinddarms", SE 12.16) oder Ovarektomien (= Entfernung eines Eierstocks, SE 15.03), können als zusätzliches SE nicht abgerechnet werden, wenn der Eingriff über den gleichen Zugang erfolgt.

13. Folgelieferung 07/01

Gruppe 12: Operationen am Verdauungstrakt **SE 12.09**

Versorgung durch	Bewertungsrelation		
	Punkte Personal	Punkte Sachmittel	Gesamt-punkte
Hauptabteilung	1.930	1.610	3.540
Belegoperateur	1.260	1.610	2.870
Belegoperateur und Beleganästhesist	780	1.610	2.390

Operation: Teilresektion der Leber oder Exzision eines Tumors, auch mit Zystektomie

ICD-10 (V2.0):

13. Folgelieferung 07/01

OPS-301 (V2.0):

Lokale Exz. und Destruktion von erkranktem Gewebe der Leber (atypische Leberresektion)
Endozystenresektion (bei Echinokokkuszyste)
5-501.10 Offen chirurgisch
5-501.11 Laparoskopisch
5-501.12 Umsteigen laparoskopisch – offen chirurgisch
5-501.1x Sonstige
5-501.1y N. n. bez.
Keilexzision
5-501.20 Offen chirurgisch
5-501.22 Umsteigen laparoskopisch – offen chirurgisch
Anatomische (typische) Leberresektion
5-502.0 Segmentresektion (ein Segment)
5-502.1 Hemihepatektomie links [Resektion der Segmente 2 und 3]
5-502.2 Hemihepatektomie rechts [Resektion der Segmente 5 bis 8]
5-502.3 Sogenannte Trisegmentektomie [Resektion der Segmente 4 bis 8]
5-502.5 Resektion sonstiger Segmentkombinationen
5-502.x Sonstige
5-502.y N. n. bez.

Gruppe 12: Operationen am Verdauungstrakt SE 12.09

Kommentierung:

Das SE 12.09 ist vorgesehen für **Eingriffe an der Leber**, bei denen in der Leber gelegene **Zysten** (z. B. vom Hundebandwurm) entfernt oder **Teilresektionen** der Leber vorgenommen werden.

Auf Grund der überarbeiteten Zuordnung von Operations-Schlüsseln nach OPS-301 Version 2.0 (s. o.) zum SE 12.09 ändern sich die Vorgaben für die Dokumentation. Die neu zugeordneten Schlüssel erlauben eine Unterscheidung, ob der Eingriff offen-chirurgisch oder laparoskopisch durchgeführt wurde. Mit einem anderen Schlüssel kann eine sog. „Umsteigeoperation" vom laparoskopischen zum offen-chirurgischen Eingriff dokumentiert werden.

Der operative Zugangsweg für die Entfernung von Zysten kann theoretisch entsprechend der OPS-Klassifikation offen-chirurgisch oder endoskopisch erfolgen. Die auch über dieses SE abzurechnende Keilexzision von Lebergewebe erfolgt offen-chirurgisch. Dabei ist auch das **„Umsteigen"** von einem laparoskopischen auf ein offen-chirurgisches Vorgehen unter einem eigenen OPS-Code erfasst.

Mit dem OPS 5-502 werden Leberresektionen unterschiedlichen Ausmaßes bis zur Hemihepatektomie (= Entfernung der halben Leber) dokumentiert. Auf der fünften Stelle des OPS-Codes werden das Ausmaß und die Lokalisation der Resektion abgebildet.

Zusätzliche Eingriffe im Bauchraum, wie z.B. Gallenblasenentfernungen (Cholezystektomien, SE 12.10), können als zusätzliches SE nicht abgerechnet werden, wenn der Eingriff über den gleichen Zugang erfolgt.

13. Folgelieferung 07/01

Gruppe 12: Operationen am Verdauungstrakt SE 12.10

Versorgung durch	Bewertungsrelation		
	Punkte Personal	Punkte Sachmittel	**Gesamtpunkte**
Hauptabteilung	1.240	440	1.680
Belegoperateur	790	440	1.230
Belegoperateur und Beleganästhesist	520	440	960

Operation: Cholezystektomie, offen-chirurgisch

ICD-10 (V2.0):

OPS-301 (V2.0):

Cholezystektomie
Einfach, offen chirugisch
5-511.01 Ohne operative Revision der Gallengänge
5-511.0y N. n. bez..
Einfach, Umsteigen laparoskopisch – offen chirurgisch
5-511.21 Ohne operative Revision der Gallengänge
5-511.2y N. n. bez.

Gruppe 12: Operationen am Verdauungstrakt SE 12.10

Kommentierung:

Das SE 12.10 korrespondiert mit den FP 12.01 bzw. 12.03.

Mit dem SE 12.10 wird die **offen-chirurgische Entfernung der Gallenblase** abgerechnet.

Wird ein Eingriff laparoskopisch begonnen und muss der Eingriff offen-chirurgisch beendet werden (**„Umsteigen“**), so wird er insgesamt als SE 12.10 (offen-chirurgische Cholezystektomie) abgerechnet. Bei einer „Umsteigeoperation“ ist die parallele Abrechnung des SE 12.10 und des SE 12.12 (Cholezystektomie, laparoskopisch) ausgeschlossen.

Auf Grund der überarbeiteten Zuordnung von Operations-Schlüsseln nach OPS-301 Version 2.0 (s. o.) zum SE 12.10 ändern sich die Vorgaben für die Dokumentation. Die neu zugeordneten OPS 5-511.0y / 2y (= Cholezystektomie, ..., nicht näher bezeichnet) lassen Fehldeutungen zu, da entsprechend der Systematik auf der 6. Stelle (OPS 5-511._1 = ohne, OPS 5-511._2 = mit Revision der Gallengänge) die laparoskopische Revision der Gallengänge nicht eindeutig ausgeschlossen ist. Hier könnte eine Klarstellung erfolgen.

Das SE 12.13 (biliodigestive Anastomose = Bildung einer neuen Verbindung zwischen dem Gallensystem und dem Darmsystem) kann nicht zusätzlich zum SE 12.10 abgerechnet werden, da die Hauptleistung in der Anastomose und der Darminterposition besteht. Sollte in besonderen Fällen unter der führenden Leistung SE 12.13 eine Gallenblasenentfernung notwendig werden, kann diese als zusätzliches SE nicht abgerechnet werden, da der Eingriff über **einen** operativen Zugang erfolgt (siehe Teil I und Tuschen/Quaas).

Es ist nicht möglich, neben dem SE 12.10 das SE 12.09 (Teilresektion der Leber oder Exzision eines Tumors, auch mit Zystektomie) abzurechnen. Stellt sich bei einer Gallenblasenentfernung heraus, dass an der Leber größere und im Vergleich zur Gallenblasenoperation aufwendigere Operationen notwendig werden, so ist ausschließlich das SE 12.09 abzurechnen. Sind nur kleine Exzisionen in der Art einer Probeexzision erforderlich, ist neben dem SE 12.10 die zusätzliche Abrechnung des SE 12.09 nicht zulässig, da der Aufwand im Vergleich zur Hauptleistung unbedeutend ist und die Operation über denselben operativen Zugang erfolgt (siehe Teil I und Tuschen/Quaas).

13. Folgelieferung 07/01

Gruppe 12: Operationen am Verdauungstrakt

SE 12.11

Versorgung durch	Bewertungsrelation		
	Punkte Personal	Punkte Sachmittel	Gesamt-punkte
Hauptabteilung	1.660	660	2.320
Belegoperateur	1.060	660	1.720
Belegoperateur und Beleganästhesist	660	660	1.320

Operation: Cholezystektomie, offen-chirurgisch, mit operativer Revision des Ductus hepatico-choledochus

ICD-10 (V2.0):

OPS-301 (V2.0):

Cholezystektomie
Einfach, offen chirugisch
5-511.02 Mit operativer Revision der Gallengänge
Einfach, Umsteigen laparoskopisch – offen chirurgisch
5-511.22 Mit operativer Revision der Gallengänge

Gruppe 12: Operationen am Verdauungstrakt **SE 12.11**

Kommentierung:

Das SE 12.11 ist vorgesehen für die **offen-chirurgische Gallenblasenentfernung** (Cholezystektomie) inklusive der **operativen Revision des Ductus hepatico-choledochus** (= großer Gallengang), OPS 5-511.02. Für diesen Eingriff gibt es keine entsprechende FP. Unter der Revision des großen Gallenganges wird die operative Eröffnung zum Zwecke der Entfernung von Gallengangsteinen verstanden. Eine alleinige Sondierung des Ganges über den Ductus cysticus (= Gallenblasengang) erlaubt nicht die Abrechnung dieses SE. In diesem Fall müsste über die entsprechenden FP 12.01 bzw. 12.03 (offen-chirurgische Cholezystektomie, akut bzw. elektiv) abgerechnet werden. Auch das „**Umsteigen**" vom laparoskopischen zum offen-chirurgischen Vorgehen mit operativer Revision des Gallenganges wird über das SE 12.11 abgerechnet (OPS 5-511.22).

Das SE 12.13 (biliodigestive Anastomose = Bildung einer neuen Verbindung zwischen dem Gallensystem und dem Darmsystem) kann nicht zusätzlich zum SE 12.11 abgerechnet werden, da die Hauptleistung in der Anastomose und der Darminterposition besteht. Sollte in besonderen Fällen unter der führenden Leistung des SE 12.13 eine Gallenblasenentfernung notwendig werden, kann diese als zusätzliches SE nicht abgerechnet werden, da der Eingriff über **einen** operativen Zugang erfolgt (siehe Teil I und Tuschen/Quaas).

Es ist nicht möglich, neben dem SE 12.11 das SE 12.09 (Teilresektion der Leber oder Exzision eines Tumors, auch mit Zystektomie) abzurechnen. Stellt sich bei einer Gallenblasenentfernung heraus, dass an der Leber größere und im Vergleich zur Gallenblasenoperation aufwendigere Operationen notwendig werden, so ist ausschließlich das SE 12.09 abzurechnen. Sind nur kleine Exzisionen in der Art einer Probeexzision erforderlich, ist neben dem SE 12.11 die zusätzliche Abrechnung des SE 12.09 nicht zulässig, da der Aufwand im Vergleich zur Hauptleistung unbedeutend ist und die Operation über denselben operativen Zugang erfolgt (siehe Teil I und Tuschen/Quaas).

13. Folgelieferung 07/01

Gruppe 12: Operationen am Verdauungstrakt — SE 12.12

Versorgung durch	Bewertungsrelation		
	Punkte Personal	Punkte Sachmittel	Gesamt-punkte
Hauptabteilung	1.285	740	2.025
Belegoperateur	860	740	1.600
Belegoperateur und Beleganästhesist	570	740	1.310

Operation: Cholezystektomie, laparoskopisch

ICD-10 (V2.0):

OPS-301 (V2.0):

Cholezystektomie
Einfach, laparoskopisch

5-511.11 Ohne laparoskopische Revision der Gallengänge
5-511.1y N. n. bez.

Gruppe 12: Operationen am Verdauungstrakt **SE 12.12**

Kommentierung:

Das SE 12.12 korrespondiert mit den FP 12.02 bzw. 12.04.

Das SE 12.12 ist vorgesehen für die **laparoskopische** (= minimal-invasive) **Entfernung der Gallenblase.**

Auf Grund der überarbeiteten Zuordnung von Operations-Schlüsseln nach OPS-301 Version 2.0 (s. o.) zum SE 12.12 ändern sich die Vorgaben für die Dokumentation. Bei der Überarbeitung des OPS-301 von der Version 1.1 zur Version 2.0 wurden andere, sinngemäße Schlüssel zugeordnet. Die Veränderungen ändern nichts am Umfang des SE.

Wird ein Eingriff laparoskopisch begonnen und muss der Eingriff offen-chirurgisch beendet werden („Umsteigen"), so wird er insgesamt als SE 12.10 (Cholezystektomie, offen-chirurgisch) abgerechnet. Bei einer „Umsteigeoperation" (laparoskopischer Beginn und offen-chirurgische Beendigung eines Eingriffes) ist die parallele Abrechnung der FP 12.01 (Cholezystektomie, offen-chirurgisch) in Kombination mit dem SE 12.12 ausgeschlossen.

Es ist nicht möglich, neben dem SE 12.12 das SE 12.09 (Teilresektion der Leber oder Exzision eines Tumors, auch mit Zystektomie) abzurechnen. Stellt sich bei einer Gallenblasenentfernung heraus, dass an der Leber größere und im Vergleich zur Gallenblasenoperation aufwendigere Operationen notwendig werden, so ist ausschließlich das SE 12.09 abzurechnen. Sind an der Leber nur kleine Exzisionen in der Art einer Probeexzision erforderlich, ist die zusätzliche Abrechnung des SE 12.09 nicht zulässig, da der Aufwand im Vergleich zur Hauptleistung unbedeutend ist und die Operation über denselben operativen Zugang erfolgt (siehe Teil I und Tuschen/Quaas). Eine laparoskopische Exzision an der Leber ist naturgemäß nur eine lokal beschränkte Gewebeentnahme.

13. Folgelieferung 07/01

Gruppe 12: Operationen am Verdauungstrakt **SE 12.13**

Versorgung durch	Bewertungsrelation		
	Punkte Personal	Punkte Sachmittel	**Gesamtpunkte**
Hauptabteilung	2.580	1.230	3.810
Belegoperateur	1.650	1.230	2.880
Belegoperateur und Beleganästhesist	1.000	1.230	2.230

Operation: Biliodigestive Anastomose mit Interposition eines Darmabschnitts

ICD-10 (V2.0):

OPS-301 (V2.0):

Biliodigestive Anastomose (von Ductus hepaticus, Ductus choledochus und Leberparenchym)

5-512.2 Zum Jejunum
5-512.3 Zum Jejunum, mit Interposition einer Darmschlinge
5-512.4 Zum Jejunum, mit Roux-Y-Anastomose

Gruppe 12: Operationen am Verdauungstrakt **SE 12.13**

Kommentierung:

Das SE 12.13 beschreibt einen Eingriff, bei dem für den **Gallenabfluss** aus der Leber in den Darm eine neue **Verbindung zum Darm** geschaffen wird. Anlass für den Eingriff sind überwiegend bösartige Wucherungen im Verlauf des großen Gallenganges.

Über den fünfstelligen OPS-Codes (OPS 5-512.2-4) werden drei unterschiedliche Operationsverfahren abgebildet.

Für die zusätzliche Entfernung der Gallenblase und/oder die operative Revision des großen Gallenganges können keine weiteren SE berechnet werden (siehe Teil I und Tuschen/Quaas).

13. Folgelieferung 07/01

Gruppe 12: Operationen am Verdauungstrakt — SE 12.14

Versorgung durch	Bewertungsrelation		
	Punkte Personal	Punkte Sachmittel	Gesamt-punkte
Hauptabteilung	2.470	1.750	4.220
Belegoperateur	1.570	1.750	3.320
Belegoperateur und Beleganästhesist	1.030	1.750	2.780

Operation: Pankreasschwanzresektion oder subtotale Linksresektion mit Drainage

ICD-10 (V2.0):

OPS-301 (V2.0):

Partielle Resektion des Pankreas

5-524.0 Linksseitige Resektion (ohne Anastomose)

Gruppe 12: Operationen am Verdauungstrakt **SE 12.14**

Kommentierung:

Das SE 12.14 ist vorgesehen für die **linksseitige Resektion der Bauchspeicheldrüse** (= Pankreas; linksseitig bezieht sich auf den Pankreasschwanz, im Unterschied zum „rechtsseitigen" Pankreaskopf). Zusätzlich erforderliche **Drainageoperationen** sind in der Leistungsbeschreibung enthalten.

Gruppe 12: Operationen am Verdauungstrakt SE 12.15

Versorgung durch	Bewertungsrelation		
	Punkte Personal	Punkte Sachmittel	Gesamtpunkte
Hauptabteilung	3.890	3.060	6.950
Belegoperateur	2.600	3.060	5.660
Belegoperateur und Beleganästhesist	1.640	3.060	4.700

Operation: Pankreatoduodenektomie (z. B. nach Whipple) – auch Exstirpation des Pankreas

ICD-10 (V2.0):

13. Folgelieferung 07/01

OPS-301 (V2.0):

Partielle Resektion des Pankreas

5-524.1 Partielle Duodenopankreatektomie mit Teilresektion des Magens (OP nach Whipple)
5-524.2 Pankreaskopfresektion, pyloruserhaltend
5-524.3 Pankreaskopfresektion, duodenumerhaltend

(Totale) Pankreatektomie

5-525.0 Mit Teilresektion des Magens
5-525.1 Pyloruserhaltend
5-525.2 Duodenumerhaltend

Gruppe 12: Operationen am Verdauungstrakt SE 12.15

Kommentierung:

Das SE 12.15 beschreibt die Entfernung der **ganzen Bauchspeicheldrüse** (= Pankreas) bzw. des rechts gelegenen **Pankreaskopfes.** Die dabei ggf. erforderliche Mitentfernung des Zwölffingerdarms (= Duodenum) oder von Teilen des Magens (ggf. unter Erhaltung des „Magenpförtners" = Pylorus) und die ggf. erforderlichen Anastomosen (= hier: Darmverbindungen) werden über die zugeordneten OPS-Codes dargestellt.

Die zusätzliche Abrechnung von weiteren SE für Eingriffe an der Gallenblase oder den Gallenwegen ist nicht möglich.

13. Folgelieferung 07/01

Gruppe 12: Operationen am Verdauungstrakt

SE 12.16

Versorgung durch	Bewertungsrelation		
	Punkte Personal	Punkte Sachmittel	**Gesamtpunkte**
Hauptabteilung	780	210	990
Belegoperateur	530	210	740
Belegoperateur und Beleganästhesist	360	210	570

Operation: Appendektomie, offen-chirurgisch

ICD-10 (V2.0):

OPS-301 (V2.0):

	Appendektomie
5-470.0	Offen chirurgisch
5-470.2	Umsteigen laparoskopisch – offen chirurgisch
	Andere OPs an der Appendix
5-479.1	Sekundäre Appendektomie (nach Drainage eines perityphlitischen Abszesses)

Gruppe 12: Operationen am Verdauungstrakt **SE 12.16**

Kommentierung:

Das SE 12.16 korrespondiert mit der FP 12.05.

Das SE 12.16 ist vorgesehen für die **offen-chirurgische Entfernung der Appendix** (= Wurmfortsatz am Blinddarm).

Es ist für die Abrechnung des SE unerheblich, ob eine entzündliche oder eine andere Erkrankung des Wurmfortsatzes vorlag, z.B. eine Mukozele (= Schleimzyste).

Bei dem SE 12.16 wird der Eingriff offen-chirurgisch durchgeführt (OPS 5-470.0). Auch die operativ aufwendigere sog. **„Sekundär- oder Intervallappendektomie“** (= Entfernung des Wurmfortsatzes nach abgeklungener schwerer Entzündung auch mit Abszessbildung) ist erfasst (OPS 5-479.1).

Wird ein Eingriff am Wurmfortsatz laparoskopisch begonnen und muss der Eingriff offen-chirurgisch beendet werden („**Umsteigen**“), so wird er insgesamt als SE 12.16 unter Angabe des OPS 5-470.2 (Umsteigen von laparoskopischem auf offen-chirurgisches Vorgehen) dokumentiert. Bei einer „Umsteigeoperation“ ist die parallele Abrechnung des SE 12.16 in Kombination mit dem SE 12.17 (Appendektomie, laparoskopisch) ausgeschlossen.

Eine Hysterektomie (= Entfernung der Gebärmutter, SE 15.01 bzw. 15.02) oder eine Radikaloperation eines Zervix- oder Korpuskarzinoms (= Gebärmutterhalskrebs bzw. Gebärmutterkrebs, SE 15.05) und die diversen als SE definierten Eingriffe am Dickdarm sind gegenüber der Appendektomie als Haupteingriffe zu bewerten. Diese Eingriffe müssen folglich unter den entsprechenden SE in Verbindung mit tagesgleichen Pflegesätzen abgerechnet werden. Ein zusätzliches SE 12.16 ist aufgrund des einheitlichen operativen Zugangs ausgeschlossen (siehe Teil I und Tuschen/Quaas).

Die SE 15.03 und 15.04 (Ovarektomie, Salpingektomie, einseitig bzw. beidseitig = Entfernung von Eierstock bzw. Eileiter) können grundsätzlich nicht zusätzlich zum SE 12.16 abgerechnet werden. Bei der Entfernung von Eierstock/Eileiter auf der rechten Seite liegt ein gemeinsamer operativer Zugang vor (siehe Teil I und Tuschen/Quaas). Eine Entfernung von Eierstock/Eileiter auf der linken Seite könnte als zusätzliches SE 15.03 nur abgerechnet werden, wenn ein separater operativer Zugang erfolgt. Bei einer beidseitigen Entfernung von Eierstöcken und Eileitern ist diese als Hauptleistung anzusehen und als SE 15.04 in Verbindung mit tagesgleichen Pflegesätzen abzurechnen. Eine zusätzlich durchgeführte offen-chirurgische Appendektomie wird dabei nicht gesondert vergütet.

13. Folgelieferung 07/01

Sollte der seltene Fall eintreten, dass bei einer Revision des Dünndarms ein **Meckelsches Divertikel** (= angeborene Aussackung des Dünndarms) gefunden wird und sollte zusätzlich die Notwendigkeit der operativen Abtragung bestehen, so ist davon auszugehen, dass die Leistung und der zusätzliche Aufwand in dem der Kalkulation des SE zugrundeliegenden Fallmix enthalten ist. Sollte sich im Einzelfall die Abtragung des Meckelschen Divertikels deutlich aufwendiger darstellen als die gleichzeitig durchgeführte Appendektomie, so könnte die Abtragung des Divertikels als Hauptleistung angesehen und der Gesamtfall über Pflegesätze abgerechnet werden. Die Appendektomie ist dann als SE 12.16 in Verbindung mit den um 20 % abgesenkten tagesgleichen Pflegesätzen abzurechnen (siehe § 14 Abs. 2 BPflV).

13. Folgelieferung 07/01

Gruppe 12: Operationen am Verdauungstrakt **SE 12.17**

Versorgung durch	Bewertungsrelation		
	Punkte Personal	Punkte Sachmittel	**Gesamt-punkte**
Hauptabteilung	1.005	630	1.635
Belegoperateur	670	630	1.300
Belegoperateur und Beleganästhesist	450	630	1.080

Operation: Appendektomie, laparoskopisch

ICD-10 (V2.0):

OPS-301 (V2.0):

Appendektomie

5-470.1 Laparoskopisch

Gruppe 12: Operationen am Verdauungstrakt **SE 12.17**

Kommentierung:

Das SE 12.17 korrespondiert mit der FP 12.06.

Das SE 12.17 ist vorgesehen für die **laparoskopische** (= minimal-invasive) **Entfernung der Appendix** (= Wurmfortsatz am Blinddarm).

Es ist für die Abrechnung des SE unerheblich, ob eine entzündliche oder eine andere Erkrankung des Wurmfortsatzes vorlag, z. B. eine Mukozele (= Schleimzyste).

Wird ein Eingriff am Wurmfortsatz laparoskopisch begonnen und muss der Eingriff offen-chirurgisch beendet werden („**Umsteigen**"), so wird er insgesamt als SE 12.16 unter Angabe des OPS 5-470.2 (Umsteigen von laparoskopischem auf offen-chirurgisches Vorgehen) dokumentiert. Bei einer „Umsteigeoperation" ist die parallele Abrechnung des SE 12.17 in Kombination mit dem SE 12.16 (Appendektomie, offen-chirurgisch) ausgeschlossen.

Eine laparoskopisch durchgeführte Hysterektomie (= Entfernung der Gebärmutter, SE 15.02) ist gegenüber der Appendektomie als Haupteingriff zu bewerten. Dieser Eingriff muss folglich als SE 15.02 in Verbindung mit tagesgleichen Pflegesätzen abgerechnet werden. Eine zusätzliche Abrechnung des SE 12.17 ist aufgrund des einheitlichen operativen Zugangs ausgeschlossen (siehe Teil I und Tuschen/Quaas).

Die SE 15.03 und SE 15.04 (Ovarektomie, Salpingektomie einseitig bzw. beidseitig = Entfernung von Eierstock bzw. Eileiter) können grundsätzlich nicht zusätzlich zu einem SE 12.17 abgerechnet werden. Die SE 15.03 und SE 15.04 wären als Hauptleistung anzusehen und müssten in Verbindung mit tagesgleichen Pflegesätzen abgerechnet werden. Eine zusätzlich durchgeführte laparoskopische Appendektomie würde nicht gesondert vergütet.

13. Folgelieferung 07/01

Gruppe 12: Operationen am Verdauungstrakt SE 12.18

Versorgung durch	Bewertungsrelation		
	Punkte Personal	Punkte Sachmittel	Gesamt-punkte
Hauptabteilung	860	310	1.170
Belegoperateur	560	310	870
Belegoperateur und Beleganästhesist	340	310	650

Operation: Operation eines Mittellinien- oder Bauchnarbenbruches

ICD-10 (V2.0):

OPS-301 (V2.0):

Verschluss einer Hernia epigastrica
5-535.0 Ohne Plastik
Verschluss einer Narbenhernie
5-536.0 Ohne Plastik

Gruppe 12: Operationen am Verdauungstrakt SE 12.18

Kommentierung:

Das SE 12.18 ist vorgesehen für die Operation einer **epigastrischen Hernie** (= Mittellinienbruch) und für die Operation von **Bauchwandnarbenbrüchen,** die nach einer vorangegangenen Bauchoperation aufgetreten sind.

Das SE 12.18 erfasst - im Gegensatz zum SE 12.19 (siehe dort) - nur jene Eingriffe, bei denen ein **einfacher Verschluss der Bruchpforte** - ohne Plastik - möglich ist.

13. Folgelieferung 07/01

Gruppe 12: Operationen am Verdauungstrakt SE 12.19

Versorgung durch	Bewertungsrelation		
	Punkte Personal	Punkte Sachmittel	Gesamt-punkte
Hauptabteilung	1.175	390	1.565
Belegoperateur	770	390	1.160
Belegoperateur und Beleganästhesist	470	390	860

Operation: Operation eines Mittellinien- oder Bauchnarbenbruches mit Plastik

ICD-10 (V2.0):

K43.9 Hernia ventralis ohne Einklemmung und ohne Gangrän
K46.9 Nicht näher bezeichnete abdominale Hernie ohne Einklemmung und ohne Gangrän

OPS-301 (V2.0):

Verschluss einer Hernia epigastrica
5-535.1 Mit Plastik
5-535.2 Mit autogenem Material
Mit alloplastischem Material
5-535.30 Offen chirurgisch
5-535.31 Laparoskopisch transperitoneal
5-535.32 Endoskopisch total extraperitoneal
5-535.3x Sonstige
5-535.3y N. n. bez.
Verschluss einer Narbenhernie
5-536.1 Mit Plastik
5-536.2 Mit autogenem Material
5-536.3 Mit allogenem Material
Mit alloplastischem Material
5-536.40 Offen chirurgisch
5-536.41 Laparoskopisch transperitoneal
5-536.42 Endoskopisch total extraperitoneal
5-536.4x Sonstige
5-536.4y N. n. bez.

Gruppe 12: Operationen am Verdauungstrakt SE 12.19

Kommentierung:

Das SE 12.19 ist vorgesehen für die Operation einer **epigastrischen Hernie** (= Mittellinienbruch) und für die Operation von **Bauchwandnarbenbrüchen**, die nach einer vorangegangenen Bauchoperation aufgetreten sind.

Auf Grund der überarbeiteten Zuordnung von Operations-Schlüsseln nach OPS-301 Version 2.0 (s. o.) zum SE 12.19 ändern sich die Vorgaben für die Dokumentation. Die z. T. explizit zugeordneten 6-stelligen Schlüssel erlauben eine Unterscheidung, ob der Eingriff offen-chirurgisch oder laparoskopisch durchgeführt wurde sowie ob beim laparoskopischen Operieren transperitoneal oder extraperitoneal (= oberhalb des Bauchfelles in der Bauchwand oder durch die Bauchhöhle) vorgegangen wurde.

Das SE 12.19 erfasst - im Gegensatz zum SE 12.18 (siehe dort) - jene Eingriffe, bei denen zum **Verschluss der Bruchpforte körpereigenes oder körperfremdes Material** verwendet wird. Um diesen Eingriff von dem Rezidiv eines Nabelbruches (SE 12.21, siehe dort) abgrenzen zu können, ist der **ICD-10-Schlüssel K43.9** (Hernia ventralis = Bauchwandbruch, ohne Einklemmung und ohne Gangrän oder auch Bauchnarbenbruch, der gleichfalls über den ICD-10-Schlüssel K43.9 verschlüsselt wird; siehe auch alphabetisches Verzeichnis der ICD) erforderlich. Unter dieses SE fallen auch sämtliche nicht näher bezeichnete Bauchwandbrüche ohne Einklemmung und ohne Gangrän (ICD K46.9).

Die Verschiebung und Fixierung der die Bauchwand bildenden Gewebeschichten wird gemeinhin auch als Plastik bezeichnet. Diese Art des Verschlusses einer Bruchpforte kann ohne nennenswerte Erhöhung des Operationsaufwandes bei jeder Mittellinien- oder Narbenbruchoperation erfolgen. Dies wird mit hoher Wahrscheinlichkeit zu einer häufigeren Inanspruchnahme des SE 12.19 zu Lasten des SE 12.18 führen, da der Unterschied in der Bewertung 395 Punkte beträgt.

13. Folgelieferung 07/01

Gruppe 12: Operationen am Verdauungstrakt SE 12.20

Versorgung durch	Bewertungsrelation		
	Punkte Personal	Punkte Sachmittel	Gesamtpunkte
Hauptabteilung	950	220	1.170
Belegoperateur	640	220	860
Belegoperateur und Beleganästhesist	420	220	640

Operation: Operation eines Leisten- oder Schenkelbruches, einseitig, oder eines Nabelbruches

ICD-10 (V2.0):

13. Folgelieferung 07/01

OPS-301 (V2.0):

	Verschluss einer Hernia inguinalis
	Ohne Plastik
5-530.00	Mit hoher Bruchsackunterbindung und Teilresektion
5-530.01	Mit Hydrozelenwandresektion
5-530.02	Mit Funikulolyse und Hodenverlagerung
5-530.0x	Sonstige
5-530.0y	N. n. bez.
	Verschluss einer Hernia inguinalis
5-530.1	Mit Plastik
5-530.2	Mit autogenem Material
	Mit alloplastischem Material
5-530.30	Offen chirurgisch
5-530.31	Laparoskopisch transperitoneal
5-530.32	Endoskopisch total extraperitoneal
5-530.3x	Sonstige
5-530.3y	N. n. bez.
	Verschluss einer Hernia femoralis
5-531.0	Ohne Plastik
5-531.1	Mit Plastik
5-531.2	Mit autogenem Material
	Mit alloplastischem Material
5-531.30	Offen chirurgisch
5-531.31	Laparoskopisch transperitoneal
5-531.32	Endoskopisch total extraperitoneal
5-531.3x	Sonstige
5-531.3y	N. n. bez.

Verschluss einer Hernia umbilicalis
Ohne Plastik

5-534.01 Mit Exstirpation einer Nabelzyste
5-534.02 Mit Abtragung des Urachus
5-534.0x Sonstige
5-534.0y N. n. bez.

Verschluss einer Hernia umbilicalis

5-534.1 Mit Plastik
5-534.2 Mit autogenem Material
5-534.3 Mit alloplastischem Material

Gruppe 12: Operationen am Verdauungstrakt **SE 12.20**

Kommentierung:

Das SE 12.20 korrespondiert mit der FP 12.07.

Das SE 12.20 beschreibt die Operation von **drei unterschiedlichen Eingeweidebrüchen:** Leistenbruch (= Hernia inguinalis), Schenkelbruch (= Hernia femoralis) und Nabelbruch (= Hernia umbilicalis), jeweils an einer Körperseite.

Auf Grund der überarbeiteten Zuordnung von Operations-Schlüsseln nach OPS-301 Version 2.0 (s. o.) zum SE 12.20 ändern sich die Vorgaben für die Dokumentation. Die Veränderungen bei den zugeordneten Operations-Schlüsseln erlauben z. T. eine differenziertere Abbildung der Eingriffe, ändern aber nichts Wesentliches am Umfang des SE.

Bei Rezidivhernien kommt das SE 12.21 und beim inkarzerierten (= eingeklemmten) Bruch das SE 12.22 zur Abrechnung. Alle anderen Formen der in der Definition des SE genannten Eingeweidebrüche, so z. B. auch die Gleit-Hernie oder Skrotal-Hernie, sind erfasst, d. h. das Ausmaß bzw. die Ausprägung der Eingeweidebrüche ist unerheblich.

Die Beschreibung des SE 12.20 unterscheidet nicht nach herkömmlichen offen-chirurgischen Operationsverfahren und nach „minimal-invasiven", laparoskopischen Verfahren.

Bezüglich der vielfältigen Kombinationsmöglichkeiten bei der Abrechnung von FP und SE wird auf die Kommentierung der FP 12.07 verwiesen.

Eine Abrechnung des SE 12.20 unter Angabe des OPS 5-530._ als offen-chirurgischer Eingriff kann nicht kombiniert werden mit dem SE 14.01 (Varikozelenoperation, offen-chirurgisch) an der gleichen Seite oder einer Leistenhodenoperation (SE 14.02) an der gleichen Seite. Gleiches gilt für die Operation einer Schenkelhernie (OPS 5-531._), da ein gleicher operativer Zugang vorliegt (siehe Teil I und Tuschen/Quaas).

Gruppe 12: Operationen am Verdauungstrakt SE 12.21

Versorgung durch	Bewertungsrelation		
	Punkte Personal	Punkte Sachmittel	Gesamt-punkte
Hauptabteilung	1.070	270	1.340
Belegoperateur	710	270	980
Belegoperateur und Beleganästhesist	470	270	740

Operation: Operation eines Leisten- oder Schenkelbruches, einseitig, oder eines Nabelbruches, als Rezidivoperation

ICD-10 (V2.0):

K40.21 Doppelseitige Hernia inguinalis, ohne Einklemmung und ohne Gangrän
K40.91 Hernia inguinalis, einseitig oder ohne Seitenangabe, ohne Einklemmung und ohne Gangrän
K41.2 Doppelseitige Hernia femoralis ohne Einklemmung und ohne Gangrän
K41.9 Hernia femoralis, einseitig oder ohne Seitenangabe, ohne Einklemmung und ohne Gangrän
K43.9 Hernia ventralis ohne Einklemmung und ohne Gangrän

OPS-301 (V2.0):

Verschluss einer Hernia inguinalis
Bei Rezidiv, mit Plastik
5-530.50 Ohne Funikulo-Orchidolyse
5-530.51 Mit Funikulo-Orchidolyse
Verschluss einer Hernia inguinalis
5-530.6 Bei Rezidiv, mit autogenem Material
Bei Rezidiv, mit alloplastischem Material
5-530.70 Offen chirurgisch
5-530.71 Laparoskopisch transperitoneal
5-530.72 Endoskopisch total extraperitoneal
5-530.7x Sonstige
5-530.7y N. n. bez.
Verschluss einer Hernia femoralis
5-531.5 Bei Rezidiv, mit Plastik
5-531.6 Bei Rezidiv, mit autogenem Material

	Bei Rezidiv, mit alloplastischem Material
5-531.70	Offen chirurgisch
5-531.71	Laparoskopisch transperitoneal
5-531.72	Endoskopisch total extraperitoneal
5-531.7x	Sonstige
5-531.7y	N. n. bez.
	Verschluss einer Narbenhernie
5-536.0	Ohne Plastik
5-536.1	Mit Plastik
5-536.2	Mit autogenem Material
5-536.3	Mit allogenem Material
	Mit alloplastischem Material
5-536.40	Offen chirurgisch
5-536.41	Laparoskopisch transperitoneal
5-536.42	Endoskopisch total extraperitoneal
5-536.4x	Sonstige
5-536.4y	N. n. bez.

Gruppe 12: Operationen am Verdauungstrakt **SE 12.21**

Kommentierung:

Das SE 12.21 korrespondiert mit der FP 12.08.

Das SE 12.21 beinhaltet die operative Behandlung eines wieder **aufgetretenen Leisten-, Schenkel- oder Nabelbruches (Rezidiv-Operation)**. Der Status als Rezidiv-Operation wird z. T. über die zugeordneten OPS verschlüsselt. Die Besonderheit bei der Verschlüsselung der Operation eines wieder aufgetretenen **Nabel**bruches ist, dass er nur mit dem OPS 5-536 als **Narben**bruch verschlüsselt werden kann. Der explizite Schlüssel in der ICD-10 für den Nabelbruch (K42.9, Hernia umbilicalis ohne Einklemmung und ohne Gangrän) wurde unverständlicherweise dem SE nicht zugeordnet. Aus diesem Grund muss bei der Abrechnung einer Rezidiv-Nabelbruch-Operation als SE 12.21 diese hilfsweise über den **ICD-10-Schlüssel K43.9** (Bauchwandbruch) identifiziert werden.

Auf Grund der überarbeiteten Zuordnung von Diagnosen- und Operations-Schlüsseln nach ICD-10-SGB V und OPS-301 Version 2.0 (s. o.) zum SE 12.21 ändern sich die Vorgaben für die Dokumentation. Das Wiederauftreten eines Eingeweidebruches kann nun bei den Leistenhernien über die ICD-10-SGB V verschlüsselt werden (K40.21, K40.91). Bei den anderen diesem Sonderentgelt zugeordneten Hernien ist dies weiterhin nicht möglich.

Die im OPS-301 z. T. explizit zugeordneten 6-stelligen Schlüssel erlauben eine Unterscheidung, ob der Eingriff offen-chirurgisch oder laparoskopisch durchgeführt wurde sowie ob beim laparoskopischen Operieren transperitoneal oder extraperitoneal (= oberhalb des Bauchfelles in der Bauchwand oder durch die Bauchhöhle) vorgegangen wurde. Die anderen Veränderungen bei den zugeordneten Operations-Schlüsseln erlauben eine differenziertere Abbildung der Eingriffe, ändern aber nichts Wesentliches am Umfang des SE.

Die theoretisch vorstellbare Kombination von Rezidiv-Leistenbruch-Operation oder Rezidiv-Schenkelbruch-Operation mit einer gleichseitigen Varikozelen-Operation oder einer gleichseitigen Leistenhoden-Operation ist in der Praxis nicht zu erwarten. Insofern ist nur die Kombination von Rezidiv-Nabelbruch-Operation als SE 12.21 mit den SE 12.18 bzw. SE 12.19 (Mittellinienbruch) relevant. Deren gemeinsame Abrechnung ist wegen des gleichen operativen Zugangs nicht möglich.

13. Folgelieferung 07/01

Gruppe 12: Operationen am Verdauungstrakt SE 12.22

Versorgung durch	Bewertungsrelation		
	Punkte Personal	Punkte Sachmittel	Gesamtpunkte
Hauptabteilung	950	350	1.300
Belegoperateur	650	350	1.000
Belegoperateur und Beleganästhesist	420	350	770

Operation: Operation einer inkarzierten Hernie, ohne Darmresektion, einseitig

ICD-10 (V2.0):

K40.00 Doppelseitige Hernia inguinalis mit Einklemmung, ohne Gangrän: Nicht als rezidivierend bezeichnet
K40.01 Doppelseitige Hernia inguinalis mit Einklemmung, ohne Gangrän: Rezidivierend
K40.30 Hernia inguinalis, einseitig oder ohne Seitenangabe, mit Einklemmung, ohne Gangrän: Nicht als rezidivierend bezeichnet
K40.31 Hernia inguinalis, einseitig oder ohne Seitenangabe, mit Einklemmung, ohne Gangrän: Rezidivierend
K41.0 Doppelseitige Hernia femoralis mit Einklemmung, ohne Gangrän
K41.3 Hernia femoralis, einseitig oder ohne Seitenangabe, mit Einklemmung, ohne Gangrän
K42.0 Hernia umbilicalis mit Einklemmung, ohne Gangrän
K43.0 Hernia ventralis mit Einklemmung, ohne Gangrän
K45.0 Sonstige näher bezeichnete abdominale Hernien mit Einklemmung, ohne Gangrän

OPS-301 (V2.0):

Verschluss einer Hernia inguinalis
Ohne Plastik
5-530.00 Mit hoher Bruchsackunterbindung und Teilresektion
5-530.01 Mit Hydrozelenwandresektion
5-530.02 Mit Funikulolyse und Hodenverlagerung
5-530.0x Sonstige
5-530.0y N. n. bez.
Verschluss einer Hernia inguinalis
5-530.1 Mit Plastik
5-530.2 Mit autogenem Material

	Mit alloplastischem Material
5-530.30	Offen chirurgisch
5-530.31	Laparoskopisch transperitoneal
5-530.32	Endoskopisch total extraperitoneal
5-530.3x	Sonstige
5-530.3y	N. n. bez.
	Verschluss einer Hernia femoralis
5-531.0	Ohne Plastik
5-531.1	Mit Plastik
5-531.2	Mit autogenem Material
	Mit alloplastischem Material
5-531.30	Offen chirurgisch
5-531.31	Laparoskopisch transperitoneal
5-531.32	Endoskopisch total extraperitoneal
5-531.3x	Sonstige
5-531.3y	N. n. bez.
	Verschluss einer Hernia umbilicalis
	Ohne Plastik
5-534.01	Mit Exstirpation einer Nabelzyste
5-534.02	Mit Abtragung des Urachus
5-534.0x	Sonstige
5-534.0y	N. n. bez.
	Verschluss einer Hernia umbilicalis
5-534.1	Mit Plastik
5-534.2	Mit autogenem Material
5-534.3	Mit alloplastischem Material
	Verschluss einer Hernia epigastrica
5-535.0	Ohne Plastik
5-535.1	Mit Plastik
5-535.2	Mit autogenem Material
	Mit alloplastischem Material
5-535.30	Offen chirurgisch
5-535.31	Laparoskopisch transperitoneal
5-535.32	Endoskopisch total extraperitoneal
5-535.3x	Sonstige
5-535.3y	N. n. bez.
	Verschluss einer Narbenhernie
5-536.0	Ohne Plastik
5-536.1	Mit Plastik
5-536.2	Mit autogenem Material
5-536.3	Mit allogenem Material
	Mit alloplastischem Material
5-536.40	Offen chirurgisch
5-536.41	Laparoskopisch transperitoneal
5-536.42	Endoskopisch total extraperitoneal
5-536.4x	Sonstige
5-536.4y	N. n. bez.

13. Folgelieferung 07/01

Gruppe 12: Operationen am Verdauungstrakt SE 12.22

Kommentierung:

Das SE 12.22 korrespondiert mit der FP 12.09.

Das SE 12.22 beinhaltet die operativen Eingriffe bei **inkarzerierten Hernien** (= eingeklemmte Eingeweidebrüche). In der Anlage 2 zur BPflV wird unter dem SE 12.22 in der wörtlichen Beschreibung allgemein von einer inkarzerierten Hernie (= eingeklemmter Eingeweidebruch) gesprochen, ohne Angabe einer Lokalisation. Folglich muss der weit überwiegende Teil der Operationen bei eingeklemmten Eingeweidebrüchen unter dem SE 12.22 abgerechnet werden (z.B. auch **Narben**hernien und epigastrische Hernien). Es ist unerheblich, ob die Bruchpforte mit körpereigenem oder körperfremden Material verschlossen wird. Der Aufwand für die plastische Deckung einer Bruchpforte ist in dem SE enthalten. Dies wird dokumentiert auf der fünften Stelle des jeweiligen OPS-Codes, z.B. 5-535.1 (Verschluss einer epigastrischen Hernie mit Plastik).

Auf Grund der überarbeiteten Zuordnung von Diagnosen- und Operations-Schlüsseln nach ICD-10-SGB V und OPS-301 Version 2.0 (s. o.) zum SE 12.22 ändern sich die Vorgaben für die Dokumentation. Das Wiederauftreten eines Eingeweidebruches kann nun bei den Leistenhernien über die ICD-10-SGB V verschlüsselt werden (K40.01, K40.31).

Die im OPS-301 z.T. explizit zugeordneten 6-stelligen Schlüssel erlauben eine Unterscheidung, ob der Eingriff offen-chirurgisch oder laparoskopisch durchgeführt wurde sowie ob beim laparoskopischen Operieren transperitoneal oder extraperitoneal (= oberhalb des Bauchfelles in der Bauchwand oder durch die Bauchhöhle) vorgegangen wurde. Die anderen Veränderungen bei den zugeordneten Operations-Schlüsseln erlauben eine differenziertere Abbildung der Eingriffe, ändern aber nichts Wesentliches am Umfang des SE.

Da der OPS keine Unterscheidung von Eingriffen bei eingeklemmten oder nicht eingeklemmten Eingeweidebrüchen zulässt, ist in diesem Falle **eine unmissverständliche, korrekte Zuordnung nur über die Diagnose** (ICD-Schlüssel) möglich, die bei diesem SE folglich dokumentiert werden muss.

Ein Eingriff wegen einer inkarzerierten Hernie ist ein **Notfalleingriff**. Die Kombination eines Notfalleingriffes mit anderen Eingriffen, die über SE vergütet werden könnten, ist nur selten möglich.

Nach der Definition ist das SE nicht abzurechnen, wenn eine Darmresektion erforderlich war; die Resektion von eingeklemmten Teilen des Netzes (Omentum) ist dagegen im Leistungsumfang enthalten.

13. Folgelieferung 07/01

Gruppe 12: Operationen am Verdauungstrakt **SE 12.231**

Versorgung durch	Bewertungsrelation		
	Punkte Personal	Punkte Sachmittel	Gesamt-punkte
Hauptabteilung	8.460	22.040	38.500

Operation: Lebertransplantation bei postmortaler Organspende

ICD-10 (V2.0):

OPS-301 (V2.0):

Lebertransplantation

5-504.0 Komplett (gesamtes Organ)
5-504.1 Partiell (Split-Leber)
5-504.2 Auxiliär (linker Leberlappen zusätzlich zum eigenen Organ)

Gruppe 12: Operationen am Verdauungstrakt — SE 12.232

Versorgung durch	Bewertungsrelation		
	Punkte Personal	Punkte Sachmittel	Gesamt-punkte
Hauptabteilung	8.460	32.750	41.210

Operation: ***Lebertransplantation bei Lebendorganspende inkl. aller mit der Organbeschaffung beim Organspender verbundenen Kosten***

ICD-10 (V2.0):

OPS-301 (V2.0):

Lebertransplantation

5-504.1 Partiell (Split-Leber)
5-504.2 Auxiliär (linker Leberlappen zusätzlich zum eigenen Organ)

Gruppe 12: Operationen am Verdauungstrakt SE 12.241

Versorgung durch	Bewertungsrelation		
	Punkte Personal	Punkte Sachmittel	Gesamt-punkte
Hauptabteilung	12.950	40.300	53.250

Operation: Leber-Retransplantation bei postmortaler Organspende

ICD-10 (V2.0):

OPS-301 (V2.0):

	Lebertransplantation
5-504.0	Komplett (gesamtes Organ)
5-504.1	Partiell (Split-Leber)
5-504.2	Auxiliär (linker Leberlappen zusätzlich zum eigenen Organ)
	jeweils kombiniert mit:
	5-983 Reoperation

Gruppe 12: Operationen am Verdauungstrakt

SE 12.242

Versorgung durch	Bewertungsrelation		
	Punkte Personal	Punkte Sachmittel	**Gesamtpunkte**
Hauptabteilung	12.950	51.010	63.960

Operation: Leber-Retransplantation bei Lebendorganspende, inkl. aller mit der Organbeschaffung beim Organspender verbundenen Kosten

ICD-10 (V2.0):

OPS-301 (V2.0):

Lebertransplantation
5-504.1 Partiell (Split-Leber)
5-504.2 Auxiliär (linker Leberlappen zusätzlich zum eigenen Organ)
jeweils kombiniert mit:
5-983 Reoperation